AF585813

TRAITÉ CLINIQUE ET PRATIQUE

DES

MALADIES DES FEMMES

DÉPÔT LÉGAL
Seine & Oise
N° 8
1886
3108
A. E.

PAR

M. LE DR GUIBOUT
MÉDECIN DE L'HOPITAL SAINT-LOUIS
CHEVALIER DE LA LÉGION D'HONNEUR

PARIS
G. MASSON, ÉDITEUR
LIBRAIRE DE L'ACADÉMIE DE MÉDECINE
120, Boulevard Saint-Germain, en face de l'École-de-Médecine

1886

TRAITÉ CLINIQUE ET PRATIQUE

DES

MALADIES DES FEMMES

Td 122
347

OUVRAGES DU MÊME AUTEUR

Leçons cliniques sur les maladies de la peau. 1 vol. in-8 de 700 p.. 8 fr.

Nouvelles leçons cliniques sur les maladies de la peau. 1 vol. in-8 de 825 pages.. 10 fr.

Nosographie et thérapeutique des maladies de la peau. 1 vol. in-8 de 359 pages.. 6 fr.

Traité pratique des maladies de la peau, diagnostic et traitement. 1 vol. in-8 de 392 pages.. 6 fr.

Les Vacances d'un médecin (1re série), les Pyrénées, les Alpes, l'Italie, la Bretagne, la Belgique, Constantinople.............................. 3 fr.

— (2e série), un mois au delà des Alpes, l'Italie, la Sicile...... 1 fr. 50

— (3e série), la Suisse, le tour du Mont-Blanc, Corrèze, Jolimont, Viélaines.. 2 fr.

— (4e série), l'Allemagne, la Russie, la Tartarie, la Pologne.... 2 fr. 50

— (5e série), le Danemark, la Suède, la Norvège, la Laponie.... 2 fr. 50

— (6e série), le Rhin, l'Elbe, le Danube, l'Adriatique, le Tyrol..... 3 fr.

Corbeil. — Typ. et stér. Crété.

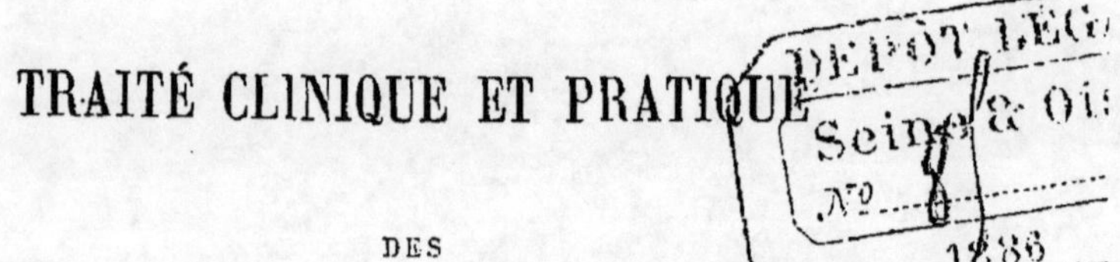

TRAITÉ CLINIQUE ET PRATIQUE
DES
MALADIES DES FEMMES

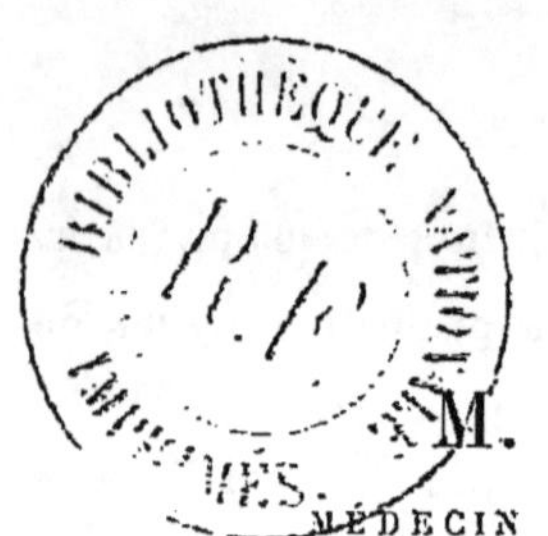

PAR

M. LE Dr GUIBOUT
MÉDECIN DE L'HOPITAL SAINT-LOUIS
CHEVALIER DE LA LÉGION D'HONNEUR

PARIS
G. MASSON, ÉDITEUR
LIBRAIRE DE L'ACADÉMIE DE MÉDECINE
120, Boulevard Saint-Germain, en face de l'École de Médecine

1886

AVANT-PROPOS

Si la constitution de la femme est plus nerveuse, plus délicate, plus impressionnable que celle de l'homme, en revanche, et par cela même, la femme paye un plus large tribut que l'homme à la maladie.

Il y a, dans la femme, deux organismes bien distincts : elle nous présente d'abord tous les appareils qui président aux fonctions essentielles et primordiales de la vie; mais, en plus que l'homme, elle a, pour la grande et magnifique fonction de la génération, un appareil tout spécial, dont les rouages, multiples et compliqués, lui donnent comme une autre vie, toute spéciale aussi, qui, par ses conditions et ses exigences, devient trop souvent pour elle une source de mécomptes, de dangers et de souffrances.

Cette seconde vie, que nous appellerons la vie génitale, s'ajoute à la première; elle est, en quelque sorte, greffée sur elle; elle en est comme la fleur, le fruit et l'épanouissement; et cependant, à certains égards, elle en est indépendante, car elle a ses organes particuliers, dont le fonctionnement s'opère en vertu des lois physio-

*

AVANT-PROPOS

Si la constitution de la femme est plus nerveuse, plus délicate, plus impressionnable que celle de l'homme, en revanche, et par cela même, la femme paye un plus large tribut que l'homme à la maladie.

Il y a, dans la femme, deux organismes bien distincts : elle nous présente d'abord tous les appareils qui président aux fonctions essentielles et primordiales de la vie; mais, en plus que l'homme, elle a, pour la grande et magnifique fonction de la génération, un appareil tout spécial, dont les rouages, multiples et compliqués, lui donnent comme une autre vie, toute spéciale aussi, qui, par ses conditions et ses exigences, devient trop souvent pour elle une source de mécomptes, de dangers et de souffrances.

Cette seconde vie, que nous appellerons la vie génitale, s'ajoute à la première; elle est, en quelque sorte, greffée sur elle ; elle en est comme la fleur, le fruit et l'épanouissement; et cependant, à certains égards, elle en est indépendante, car elle a ses organes particuliers, dont le fonctionnement s'opère en vertu des lois physio-

*

logiques, qui n'appartiennent qu'à eux, faites pour eux, et auxquelles eux seuls obéissent.

Si, dans tout ce qui a rapport à la première vie, la femme se distingue déjà de l'homme, par une texture organique plus fine, moins résistante à toutes les influences extérieures, et par une puissance sensitive plus vive et souvent immodérée; elle s'en distingue bien davantage encore par tous les agencements de sa vie génitale.

C'est par sa vie génitale, en effet, qu'elle est vraiment femme; et quand nous étudions les maladies de la femme, nous n'envisageons que les troubles, que les désordres inhérents aux seuls organes de cette vie génitale.

Ces organes sont nombreux ; plus leur structure est délicate, plus leurs propriétés sensitives sont développées; plus leur impressionnabilité est exquise, plus les fonctions qu'ils ont à remplir sont importantes, et plus nombreuses et graves aussi sont leurs perturbations et leurs maladies.

Or ce sont ces maladies qui font le sujet de ce livre.

Ainsi comprises, ainsi exclusivement limitées à la vie génitale, les maladies de la femme sont excessivement fréquentes, et leur fréquence va de pair avec leur gravité.

Elles sont fréquentes, car une multitude de causes et des plus diverses les produisent.

Elles sont graves, car tout ce qui tient à la vie génitale, tout ce qui porte atteinte à son intégrité, trouble, ébranle profondément la constitution de la femme, exerce, sur toute son économie, les plus redoutables retentissements.

Ces maladies, toutes spéciales, occupent donc la plus

large place dans la pathologie de la femme, et cependant elles sont peu étudiées et peu connues ; c'est à peine si on s'en occupe dans nos hôpitaux, et nous ne croyons pas qu'il y ait, à Paris, plus de deux ou trois services qui leur consacrent le temps, l'attention et les soins qu'elles méritent. Il en résulte que les élèves n'y ayant pas été initiés, y restent à peu près étrangers ; aussi, reçus médecins, ces maladies sont-elles pour eux, pour un grand nombre du moins, comme une région inexplorée sur laquelle ils n'ont que les données les plus vagues, dans laquelle ils osent à peine s'aventurer, et qu'ils n'abordent qu'en tâtonnant, et de la manière la plus indécise.

C'est ce dont nous sommes témoin, tous les jours, soit à l'hôpital, soit dans notre clientèle civile.

Combien ne voyons-nous pas d'erreurs de diagnostic, de traitements ineptes et sans raison, d'affections devenues incurables, parce qu'elles ont été méconnues à leur origine, et négligées, quand elles pouvaient encore être guéries !

Sur ce terrain des maladies des femmes, on se trouve sans cesse aux prises avec l'ignorance et le charlatanisme.

Le charlatanisme le plus grossier, le plus éhonté, s'en est emparé ; il en a fait sa pâture, parce qu'il a vu que l'ignorance lui laissait le champ libre, et les lui abandonnait, comme une proie facile à saisir et à exploiter.

L'hôpital Saint-Louis nous fournissait en abondance tous les éléments nécessaires à l'étude de ces maladies si importantes, et nous en avons profité. Nous nous sommes mis à l'œuvre avec courage et persévérance.

Aux trente-huit femmes de notre salle Henri IV, s'ajoutaient chaque semaine les soixante, quatre-vingts ou cent femmes qui, tous les vendredis, se présentaient à notre consultation externe. Dans ce nombre, un bon tiers, au moins, nous accusaient des affections qui, directement ou indirectement, appartenaient aux organes génitaux : à toutes celles-là, nous donnions un billet qui, le lundi suivant, les faisait admettre dans l'intérieur de l'hôpital.

Là, dans un local spécialement affecté à cette destination, nous les examinions comme il convenait, en présence des élèves du service et d'un nombre plus ou moins considérable de médecins et de sages-femmes. Cet examen, nous le faisions d'abord, soit au toucher, soit au spéculum ; puis nous y exercions les assistants, et ensuite nous prenions la parole sur les cas les plus intéressants ; nous insistions sur tout ce qui pouvait éclairer le diagnostic, sur les troubles fonctionnels, locaux et généraux résultant des désordres constatés, et sur les divers moyens de traitement propres à les combattre.

Voilà ce que nous avons fait pendant vingt-quatre années consécutives, et ce sont les résultats de ce travail que nous avons consignés dans ce livre. Les principes, les points de doctrine, les nosographies, les méthodes ou procédés thérapeutiques que nous établissons, sont de la plus scrupuleuse exactitude, et du caractère scientifique le plus sérieux ; car ils reposent sur de très nombreuses observations, et sur des documents de la plus incontestable authenticité.

C'est donc avec confiance que nous livrons ce livre à la publicité ; les élèves et les médecins y trouveront un exposé complet de toutes les affections que présentent les organes génitaux de la femme. Nous avons considéré et décrit ces affections, non pas seulement isolément, mais relativement aux désordres généraux qu'elles produisent, aux atteintes qu'elles portent à la santé générale, aux troubles fonctionnels si nombreux et si graves dont elles sont la cause et le point de départ.

Nous les avons envisagées ensuite, au point de vue tout spécial de la génération, comme causes de la stérilité, en raison des obstacles qu'elles apportent à la fécondation.

Nous avons dû nous occuper, tout particulièrement, de la grande et importante fonction de la menstruation, si intimement liée, non pas seulement à la vie génitale de la femme, mais encore à sa santé générale. Nous l'avons étudiée d'abord, au point de vue physiologique dans sa double source, les ovaires et l'utérus; puis nous l'avons considérée relativement à tous les phénomènes physiologiques et pathologiques qui accompagnent son établissement, sa suppression, ainsi que les écarts qu'elle subit, pendant la durée de la vie génitale.

L'utérus devait nécessairement fixer notre attention; nous lui avons consacré de nombreuses pages, nous l'avons envisagé, non pas seulement par rapport à sa physiologie, à ses vicissitudes embryonnaire, de développement, d'activité et d'atrophie; non pas seulement encore, quant à sa pathologie, à ses altérations organiques, à ses diverses proliférations hypertrophiques, et à ses dégénérescences ulcératives; mais nous nous sommes arrêté, d'une manière toute spéciale, sur ses déplacements, sur ses déviations, nous en avons fait voir les causes, nous en avons montré les dangers relatifs, d'un côté, à la santé générale, de l'autre à la génération, et nous avons indiqué les moyens d'y remédier de la manière la plus sûre et la plus efficace.

Nous ne devions pas omettre les diverses formes de phlegmasie, locales ou générales, des voies génitales externes, la vulvite, la vaginite, les catarrhes vulvaires et vaginaux, inflammatoires et leucorrhéiques, l'érythème, l'herpès, la séborrhée, de la zone génitale, non plus que les désordres nerveux, le prurit, l'hyperesthésie de cette région, non plus encore que cette surexcitation spéciale du sens génésique, à laquelle on a donné le nom de nymphomanie.

Après avoir parcouru toute la série des maladies auxquelles sont sujets les organes spéciaux à la femme, et qui, de près ou de loin, directement ou indirectement, concourent à la génération, il était logique, en élargissant notre cadre, d'étudier la femme dans son ensemble, de faire ressortir les caractères de sa constitution, éminemment nerveuse, et d'en déduire les conséquences relatives à sa nature psychique, à la valeur, à la rectitude de son esprit, en un mot, à ses qualités intellectuelles et morales : c'est le sujet de notre dernier chapitre. De la détermination, de la constitution organique et physiologique de la femme, nous concluons quelles sont ses aptitudes, quels égards lui sont dus pour ménager son exquise impressionnabilité, lui épargner des travaux trop pénibles, des études trop assidues, dont la fatigue en dépassant ses forces aurait encore l'inconvénient d'altérer le charme de sa nature féminine.

Telle est, en quelques mots, l'idée de ce livre, nous le croyons appelé à rendre de grands services aux élèves et aux médecins. Puisse le monde médical l'accueillir avec la même faveur que nos précédents ouvrages, et nous prouver ainsi que nous avons fait réellement une œuvre utile et pratique !

E. GUIBOUT.

TRAITÉ CLINIQUE ET PRATIQUE

DES

MALADIES DES FEMMES

DE LA NÉCESSITÉ D'EXPLORER LES ORGANES GÉNITAUX

Dans la pathologie de la femme, il n'y a pas de maladies, de désordres, de troubles fonctionnels plus fréquents, que ceux qui dépendent de l'utérus et de ses annexes. C'est un fait dont la vérité s'impose à tout clinicien, et que, pour ce qui nous regarde personnellement, nous constatons journellement dans le vaste champ d'observation qui nous est ouvert à l'hôpital Saint-Louis. Ce qui est vrai à l'hôpital ne l'est pas moins dans la clientèle civile, en sorte que l'on peut dire, sans exagération, que les maladies de l'appareil génital sont celles que l'on rencontre le plus souvent chez la femme. Une longue pratique nous a tellement convaincu de cette vérité incontestable, que, dans tous nos cours, nous n'avons pas cessé d'exposer le principe, et d'établir les préceptes suivants : *Quelle que soit la maladie pour laquelle on est consulté par une femme, et quand même cette maladie siégerait bien loin de l'appareil génital, et semblerait en être absolument indépendante, il ne faut jamais manquer d'interroger, d'examiner cet appareil génital.* Combien de fois cet examen ne nous a-t-il pas révélé des désordres, des lésions, des déplacements auxquels il semblait que nous ne dussions pas nous attendre ! et combien de fois n'avons-nous pas été ainsi à même d'avertir les malades de l'existence de troubles, d'altérations dont elles ne se doutaient pas, et qui, abandonnés plus longtemps à eux-mêmes et sans traitement, pouvaient causer, dans l'avenir, de sérieux accidents, acquérir de la gravité, et même devenir incurables ! Combien de fois cet examen, qu'au premier abord rien ne semblait motiver, ne nous a-t-il pas permis de déterminer le véritable point de départ d'accidents dont la source semblait n'avoir rien de commun avec l'utérus, et qui, pourtant, y avaient bien leur origine et leur raison d'être !

Ce retentissement, cette influence réactionnelle de l'appareil génital sur tout l'ensemble de l'économie n'ont rien qui doive nous étonner ; pouvons-nous oublier ces vieux adages, qui, pour être devenus *séculaires*, n'en sont pas moins restés toujours l'expression rigoureuse de la vérité clinique et physiologique : *Tota mulier est in utero ; — Propter uterum mulier est id quod est.* Or, si la femme se résume en effet dans l'utérus ; si c'est l'utérus qui la fait ce qu'elle est, qui lui donne, en particulier, cette exquise sensibilité, cette impressionnabilité excessive qui la caractérise, est-il étonnant que le moindre dérangement, que la moindre altération survenus dans cet organe, ou dans ses annexes, puissent engendrer des troubles de toutes sortes, et avoir un écho, souvent lointain ?

Mais, dira-t-on, comment oser proposer un examen utérin à une femme vous consultant pour une affection qui n'a rien de commun avec l'utérus? et comment la malade s'expliquerait-elle une pareille proposition?

Dans le cas où une fin de non-recevoir, ou seulement quelques objections vous seraient opposées, voici la conduite à tenir : *Mon expérience m'a appris, Madame, que très souvent une affection analogue à la vôtre procède de l'utérus; or, il est logique que je m'éclaire sur le point de départ, sinon probable, du moins possible, de votre mal.* — Du reste, quand une femme constate, dans le médecin, un homme grave, essentiellement honorable, réservé, n'agissant que dans l'intérêt de la malade, il est rare qu'elle ne se prête pas à l'examen qui lui est proposé; cet examen, pour le dire en passant, doit se faire de la façon la plus sommaire, sans découvrir la malade, et seulement par le toucher. Une femme intelligente rend toujours justice au médecin, quand il le mérite; et quand, par sa parfaite honnêteté, il a su mériter la confiance, les femmes les plus honnêtes sont celles qui se prêtent le mieux et le plus facilement à l'examen. Du reste, les honnêtes gens se devinent : un courant irrésistible et spontané de sympathie, d'estime, de confiance réciproques s'établit entre eux, et les rapproche.

L'importance, nous allions dire la nécessité de l'examen, dont nous n'hésitons pas à faire un précepte, est fondée sur trois considérations :

1° Sur l'excessive fréquence des maladies, ou du moins des troubles, des désordres que présentent les organes génitaux de la femme. Nous pouvons le dire, sans crainte de nous tromper : il y a peu de femmes dont l'appareil génital ne soit pas atteint de quelque anomalie, de quelque altération organique, de quelque vice de sécrétion, de quelque dérangement dans sa manière d'être. Si l'état pathologique ne se trouve pas dans l'utérus lui-même, on le rencontre dans ses annexes, dans la vulve, dans le vagin, dans les ligaments, dans les ovaires. Et si aucun de ces organes n'est atteint dans sa constitution anatomique, on y trouve des déplacements, des changements de situation, de direction, des glissements, des renversements, des troubles fonctionnels et physiologiques.

Lorsque nous examinerons en particulier chacun de ces faits pathologiques si nombreux, nous en signalerons les causes particulières et spéciales; quant à présent, en nous tenant dans les généralités, contentons-nous de faire remarquer que la fréquence des maladies, ou des troubles dont les organes génitaux de la femme sont le siège, s'explique par la multiplicité même des fonctions qui incombent à ces organes, par la suractivité vitale dont ils sont doués, par la variété des phénomènes physiologiques qui s'y opèrent, par toutes les modifications qu'y apportent les différents âges de la vie, le développement de la puberté, la menstruation, la gestation, la parturition, la ménopause et tous les accidents qui en sont trop souvent le cortège. Si l'usage normal, légitime de ces parties, si le coït est souvent une cause de douleurs et d'accidents, que n'observe-t-on pas à la suite de l'onanisme, et de tous les excès dont elles sont le siège? Combien de lésions, de congestions inflammatoires, d'hypersécrétions morbides, de névropathies, de productions pathologiques, boutonneuses ou ulcéreuses, syphilitiques ou autres, n'y constate-t-on pas, et cela, à tous les âges de la vie?

2° Ces quelques réflexions suffiront, je le pense, pour rendre compte de la fréquence des affections des organes génitaux de la femme, et pour justifier ce que nous avons dit de la nécessité, pour le médecin, d'examiner ces organes en toute circonstance. Mais deux autres considérations militent en faveur du même principe : non seulement ces affections sont fréquentes, mais elles sont encore douées d'une puissance de réaction générale de la plus haute importance et de la plus incontestable réalité. Combien de troubles nerveux, hystériformes ou autres, combien de douleurs musculaires ou névralgiques, combien d'états d'affaiblissement général, de faiblesse indéfinissable, n'existent que par leur fait, et sont sous leur exclusive dépendance ?

3° Si les affections des organes génitaux de la femme, quelle qu'en soit la nature, exercent sur l'ensemble de son économie un retentissement général, dont on ne pourrait pas se rendre compte, et auquel on ne saurait pas remédier, à moins d'en connaître parfaitement la source et la cause originelle, il faut bien savoir aussi que souvent ces mêmes affections n'occasionnent aucune douleur locale : en sorte que beaucoup de femmes s'imaginent, parce qu'elles ne souffrent pas dans la région génitale, que cette région est parfaitement saine, et qu'elle n'est pour rien dans les malaises qu'elles éprouvent.

Cette immunité de douleur dont jouissent quelquefois, très souvent même, les maladies des organes génitaux de la femme, ne trompe pas seulement les malades elles-mêmes ; elle trompe encore, trop souvent, des médecins peu expérimentés, et qui n'ont pas une grande habitude de ces maladies. Leur attention n'est point attirée de ce côté-là ; aucune souffrance ne leur est signalée dans cette région ; on ne leur parle que de douleurs éloignées, lombaires, dorsales, épigastriques, ou bien que d'un état général de faiblesse, et, parce qu'ils ne connaissent pas le caractère indolore et, par conséquent, insidieux des affections génitales, ils ne songent pas à rechercher la cause du mal, là où elle existe ; et, par conséquent, leur thérapeutique est aveugle et impuissante. Il en résulte, au point de vue du diagnostic et du traitement, les plus graves erreurs ; nous avons trop souvent l'occasion de le constater, soit à l'hôpital, soit dans notre clientèle civile.

Ainsi donc l'excessive fréquence des maladies du système génital chez la femme ; le retentissement fâcheux exercé par ces maladies sur les régions et les organes les plus éloignés ; et enfin l'absence de douleur locale que l'on constate souvent, le danger, par conséquent, pour ces maladies insidieuses de passer inaperçues, telles sont les trois principales raisons qui justifient le précepte que nous avons établi, relatif à la nécessité d'un examen génito-utérin constant, chez toutes les femmes, et quand même l'affection pour laquelle on serait consulté semblerait, au premier abord, tout à fait indépendante des organes génitaux. Dans la suite de cet ouvrage nous démontrerons par de nombreux faits la légitimité du principe que nous posons ici ; nous remettons à faire ressortir, dans d'autres chapitres, toute sa vérité clinique.

MODES D'EXPLORATION DES ORGANES GÉNITAUX.

L'examen des parties génitales externes, de la vulve, de l'orifice vaginal, des plis génito-cruraux, de la zone génitale en un mot, doit se faire par l'œil. Rien ne peut remplacer la vue, s'il y a un état phlegmasique de ces organes, s'ils sont le siège de quelque tumeur phlegmoneuse, d'un phlegmon de la grande lèvre, par exemple, ou de la glande vulvo-vaginale. La vulve a sa physionomie, son expression symptomatique, tout comme le visage; la coloration, d'un rouge vif, sera l'indice de l'inflammation, de la vulvite; son aspect pâle, décoloré, indiquera l'anémie; sa teinte jaune feuille-morte, sa surface lisse, dépourvue de glandules, de papilles, de villosités, annoncera un état organique grave, mauvais de l'utérus. L'examen oculaire est encore nécessaire pour déterminer la nature des boutons ou des ulcérations développés dans cette région. Les boutons sont-ils des follicules muqueux, ou pilifères, hypertrophiés par la phlegmasie? ou bien sont-ils des tubercules muqueux syphilitiques? Les ulcérations sont-elles herpétiques, ou bien des chancres mous, ou indurés? Voilà ce que les yeux seuls peuvent déterminer. Il y a, par conséquent, des cas, dans lesquels le médecin ne devra pas se hasarder à pratiquer le toucher vaginal, avant d'avoir vu, de ses yeux, si la vulve ne présente pas quelque lésion contagieuse inoculable, quelque chancre, quelques syphilides secondaires, susceptibles de lui inoculer la syphilis.

DU SPECULUM.

Lorsqu'il n'existe aucun motif pour faire un examen *de visu*, des parties génitales, et que l'exploration de l'utérus seul est indiquée, cette exploration ne peut se faire que par le doigt, c'est-à-dire par le toucher, ou par le speculum.

Le speculum est, sans doute, un instrument précieux, et qu'il ne faut pas négliger : il est indispensable quand il s'agit de voir, d'apprécier, avec les yeux, la manière d'être du col, l'aspect des ulcérations, ou des proliférations, dont il est le siège; il est indispensable pour toutes les opérations dont il peut être l'objet; ainsi les cautérisations, les résections partielles ou totales, les dilatations du museau de tanche. Il est indispensable encore pour examiner le vagin, pour se rendre compte de sa coloration, et pour le tamponner, dans les cas d'hémorrhagie utérine, de catarrhe vaginal blennorrhagique, ou simplement leucorrhéique.

Le speculum bivalve, armé d'un embout conique, nous semble le plus commode; c'est celui dont nous nous servons le plus habituellement; grâce à l'écartement des valves, que par un mouvement de bascule on éloigne à volonté l'une de l'autre, on peut, tout en voyant le col de l'utérus, explorer le vagin, en même temps se rendre compte de l'état de sa muqueuse, de sa coloration pâle, rosée, ou d'un rouge phelgmasique, du développement plus ou moins considérable des follicules mucipares, etc.; et, en imprimant à l'instrument un mouvement de rotation sur lui-même, on peut parcourir, de l'œil, tous les points de la circonférence vaginale, et n'en laisser aucun sans l'avoir passé en revue. Mais si le calibre du vagin est très large, si la muqueuse n'est plus que peu adhérente aux parties dont elle est doublée, et qu'elle revêt, si elle se détache facilement de ces parties, alors elle fait hernie à travers l'écartement des valves, elle remplit tout le champ du speculum et empêche de voir le col utérin. Dans ce cas, il faut avoir recours au speculum en bec de canard de Cusco, dont les valves, plus largement étalées, tiennent mieux écartées les parois vaginales. Ce speculum doit être réservé pour les cas de large orifice et de vaste capacité du vagin, car, en raison même du large développement, et de la forme en bec de canard de ses valves, son introduction est très douloureuse et difficile chez les femmes étroites. On peut encore, dans les cas de large et vaste capacité vaginale, et de décollement, ou de prolapsus de la muqueuse, se servir du speculum cylindrique. Si l'on doit pratiquer une cautérisation au fer rouge sur le col, c'est à un speculum cylindrique et en buis qu'il faut avoir recours, car un speculum métallique, conducteur du calorique, s'échaufferait, et, en transmettant le calorique au vagin, y déterminerait de sérieux accidents de brûlure. Si l'introduction du fer rouge, du thermo-cautère, du couteau thermique, doit être renouvelée plusieurs fois de suite, comme dans les cas où l'on se propose de détruire, ou d'amputer un col cancéreux, il ne faut pas manquer, après chaque introduction, d'emplir d'eau froide le calibre du speculum, afin de maintenir l'instrument à une température qui soit sans danger pour le vagin.

DU TOUCHER.

En dehors de ces cas où l'intervention du speculum est indispensable, l'exploration de l'utérus, de la vulve et du vagin, peut et doit se faire par le doigt seul, autrement dit, par le toucher. Le toucher, d'abord, a l'avantage de simplifier les choses, de ménager la pudeur de la femme, de lui éviter le désagrément d'être découverte, de livrer ses parties génitales aux regards ; il évite de plus l'usage d'un instrument, dont l'introduction est quelquefois pénible, sinon douloureuse, malgré l'habileté avec laquelle on sait le manier.

Ce que nous allons dire peut sembler paradoxal, au

premier abord, et cependant rien n'est plus vrai : le toucher, quand on sait bien le pratiquer, quand on en a acquis une grande habitude, peut, dans l'immense majorité des cas, remplacer le speculum, le rendre tout à fait inutile, être suffisant pour l'exploration vulvo-vagino-utérine, et fournir au médecin tous les renseignements dont il a besoin pour établir un diagnostic complet, et reposant sur des données multiples et positives. Bien plus, il y a des cas, dans lesquels le toucher est presque le seul moyen d'investigation possible : ainsi, quand l'orifice de la membrane hymen est à peine dilaté, on ne saurait avoir recours au speculum, excepté dans des circonstances d'une gravité exceptionnelle ; quand il s'agit des divers déplacements utérins, le speculum ne donne que des renseignements vagues et insuffisants ; le doigt, au contraire, mesure d'une manière très précise le degré d'abaissement de l'utérus ; il apprécie très nettement, non pas seulement son déplacement suivant l'altitude, mais encore ses diverses déviations, suivant la direction ; ses inclinaisons latérales antérieures et postérieures. Le doigt reconnaît, non pas seulement la situation normale ou anormale de l'utérus, dans la cavité pelvienne, mais il détermine encore, ce que ne ferait pas le speculum, son volume, non pas seulement le volume du col, mais encore celui du corps, son degré de mobilité dans le petit bassin, la possibilité de lui imprimer des mouvements en tous sens, comme à un battant de cloche, suivant la comparaison très juste qui en a été faite ; il constate son poids, son enclavement dans la cavité pelvienne, sa vacuité, ou, au contraire, sa réplétion, soit par le produit de la conception, soit par le développement d'un corps fibreux, ou par une collection de liquide séro-muqueux ou sanguin. La collection sanguine est-elle dans l'utérus, ou en dehors de l'utérus? l'hématocèle est-elle intrà-utérine ou extrà-utérine? c'est au doigt seul qu'il appartient de l'établir; le toucher indique l'existence, ou la non-existence d'une grossesse, le degré où en est arrivée cette grossesse, et, par le plus ou moins d'effacement du col, le moment, plus ou moins rapproché, de l'accouchement; la forme du col, sa conicité, le peu d'ouverture du museau de tanche, la configuration circulaire de cette ouverture et par conséquent l'absence de gestation et d'accouchement antérieurs, choses importantes à déterminer soit en médecine légale, soit en toute autre circonstance. L'insuffisance de cette ouverture, son atrésie, et par conséquent un obstacle à la fécondation, tous ces faits sont encore révélés par le doigt; il en est de même de l'hypertrophie du col, de sa déformation, de son ouverture, largement fendue par un accouchement, et de son atrophie par le fait de la vieillesse. Le toucher rendra encore un compte très exact de la consistance du col et du corps de l'utérus, de leur induration, ou de leur ramollissement, dans les diverses formes de métrite, ou simplement de congestion; il apprendra si cette induration n'est qu'une modalité phlegmasique, ou si, au contraire, par ses proliférations marronnées et ulcéreuses, elle n'est point une dégénérescence organique de mauvaise nature; cette dégénérescence, à quel degré de son évolution en est-elle arrivée? a-t-elle détruit déjà une partie de l'utérus? y a-t-elle creusé des cavités anfractueuses? est-elle limitée à l'utérus? ou bien a-t-elle gagné les parties limitrophes? tous ces documents seront encore fournis par le toucher. Il ne nous donnera pas seulement la notion de la situation, de la direction, du volume, de la consistance, du ramollissement, de l'induration, de l'intégrité, ou de l'altération plus ou moins désorganisatrice et destructive de l'utérus, il nous apprendra encore quelle est sa température, si elle reste normale, ou si elle est sensiblement élevée, comme elle l'est, en effet, dans les états phlegmasiques.

Mais ce n'est pas seulement pour ce qui a rapport à l'utérus, que le toucher est le plus merveilleux moyen de diagnostic. S'agit-il seulement de la vulve? — Il nous apprendra, sans que nous ayons besoin de découvrir la malade, si elle est intacte, si elle n'est pas baignée par une sécrétion muqueuse, ou muco-purulente abondante, si elle n'est pas d'une température trop élevée, si le contact du doigt est douloureux, et par conséquent si elle n'est pas le siège d'un état phlegmasique. Le simple toucher nous apprendra encore si la membrane hymen est intacte, si les glandes vulvo-vaginales ne sont ni enflammées ni développées à l'état de kystes, si les grandes ou les petites lèvres ne sont ni œdémateuses, ni phlegmoneuses, ni parsemées de quelques proliférations boutonneuses ou papillomateuses.

Pour ce qui est du vagin, le toucher nous révélera son état de sécheresse normale, ou d'humidité pathologique, soit par un mucus leucorrhéique trop abondant, soit par un muco-pus blennorrhagique. Il nous rendra compte de son état, lisse ou granuleux, de son prolapsus, de sa température exagérée.

Le toucher pratiqué par un doigt exercé est donc le moyen par excellence d'exploration des parties génitales de la femme, et, comme nous venons de le démontrer, il peut le plus souvent suffire au diagnostic, sans qu'il soit nécessaire de recourir au speculum. Lorsque nous disons que les parties génitales de la femme doivent toujours être explorées, quelle que soit la nature de l'affection, pour laquelle on est consulté, et quand même cette affection en paraîtrait absolument indépendante, c'est le toucher seul que nous avons en vue, comme moyen d'exploration. Ce moyen très simple, très court, très rapide dans son exécution, nullement douloureux, ménageant la pudeur de la femme, n'a rien qui puisse l'effrayer, et elle s'y prêtera volontiers, quand nous aurons su gagner sa confiance, quand nous lui aurons fait comprendre combien sont fréquentes les affections génitales, quel retentissement elles exercent sur toutes les fonctions de l'économie, sur les divers troubles nerveux en particulier, et en même temps, combien elles sont insidieuses par l'immunité de douleur locale dont elles jouissent le plus souvent, et combien par conséquent il serait fâcheux de les laisser passer inaperçues, au risque d'attendre que, par des accroissements successifs, elles soient devenues incurables, en constituant alors un véritable danger pour la santé générale, quand ce n'est pas pour la vie. Une femme intelligente ne résiste pas à de pareilles raisons, et souvent alors, par un examen aussi prompt que facile, le médecin découvre la cause et le point de départ d'accidents, auxquels, alors, il est à même de remédier d'une manière efficace.

Le plus habituellement, et dans les cas ordinaires, quand il n'y a ni complication, ni indication spéciale pour agir autrement, nous pratiquons le toucher, la femme étant debout; ce procédé est, d'une part, plus simple, d'une exécution plus rapide, et d'autre part, la station verticale nous permet d'atteindre plus facilement l'utérus, et de nous rendre un compte plus exact de sa situation, aussi bien que de son état organique. Combien de fois cet examen, que l'on avait eu le tort de négliger antérieurement, nous a-t-il révélé des désordres qui n'avaient point été soupçonnés jusque-là! Et combien de fois, par conséquent, avons-nous été à même ainsi, d'apporter le seul remède convenable, à des accidents, dont la nature et les causes avaient été méconnues, et qui, jusqu'alors, n'avaient été combattus que par les moyens les plus inefficaces! nous en donnerons de remarquables exemples dans la suite de ce travail.

Après ces quelques considérations sommaires relatives à la fréquence des maladies des organes génitaux de la femme; après avoir établi le retentissement exercé par ces maladies sur la santé générale, d'où nous avons formulé le précepte de l'examen de ces organes chez toutes les femmes; après avoir indiqué le mode d'examen le plus simple et le plus convenable de ces organes, abordons maintenant l'étude des maladies, des altérations, des troubles fonctionnels dont ils sont le siège; commençons par les déplacements utérins, la plus fréquente de toutes les anomalies que présente l'utérus; mais auparavant disons quelques mots de l'utérus.

DE L'UTÉRUS

L'utérus est situé dans le petit bassin, entre la vessie qui est en avant, et le rectum en arrière : il ressemble assez bien à une poire qui serait aplatie d'avant en arrière ; il a deux parties distinctes : une partie inférieure, dont la longueur, le volume et la forme varient suivant les âges et suivant les divers états physiologiques et pathologiques que présente l'utérus, c'est le col. Chez la femme arrivée à l'âge de la puberté, et qui n'a pas eu d'enfant, le col utérin a une longueur de 1 centimètre et demi à 2 centimètres ; il est pointu, perforé d'une petite ouverture régulière, arrondie, faite comme par une vrille, c'est le museau de tanche (*os tincæ*). Par le fait même de l'accouchement, et pour donner passage au produit de la conception, le col se déchire, de sorte que, chez la femme, qui a eu un, ou plusieurs accouchements, l'ouverture du col est irrégulière, et largement fendue transversalement. Pour le dire en passant, la conicité du col, son élargissement en surface, la forme du museau de tanche, son ouverture étroite, circulaire ou transversale, et largement fendue, sont les signes les meilleurs, les plus positifs de l'absence ou, au contraire, de l'existence et du fait d'un accouchement antérieur. La cavité du col ou cavité cervicale, d'un calibre plus ou moins large, suivant qu'il y a eu, ou qu'il n'y a pas eu d'accouchement, aboutit à la cavité du corps utérin, dont elle est séparée par un étranglement.

La partie supérieure de l'utérus s'appelle le corps; elle est aplatie d'avant en arrière; son extrémité inférieure est la plus étroite, elle se continue avec le col; à partir du col, le corps de l'utérus va en s'élargissant, et il se termine à son extrémité supérieure par une surface convexe, arrondie, dont la courbure présente, à droite et à gauche, deux saillies, ou prolongements appelés cornes.

Considéré relativement à son développement, à son évolution, l'utérus présente trois phases bien distinctes. La première phase est celle de l'enfance, elle se termine à l'âge de la puberté. Chez la petite fille, depuis la naissance jusque vers la douzième année, les fonctions utérines sont nulles, aussi l'utérus est-il petit, embryonnaire; sa vitalité est très peu développée, aussi les maladies, à cet âge, sont-elles très rares, à moins qu'elles ne soient provoquées par des causes extérieures, ou des habitudes vicieuses. Cependant, dès cette époque, on peut observer, et nous en avons observé, des déplacements, principalement des abaissements.

La deuxième phase est celle de la puberté; elle commence vers la douzième année, à l'apparition des règles, et se termine vers la quarante-cinquième ou cinquantième environ, à l'époque de la ménopause : c'est la phase utérine; l'utérus entre en scène à la première apparition des règles, et il y reste continuellement jusqu'à leur disparition. Pendant toute cette période, il est le siège d'une vitalité excessive, de congestions physiologiques, sanguines, mensuelles, périodiques, et de toutes les congestions accidentelles provenant des excitations génésiques, de la grossesse et de l'accouchement. C'est dans cette période que l'utérus a toute son activité vitale, et tout son développemement organique; c'est dans cette période qu'il subit l'action de toutes les causes qui peuvent porter une atteinte plus ou moins sérieuse à son intégrité; c'est par conséquent l'époque du plus grand nombre de ses maladies, parce que c'est l'époque où il a le plus grand nombre de fonctions à remplir; c'est l'époque où il doit nous intéresser davantage, et faire le plus fréquent appel à tous nos soins.

La troisième phase de la vie utérine commence à la ménopause; c'est la phase de la décadence de l'utérus et de son atrophie. L'utérus se retire de la scène; il n'a plus de fonctions à remplir; il n'est plus le siège d'aucune congestion mensuelle; il n'est plus apte à recevoir le produit d'une conception, désormais impossible; les atteintes, les excitations génésiques, sont devenues pour lui indifférentes, rares ou tout à fait nulles; il est donc devenu inutile, sans objet, il n'a plus qu'à disparaître, et il disparaît en effet, il s'atrophie, et il finit par ne plus être que rudimentaire. La partie qui s'atrophie la première, c'est le col: le col devient le siège d'un véritable travail de résorption, d'intussusception interstitielle, en sorte qu'il disparaît complètement; il ne reste plus que le corps utérin, aplati, diminué, atrophié lui-même, réduit à un minime volume. Le col n'existant plus, l'orifice utérin se trouve sur le corps de l'utérus même : aussi a-t-on alors comparé l'utérus, avec raison, à une tirelire.

Tel est l'utérus, dans la troisième phase de son existence, chez la vieille femme, atrophié, déformé, et comme à peine l'ombre de lui-même. Dans cette dernière phase, il ne nous offre plus qu'un minime intérêt, et nous n'avons plus guère à nous en occuper : d'une part, il a perdu presque toute sa vitalité, et par conséquent sa puissance pathogénique ; d'autre part, étant soustrait à presque toutes les causes morbides, il n'a plus guère de maladies ; il ne présente plus guère que des altérations commencées dans la phase de son activité ; ces altérations, ces dégénérescences carcinomateuses, ces proliférations fibromiques ne font que continuer, mais plus lentement que dans la phase précédente, leur évolution ; elles ne présentent plus que les allures de la chronicité ; quelquefois même elles se momifient en quelque sorte ; elles restent dans une stagnation, dans un *statu quo* permanent, sans effet réactionnel sur la santé générale, sans influence marquée, par conséquent, sur la durée de l'existence. Aussi, autrefois, quand nous faisions à la Salpêtrière l'autopsie de vieilles femmes, étions-nous souvent surpris de constater des altérations utérines que rien n'avait fait soupçonner, qui ne s'étaient accusées per aucun trouble local ou général, qui étaient restées inaperçues, et à l'état latent. Il est rare que les dégénérescences, que les tumeurs de l'utérus, prennent naissance dans cette phase. Lorsque la femme en est arrivée là, son utérus étant resté sain, elle peut, presque toujours se regarder comme étant à l'abri de graves atteintes de ce côté, et comme pouvant, sous ce rapport, jouir d'une immunité à peu près assurée.

C'est donc de l'utérus, dans la phase moyenne de son évolution, que nous aurons seulement à nous occuper. Nous avons dit qu'il est situé dans le petit bassin entre la face postérieure et le bas-fond de la vessie en avant, et la face antérieure du rectum en arrière. Dans cette situation, entre ces deux organes, sa direction est oblique de haut en bas, d'avant en arrière, de telle sorte que le corps utérin se trouve sur un plan antérieur, relativement au col; un fil à plomb, partant du bord supérieur du corps, tomberait à un centimètre et demi environ, en avant d'un autre fil à plomb qui partirait du bord antérieur du col. Cette obliquité normale constitue donc une véritable *antéversion naturelle ;* son augmentation constitue l'*antéversion pathologique*, laquelle n'est que l'exagération de l'état normal. La partie inférieure du col, son orifice, se trouvent à 8 ou 9 centimètres environ au-dessus de l'ouverture vaginale ; l'axe de l'utérus est absolument correspondant à la ligne médiane du corps. C'est juste au milieu, et au point central de l'axe du vagin, que se trouve le col. Quand il est dévié, soit à gauche, soit à droite, de cette ligne médiane et de ce point central, on dit alors qu'il existe une latéro-version, gauche ou droite ; de même que quand l'utérus ne se trouve plus à son altitude normale, on dit qu'il y a abaissement. Étudions donc, avec tout le soin que mérite cette grande question, tout ce qui a rapport aux abaissements et aux déviations de l'utérus.

DES DIVERS DÉPLACEMENTS UTÉRINS

L'abaissement est le fait de la présence de l'utérus à un degré d'altitude inférieur au degré normal. Il y a trois degrés dans l'abaissement, qui peut être plus ou moins prononcé, ainsi qu'on peut le comprendre : le premier degré, c'est l'abaissement proprement dit, il est plus ou moins prononcé. Le doigt indicateur, au lieu d'avoir besoin d'être enfoncé dans le vagin, de toute sa longueur, pour atteindre l'utérus à la hauteur de 8 à 9 centimètres, peut le rencontrer à 4, à 5, à 6 centimètres ; dans tous ces cas, il y a un abaissement au premier degré. Le deuxième degré s'appelle aussi *prolapsus :* le col utérin se trouve alors tombé au niveau de l'ouverture vaginale, et l'orifice de l'utérus, ou museau de tanche, correspond à l'orifice du vagin ; ces deux orifices sont sur le même plan, ou à peu près ; le col utérin remplit alors, à l'égard du calibre du vagin, l'office d'un bouchon, qui oblitérerait ce calibre, et en fermerait l'entrée à un corps étranger quelconque. Le troisième degré de l'abaissement utérin est *la précipitation.* Dans ce cas l'utérus est sorti des voies génitales, il a franchi l'ouverture vaginale, et il se présente en forme de tumeur sur la vulve, et plus bas que la vulve, entre la partie interne et supérieure des cuisses. Dans ces deux cas de prolapsus et de précipitation, il y a toujours un renversement plus ou moins prononcé du vagin, sur lequel nous reviendrons plus loin.

Les changements de situation de l'utérus, suivant la hauteur de son niveau, ne sont pas les seuls que subit cet organe. Il est encore exposé à des changements qui affectent sa direction. Nous avons dit que, normalement, le fond de l'utérus se trouve sur un plan antérieur par rapport à son col, qui est plus en arrière ; or, lorsque cette disposition naturelle est exagérée, il arrive que le fond, autrement dit le corps de l'utérus, tombe tout à fait en avant, tandis que, par ce fait même, son col se trouve tout à fait, et d'une manière plus ou moins prononcée, suivant les cas, relevé en arrière dans la concavité du sacrum ; cette disposition transversale antéro-postérieure plus ou moins prononcée de l'utérus constitue le déplacement appelé *antéversion.*

Si maintenant le déplacement se fait en sens inverse, c'est-à-dire, si le renversement de l'utérus s'est produit en arrière ; si la grosse extrémité ou le corps tombe en arrière, dans la concavité du sacrum, tandis que par un mouvement de bascule la petite extrémité, ou le col, se trouve porté en avant, en haut et plus ou moins jusqu'au niveau, et au contact de la face postérieure du pubis, l'utérus s'étant alors dirigé transversalement, et même de haut en bas, d'avant en arrière, on dit alors qu'il y a *rétroversion.*

Mais ces changements de direction, d'avant en arrière, et d'arrière en avant, ne sont pas les seuls que nous ayons à constater : l'utérus est mobile dans la cavité pelvienne ; cette mobilité est surtout prononcée d'avant en arrière : c'est ce qui a fait comparer l'utérus à un *battant de cloche,* auquel on peut très facilement imprimer des mouvements antéro-postérieurs; mais cette double mobilité d'avant en arrière et de haut en bas n'est pas la seule dont soit susceptible l'utérus; les ligaments larges et les ligaments ronds qui le soutiennent, à droite et à gauche, ne sont pas tellement tendus et tellement dépourvus d'extensibilité, qu'ils ne puissent céder, d'un côté ou de l'autre, et alors l'utérus n'étant plus tenu en équilibre s'incline du côté où le soutien lui fait défaut, le corps tombe plus ou moins de ce côté, tandis que le col est porté du côté opposé de la ligne médiane. Cette inclinaison de l'utérus, son obliquité de gauche à droite, ou de droite à gauche, et de haut en bas, constitue les latéroversions : la latéroversion gauche et la latéroversion droite. Disons-le en passant, sans que nous puissions en donner l'explication : la latéroversion gauche est plus fréquente que la latéroversion droite, de même que l'inflammation phlegmoneuse ou kystique de la glande de Bartholin est plus fréquente à gauche qu'à droite, phénomène que nous avons constaté, mais dont nous ne saurions donner la raison.

Ainsi donc, l'utérus est sujet à trois espèces bien différentes de déplacements : 1° déplacement suivant son altitude de haut en bas : *abaissement*, comprenant trois degrés : *abaissement*, *prolapsus*, *précipitation;* 2° déplacement suivant sa direction antéro-postérieure ; *antéversion*, *rétroversion;* 3° déplacement suivant sa direction latérale, suivant son inclinaison à gauche ou à droite : *la latéroversion gauche* et *la latéroversion droite.*

Chacun de ces différents modes de déplacement peut se produire *seul :* ainsi l'utérus peut être à l'état d'*abaissement* et de *prolapsus*, sans que, pour cela, sa direction normale ait été modifiée, soit dans le sens latéral, soit dans le sens antéro-postérieur. L'utérus peut être en *rétroversion*, ou en *antéversion*, sans être pour cela aucunement abaissé; il peut être en *latéroversion gauche*, ou *latéroversion droite*, sans être pour cela ni abaissé, ni en *rétro* ou *antéversion*, en conservant par conséquent son altitude normale et sa direction antéro-postérieure normale. Dans tous ces cas, le déplacement de l'utérus ne s'opérant que d'une seule manière et dans un seul sens est un *déplacement simple*.

Mais ces différents modes de déplacements peuvent se compliquer les uns par les autres, et se trouver réunis. Ainsi l'utérus abaissé peut être en même temps à l'état d'antéversion, ou de rétroversion; l'abaissement peut encore être compliqué de latéroversion gauche, ou de latéroversion droite; et la latéroversion gauche ou droite peut être compliquée d'anté ou de rétroversion. Bien plus, ces trois modes de déplacement peuvent exister simultanément, c'est-à-dire que l'utérus abaissé peut être à la fois en antéversion, ou en rétroversion, et en même temps aussi, en latéroversion gauche ou droite. Dans ce dernier cas, en raison, et par le fait de sa grande mobilité, il pivote sur lui-même et dans tous les sens : le déplacement *est alors complexe*.

De ces divers modes de déplacements, l'*abaissement* est le plus fréquent; il existe chez l'immense majorité des femmes; il y en a bien peu qui n'en soient pas affectées, à un degré plus ou moins prononcé. Après l'abaissement, ou en même temps que l'abaissement, nous constatons, dans l'ordre de fréquence, l'*antéversion*, celle-ci n'étant, nous l'avons déjà dit, que l'exagération de l'état normal. Les latéroversions sont moins fréquentes, sans être rares cependant.

Ces divers modes de déplacements, méconnus, sans traitement et abandonnés à eux-mêmes, s'aggravent, se prononcent davantage. Ainsi un abaissement, d'abord peu accentué, laissé à lui-même, devient plus considérable. Quand l'utérus a commencé à s'abaisser, et quand on ne l'arrête pas, il s'abaisse de plus en plus ; il parcourt, en un temps plus ou moins long, les divers degrés de l'abaissement; il descend de plus en plus dans le vagin, ses ligaments suspenseurs étant susceptibles d'allongement; plus il descend, et plus il est sollicité à descendre par le défaut de résistance des ligaments, par le glissement, par le renversement du vagin, entraîné par l'utérus d'abord, et entraînant ensuite l'utérus dans sa chute et à sa suite. De plus, l'utérus abaissé s'engorge par le fait même de son abaissement. Tout organe qui n'est plus dans sa situation normale s'altère, par ce fait même : or, l'utérus n'échappe pas à cette loi. Quand il est abaissé, la circulation en retour s'y fait difficilement, incomplètement ; il est par conséquent le siège d'une stase sanguine, d'un engorgement plus ou moins considérable, et qui tend à le devenir davantage, à mesure que l'abaissement est plus prononcé. Cet engorgement amollit son tissu, augmente son volume, le fait peser d'un poids plus lourd, favorise le bourgeonnement du col, le développement de ses follicules mucipares, sous forme de granulations, et, par suite, le développement d'ulcérations plus ou moins nombreuses, larges et profondes. De là viennent ces hypertrophies, ces engorgements, ces granulations, ces ramollissements, ces ulcérations du col, et ces hypertrophies du corps, altérations qui, en augmentant le volume et le poids de l'organe, favorisent son abaissement, et le sollicitent à descendre de plus en plus. C'est ainsi qu'un abaissement, simple d'abord, et peu prononcé, quand il est méconnu et abandonné à lui-même, devient de plus en plus considérable, et par conséquent de moins en moins guérissable; c'est ainsi qu'il arrive à un état, définitivement incurable, de prolapsus et de précipitation. Ce que nous venons de dire par rapport aux abaissements s'applique, en tout point, aux antéversions, aux rétroversions, et aux latéroversions. Tous ces divers déplacements s'exagèrent, s'aggravent, et deviennent irrémédiables, quand ils sont abandonnés à eux-mêmes; de là la nécessité de les reconnaître, dès leur origine, de ne point les laisser passer inaperçus quand ils sont encore susceptibles de guérison; de là, par conséquent, la nécessité d'un examen spécial, devant être pratiqué, *toujours et chez toutes les femmes*, puisque, ainsi que nous le disions, ces déplacements, à l'époque où il est encore possible de les guérir, ne s'accusent, le plus souvent, par aucune douleur locale.

FLEXIONS OU INCURVATIONS UTÉRINES. — ANTÉFLEXION. — RÉTROFLEXION. — LATÉROFLEXIONS.

L'utérus ne subit pas seulement les divers changements d'altitude, de situation et de direction que nous venons d'indiquer; il est encore sujet à certaines modifications de formes qui se produisent, suivant son grand axe, et dans la continuité de son parenchyme. Ces modifications consistent en flexions ou incurvations. Au niveau de son collet, ou partie resserrée qui sépare son col de son corps, il se courbe, s'infléchit sur lui-même, de telle sorte que l'axe de son col n'est plus le même que l'axe de son corps; ces deux parties n'ont plus ni la même direction, ni le même axe; à leur point de contact, elles forment un angle, ouvert en avant ou en arrière, du côté gauche ou du côté droit.

Il y a donc quatre espèces différentes de flexions ou incurvations : 1° antéflexion; 2° rétroflexion; 3° latéroflexion gauche; 4° latéroflexion droite.

Le toucher seul détermine le diagnostic de chacune de ces flexions. Y a-t-il antéflexion? — Le doigt introduit dans le vagin sent une dépression, un enfoncement en avant, au point de jonction du col avec le corps utérin. Ces deux parties de l'utérus, en se joignant, forment un angle ouvert en avant.

Y a-t-il rétroflexion? — Le col et le corps seront de même infléchis l'un sur l'autre, mais en sens inverse, la dépression existant au niveau de l'incurvation, et en arrière dans le cul-de-sac rétro-utérin; l'angle de la flexion est ouvert en arrière; et de même, il est ouvert à gauche ou à droite, si le point de flexion est, en effet, à gauche ou à droite.

Quelle que soit l'espèce de flexion déterminée par le doigt, il y a toujours quelques troubles généraux résultant de cette courbure de l'utérus sur lui-même: quelques maux de reins, quelques tiraillements dans les flancs, quelques pesanteurs hypogastriques. Ces signes, ces désordres généraux, doivent appeler l'attention vers l'utérus; le toucher éclairera le diagnostic.

SIGNES ET SYMPTÔMES DES DÉPLACEMENTS UTÉRINS EN GÉNÉRAL. — SIGNES NULS, QUELQUEFOIS.

Ne craignons pas de le redire une fois encore, les déplacements utérins, quels qu'ils soient, pourvu qu'ils ne soient pas très avancés, ne s'annoncent souvent par aucune douleur locale, et par aucun désordre général: c'est une vérité clinique que la plupart des médecins ignorent, et qu'une longue expérience nous a apprise; voilà pourquoi nous recommandons de ne jamais manquer de faire l'examen des parties génitales; cet examen, nous n'avons pas besoin de le répéter, doit être pratiqué avec toute la réserve et toute la discrétion qui caractérisent un médecin, n'ayant pas d'autre inspiration ni d'autre désir que d'obéir à sa conscience médicale, et que de répondre, d'une manière à la fois honorable et savante, à la confiance qui lui est témoignée. L'examen par le toucher est le plus souvent suffisant. Combien de fois, dans des cas qui semblaient n'avoir absolument rien de commun avec les organes génitaux, et avec l'utérus spécialement, n'avons-nous pas constaté des désordres dont les malades ne se doutaient pas, et qui, laissés plus longtemps sans traitement, seraient devenus irrémédiables! Combien de fois cet examen nous a-t-il ménagé des surprises auxquelles nous pouvions ne pas nous attendre, surprises que nous n'avons jamais manqué d'exprimer devant nos élèves, pour les leur faire partager.

Une femme vient nous consulter pour une acné rosacée de la figure; sa santé du reste est parfaite; nous avons bien soin de lui demander si elle ne souffre pas dans le ventre, si elle n'éprouve pas quelques tiraillements, quelques pesanteurs : elle nous affirme que non, qu'elle n'éprouve de ce côté ni gêne ni douleur... Nous la touchons, et nous constatons, et nous faisons constater à nos élèves, un abaissement utérin, qui, abandonné à lui-même, n'aurait pas tardé à se faire sentir par des accidents trop souvent alors des plus difficiles à guérir, quand ils ne sont pas tout à fait incurables.

Une autre malade nous accuse une bronchite, et pas autre chose; ses réponses, relativement à des désordres abdominaux, sont toutes négatives; rien n'attire son attention de ce côté... Nous la touchons, nous la faisons toucher à nos élèves, et nous leur faisons constater, avec nous, une antéversion des plus prononcées, qui peut être cause de la stérilité de cette femme.

Une autre femme nous consulte pour un psoriasis généralisé, *psoriasis diffusa*, à larges surfaces squameuses; certes, il y avait là de quoi fixer toute notre attention, d'autant plus que la malade nous affirmait n'éprouver nulle part soit une douleur, soit une gêne, soit seulement un vague sentiment d'embarras, ou de pesanteur... Nous la touchons, et les médecins et les élèves présents à notre clinique constatent, comme nous, un abaissement compliqué de latéroversion gauche, double déplacement que rien ne pouvait faire soupçonner, et dont la malade n'avait nullement conscience.

De pareils faits ne sont pas rares, et c'est parce que nous les avons observés un grand nombre de fois, que, pour ne pas nous exposer à laisser passer inaperçues certaines affections génitales, qui, plus tard, pourraient être incurables, nous avons posé en principe le précepte du toucher, même en l'absence de tout signe ou de tout symptôme utérin.

SIGNES ÉLOIGNÉS, OU INDIRECTS.

Mais il ne faut pas croire qu'il en soit toujours ainsi, et que, en particulier, pour ce qui regarde les déplacements utérins, il n'existe aucun signe, aucun symptôme qui, de prime abord, mette le médecin sur la voie du diagnostic, et ne lui fasse pressentir l'existence d'un déplacement, dont la réalité lui sera révélée par le toucher. Nous avons besoin de bien nous expliquer sur la nature de ces signes, et de ces symptômes, dont quelques-uns ne sont que des troubles fonctionnels, des désordres généraux, éloignés en apparence, tout à fait indépendants du système génital, et, par conséquent, dont la valeur séméiotique est trop souvent méconnue.

LOMBAGO.

Parmi ces signes indicateurs d'un désordre du côté de l'utérus, et spécialement d'un déplacement de cet organe, quel que soit d'ailleurs ce déplacement : abaissement, antéversion, rétroversion, latéroversion, notons, en premier lieu, le mal de reins ou lombago. Établissons en principe que, en dehors des cas de rhumatisme, de courbature, de rupture par un effort violent et brusque, de fibres musculaires ou tendineuses, le lombago chronique est, le plus souvent, l'indice d'un déplacement utérin. Il ne faut jamais manquer de questionner une femme relativement à l'existence d'un lombago, et si ce lombago, habituel, chronique, ou simplement fréquent, est accusé, on doit y voir un signe révélateur d'une affection utérine, ou d'un déplacement utérin; c'est par conséquent une raison péremptoire de pratiquer le toucher, afin de s'éclairer d'une manière positive sur l'état de l'utérus, et de puiser, dans ce diagnostic, les seules indications d'un traitement rationnel et vraiment efficace. Si le lombago est sous la dépendance d'un déplacement utérin, ce lombago ne pourra être guéri, ou du moins soulagé, que par des moyens spéciaux, s'adressant à l'utérus pour le relever, ou le redresser. Tout ce que l'on pourra faire, en dehors de ces moyens spéciaux de relèvement, ou d'abaissement, restera inutile et en pure perte; la cause du mal étant méconnue, et cette cause n'étant nullement attaquée, le mal persistera. Supposons en effet qu'un lombago soit produit par un abaissement utérin, quel bien pourront faire à ce lombago des frictions, des embrocations huileuses, excitantes ou calmantes, des applications émollientes, telles que des cataplasmes, ou révulsives, telles que des sinapismes ou des vésicatoires? Combien de fois n'avons-nous pas vu de malheureuses femmes, soumises ainsi à des traitements aussi douloureux qu'inutiles, conserver indéfiniment un lombago, qui ne faisait que s'accroître, en dépit des moyens intempestifs avec lesquels on prétendait en avoir raison! Aux souffrances du lombago, on ne faisait qu'ajouter les souffrances inutiles d'un traitement insensé, bâti sur les données de l'ignorance. Donc, un lombago étant constaté, il ne faut jamais manquer d'y voir l'indice possible d'un déplacement utérin, et alors le toucher éclaircira le diagnostic; et si vraiment il existe un déplacement utérin, ce ne sera qu'en agissant sur ce déplacement, par les moyens que nous indiquerons plus tard, qu'on guérira le lombago.

TROUBLES SENSITIFS ET LOCOMOTEURS DANS LES MEMBRES INFÉRIEURS.

Un deuxième signe éloigné d'un déplacement utérin, et surtout d'un abaissement considérable de l'utérus, ce sont des fourmillements dans les membres inférieurs, un affaiblissement tel de ces membres, affaiblissement compliqué d'élancements et de crampes si prononcés que la marche est difficile, quelquefois même presque impossible. Ces accidents, du côté des membres inférieurs, se comprendront, si l'on réfléchit que l'utérus tombé à l'état de prolapsus, plus volumineux, et engorgé par le fait même de ce prolapsus, peut comprimer, soit par lui-même, soit par ses annexes, ovaires et ligaments, les nerfs qui se rendent à ces membres inférieurs. Que ce soit là l'explication du trouble fonctionnel des membres inférieurs, ou qu'il faille en chercher une autre, peu importe, le fait séméiologique que nous voulions établir existe. Nous le répétons, il y a des cas, dans lesquels des troubles dans la locomotion et dans la sensibilité des membres inférieurs n'ont pas d'autre cause qu'une chute de l'utérus; nous l'avons constaté un grand nombre de fois, et, entre autres exemples que nous en pourrions citer, en voici un dont l'intérêt et l'importance n'échapperont à personne.

Il y a quelques années, nous fûmes appelé à Troyes, pour y voir une dame, que l'on nous disait affectée d'un ramollissement de la moelle épinière. Cette dame, de vingt-cinq à vingt-six ans, ne pouvait qu'à peine quitter son lit; la station verticale lui était très difficile, ses jambes se refusant presque à la porter; elle éprouvait, dans toute la longueur des membres inférieurs, des fourmillements, des élancements, et une faiblesse telle, que la marche lui était presque impossible, et déterminait, chez elle, des lipothymies. Elle éprouvait, de plus, une douleur permanente dans la région lombaire : c'était cette douleur lombaire, jointe à ces accidents paraplégiques des membres inférieurs, qui avait fait croire à l'existence d'une affection médullaire, soit à un ramollissement de la moelle, soit à sa compression par une tumeur intra-rachidienne. Telle avait été la pensée du médecin qui soignait la malade, et qui, en conséquence de son diagnostic, avait appliqué sur la région lombaire un grand nombre de vésicatoires. Cette médication énergiquement révulsive n'ayant produit aucun bon résultat, il avait l'intention d'avoir recours à des cautères, lorsque je fus appelé. « Avez-vous touché Madame, dis-je à mon honorable confrère? — Non, me répondit-il, le toucher n'est nullement indiqué ; je connais depuis longtemps la malade ; c'est une femme dont la vie a toujours été exemplaire, elle n'a été en puissance de mari que pendant quelques mois, son mari est mort accidentellement au bout de six mois de mariage ; elle n'est pas devenue enceinte ; elle n'a jamais souffert du côté des parties génitales : la menstruation a toujours été régulière et même abondante ; il n'y a donc aucune raison pour que le toucher ait été pratiqué, et d'ailleurs la malade, qui est très pudique, ne l'aurait pas permis. » — Après avoir écouté impassiblement cet exposé, auquel je ne fis aucune objection, je priai la malade de se lever, et de se mettre debout : je constatai qu'elle se tenait difficilement sur ses jambes ; je m'assis devant elle, et, sans lui en demander la permission, je pratiquai rapidement le toucher : l'utérus était dans un prolapsus complet, le col dépassait l'orifice vaginal; l'utérus du reste était sain, très mobile; je n'eus aucune peine à le réintégrer dans le vagin, et à le faire remonter à sa hauteur normale; je l'y soutins quelques instants au bout de mon doigt; la malade m'exprima immédiatement, et spontanément, un soulagement immédiat : « *Je me sens mieux et plus forte*, me dit-elle. » — « Marchons, » lui dis-je; et tout en lui tenant l'utérus au bout de mon doigt, au fond du vagin, et à sa hauteur normale, je fis, avec elle, deux ou trois fois le tour de sa chambre; elle marchait d'un pas ferme et facile, au grand ébahissement de deux personnes présentes, et surtout de son médecin.

Le diagnostic était fait, et le traitement tout dicté. De retour à Paris, j'envoyai à cette dame une bandagiste, avec un appareil dont je parlerai plus loin. Grâce à cet appareil très simple que la malade peut placer elle-même, sans difficulté, l'utérus est maintenu à sa place, à son altitude normale; la force est revenue tout de suite, et par le fait même de l'action de cet appareil. La marche est devenue facile; les membres inférieurs ont repris leur solidité, le lombago a disparu, et il n'a plus été question ni de ramollissement ni de compression médullaire; ce fut pour la malade une guérison soudaine, inespérée, et qui lui semblait miraculeuse. Combien d'ennuis, de privations, de sacrifices, de pertes de temps et d'argent, de souffrances morales et physiques auraient été épargnés à cette jeune dame, si son médecin avait eu la moindre notion de l'influence possible des abaissements utérins sur le fonctionnement des membres inférieurs, et si, conformément au principe que nous avons posé, et dont ce cas remarquable démontre péremptoirement toute l'importance, et toute la légitimité, il avait eu l'idée de toucher cette jeune dame, aussitôt qu'il avait été appelé à lui donner ses soins!

TROUBLES FONCTIONNELS DE LA VESSIE.

L'incontinence, ou perte involontaire des urines, est un troisième trouble fonctionnel, occasionné quelquefois par les déplacements utérins, et par conséquent, quand ce désordre existe, on doit le considérer comme pouvant être un résultat, ou un signe de ces déplacements. Quand l'utérus est tombé à l'état de prolapsus, et surtout à l'état de précipitation, c'est-à-dire, quand il se trouve, soit à l'entrée du vagin, à l'orifice vaginal, ou en dehors du vagin sur la surface de la vulve, ou même plus bas encore, il est toujours accompagné du vagin qui s'est retourné, renversé sur lui-même, comme un doigt de gant, pour le suivre dans sa chute ; or le vagin, en se plaçant lui même à l'état de prolapsus, entraîne souvent avec lui, d'une manière plus ou moins complète, et plus ou moins prononcée, la face postérieure de la vessie, qui, se renversant, à son tour, de haut en bas, laisse échapper, et pousse au dehors l'urine contenue dans la cavité vésicale. De là, incontinence d'urine. La cause première de cette incontinence est donc l'abaissement utérin, qui, en renversant le vagin, a, par cela même, et en même temps, renversé la face postérieure de la vessie, et même dans certains cas toute la vessie. Or, il est clair que le traitement de cette incontinence doit s'adresser à l'abaissement utérin ; ce n'est qu'en relevant l'utérus et le vagin, et en les maintenant relevés, ses cuisses volumineuses, en frottant l'une sur l'autre dans la marche, opéraient sur le sac de caoutchouc une pression, qui faisait refluer l'urine et la déversait au dehors, de sorte que les cuisses, toujours mouillées, étaient douloureuses, érythémateuses et gercées, que les vêtements les plus intimes étaient dans un état d'humidité permanente, et qu'une odeur urineuse insupportable, par une chaleur d'été surtout, était exhalée par la malade.

Il ne nous fut pas difficile de reconnaître à première vue, et tout de suite, qu'il ne s'agissait nullement d'un ramollissement médullaire. Nous touchâmes la malade, ce que l'on n'avait jamais eu l'idée de faire, et nous constatâmes un prolapsus utérin. Nous vîmes dans ce prolapsus la cause réelle de l'incontinence des urines; nous fîmes fabriquer, par notre bandagiste ordinaire, le même appareil releveur de l'utérus, qui nous avait si bien réussi pour notre malade de Troyes : le succès de cet appareil, que nous décrirons plus tard, fut le même pour la mère de notre élève. Dès que l'appareil fut en place, dès que, par suite, l'utérus fut relevé et remonté à sa hauteur normale; dès que le vagin fut en même temps rétabli dans toute la longueur de son calibre, et que la vessie cessa, par cela même, d'être tiraillée et ramenée sur elle-même, de haut en bas, dès que tous ces résultats furent obtenus par notre appareil, l'émission involontaire de l'urine cessa absolument. Afin d'être bien sûr que cette cessation n'était pas seulement temporaire et momentanée, mais définitive, nous gardâmes la malade à Paris, pendant quinze jours; nous la vîmes plusieurs fois pendant ce temps, et nous pûmes constater qu'elle ne perdait plus une seule goutte d'urine.

qu'on relèvera en même temps la vessie, sa paroi postérieure surtout, et qu'on lui rendra ainsi sa capacité normale. Il faut bien se garder de confondre ces incontinences d'urine, avec les incontinences qui résultent d'une paralysie, d'un relâchement des fibres musculaires, soit de la vessie tout entière, soit seulement du sphincter vésical. Donc, un cas d'incontinence d'urine étant donné, il ne faut jamais manquer d'explorer, par le toucher, l'utérus. C'est là un principe clinique trop souvent méconnu. Combien de fois, en effet, n'avons-nous pas observé des incontinences urinaires, résultant d'abattements utérins méconnus eux-mêmes, ou mal soignés, persister indéfiniment, malgré les traitements dirigés contre elles ! En voici un cas remarquable :

Il y a quelques années, un de nos élèves nous consulta pour sa mère, femme de quarante-cinq à cinquante ans environ, habitant le département du Nord, et perdant ses urines. Notre élève nous raconta que sa mère était traitée par deux médecins qui attribuaient l'émission involontaire et continuelle des urines à une paralysie de la vessie résultant d'un ramollissement de la moelle épinière. En conséquence de ce diagnostic, des vésicatoires et des cautères avaient été mis, mais sans aucun bon résultat, sur la région lombaire.

La malade nous fut amenée à Paris, et nous l'examinâmes à l'hôpital dans le local affecté à nos cliniques, en présence des élèves du service. C'était une femme assez forte, d'une bonne constitution; elle portait entre les cuisses, fixée autour de sa taille, par une ceinture, une sorte de gaine, de sac ou récipient en caoutchouc, englobant la vulve, et destinée à recevoir l'urine dont l'écoulement était incessant. Cette dame était grasse;

le toucher : l'utérus était dans un prolapsus complet, le col dépassait l'orifice vaginal; l'utérus du reste était sain, très mobile; je n'eus aucune peine à le réintégrer dans le vagin, et à le faire remonter à sa hauteur normale; je l'y soutins quelques instants au bout de mon doigt; la malade m'exprima immédiatement, et spontanément, un soulagement immédiat : « *Je me sens mieux et plus forte*, me dit-elle. » — « Marchons, » lui dis-je; et tout en lui tenant l'utérus au bout de mon doigt, au fond du vagin, et à sa hauteur normale, je fis, avec elle, deux ou trois fois le tour de sa chambre; elle marchait d'un pas ferme et facile, au grand ébahissement de deux personnes présentes, et surtout de son médecin.

Le diagnostic était fait, et le traitement tout dicté. De retour à Paris, j'envoyai à cette dame une bandagiste, avec un appareil dont je parlerai plus loin. Grâce à cet appareil très simple que la malade peut placer elle-même, sans difficulté, l'utérus est maintenu à sa place, à son altitude normale; la force est revenue tout de suite, et par le fait même de l'action de cet appareil. La marche est devenue facile; les membres inférieurs ont repris leur solidité, le lombago a disparu, et il n'a plus été question ni de ramollissement ni de compression médullaire; ce fut pour la malade une guérison soudaine, inespérée, et qui lui semblait miraculeuse. Combien d'ennuis, de privations, de sacrifices, de pertes de temps et d'argent, de souffrances morales et physiques auraient été épargnés à cette jeune dame, si son médecin avait eu la moindre notion de l'influence possible des abaissements utérins sur le fonctionnement des membres inférieurs, et si, conformément au principe que nous avons posé, et dont ce cas remarquable démontre péremptoirement toute l'importance, et toute la légitimité, il avait eu l'idée de toucher cette jeune dame, aussitôt qu'il avait été appelé à lui donner ses soins!

TROUBLES FONCTIONNELS DE LA VESSIE.

L'incontinence, ou perte involontaire des urines, est un troisième trouble fonctionnel, occasionné quelquefois par les déplacements utérins, et par conséquent, quand ce désordre existe, on doit le considérer comme pouvant être un résultat, ou un signe de ces déplacements. Quand l'utérus est tombé à l'état de prolapsus, et surtout à l'état de précipitation, c'est-à-dire, quand il se trouve, soit à l'entrée du vagin, à l'orifice vaginal, ou en dehors du vagin sur la surface de la vulve, ou même plus bas encore, il est toujours accompagné du vagin qui s'est retourné, renversé sur lui-même, comme un doigt de gant, pour le suivre dans sa chute ; or le vagin, en se plaçant lui même à l'état de prolapsus, entraîne souvent avec lui, d'une manière plus ou moins complète, et plus ou moins prononcée, la face postérieure de la vessie, qui, se renversant, à son tour, de haut en bas, laisse échapper, et pousse au dehors l'urine contenue dans la cavité vésicale. De là, incontinence d'urine. La cause première de cette incontinence est donc l'abaissement utérin, qui, en renversant le vagin, a, par cela même, et en même temps, renversé la face postérieure de la vessie, et même dans certains cas toute la vessie. Or, il est clair que le traitement de cette incontinence doit s'adresser à l'abaissement utérin ; ce n'est qu'en relevant l'utérus et le vagin, et en les maintenant relevés,

Depuis cette époque, nous eûmes, à différentes reprises, de ses nouvelles, et nous apprîmes qu'elle était bien réellement et définitivement débarrassée de sa dégoûtante infirmité.

Des faits semblables ne sont pas rares; nous en avons observé plusieurs ; ils portent avec eux un enseignement précieux; ils montrent de quels accidents graves les abaissements utérins peuvent être la cause, et en même temps, ils apprennent que, de ces accidents produits et constatés, le médecin doit savoir, sous peine d'ignorance, remonter à la cause productrice, et la découvrir par l'exploration des organes génitaux, c'est-à-dire par le toucher.

TROUBLES DANS L'ÉTAT GÉNÉRAL DES FORCES.

Il est un quatrième trouble fonctionnel général que produisent les déplacements utérins, et dont l'existence constatée doit être par conséquent, pour le clinicien, un signe indicateur d'un déplacement probable, ou du moins possible. Ce trouble fonctionnel, le plus fréquent de tous ceux que produisent les abaissements utérins, et, en même temps, par une singulière fatalité, le plus méconnu peut-être, au point de vue séméiologique, c'est-à-dire, celui dont on ignore le plus la valeur symptomatique relative à l'existence d'un abaissement, ou d'un déplacement utérin quelconque, ce signe si fréquent et dont l'appréciation séméiologique est si importante, c'est un sentiment indéfinissable de faiblesse éprouvé par les malades : faiblesse générale portant sur l'ensemble de tout l'organisme ; diminution notable, prostration des forces; sentiment d'allanguissement, d'épuisement, sans qu'il y ait nulle part de localisation plus prononcée dans une région que dans une autre.

Nous ne voulons rien exagérer; sans doute, un de ces états généraux d'affaissement et de déperdition des forces, si communs chez la femme, peut être indépendant d'un déplacement utérin quelconque, et relever d'une toute autre cause, de l'anémie, par exemple ; mais ce qui est incontestable, ce qui nous a été démontré par une longue expérience, c'est l'influence fréquente des abaissements utérins relative à la production de ces états généraux de débilitation profonde, dont la cause échappe si souvent, parce qu'on ne sait pas la trouver.

Cette influence de l'abaissement utérin sur l'état général des forces est facile à comprendre : l'utérus, par sa position normale, à la partie la plus basse du petit bassin, en forme, en quelque sorte, le plancher; il est, par conséquent, comme un point d'appui nécessaire pour tout ce qui est au-dessus de lui ; or si ce point d'appui fait défaut, si ce plancher s'est enfoncé en s'abaissant, rien ne supporte plus les organes dont il était le soutien, et, de proche en proche, de bas en haut, ils tendent à s'abaisser aussi ; ils exercent les uns sur les autres une sorte de traction qui les sollicite à descendre. Par l'intermédiaire de l'S iliaque du côlon, des circonvolutions de l'intestin grêle, du mésentère, ce défaut de soutien, ces tiraillements, ont leur retentissement jusqu'à l'estomac et jusqu'au foie. D'autre part, les contractions musculaires ne trouvant plus le point d'appui fixe, invariable, qui leur est nécessaire pour entrer en action, et pour s'opérer avec leur puissance normale, sont plus faibles, plus difficiles et moins assurées, en sorte que tout effort devient, sinon impossible, du moins pénible, fatigant, excédant les forces de la malade.

En dehors de ces considérations anatomo-physiologiques, nous trouvons encore, pour nous rendre compte de l'influence des abaissements utérins sur l'état général des forces, nous trouvons encore des raisons purement physiologiques qui sont les suivantes : Tout organe qui n'a pas conservé sa situation normale subit, par cela même, une modification dans sa manière d'être, dans sa vitalité, dans sa constitution organique, et dans l'exercice des fonctions qui lui sont dévolues. Or, si nous faisons l'application de ce principe à tous les organes auxquels l'abaissement de l'utérus fait subir, sinon un déplacement, du moins une sorte de malaise, par défaut de soutien, et par l'ébranlement général qui en résulte, nous pouvons, par cela même, nous expliquer l'affaissement des forces, et cette prostration vague, mal définie, mais profonde que l'on observe, dans certains cas de prolapsus utérin, affaissement et prostration, dont la constatation doit mettre sur la voie de leur cause possible, c'est-à-dire d'un prolapsus utérin.

Combien de fois n'avons-nous pas été consulté par des femmes que soignaient des médecins légers, ou peu versés dans la connaissance des affections utérines ! Ces femmes présentaient tous les accidents imputés ordinairement à l'anémie : elles étaient faibles, ne pouvant supporter aucune fatigue, dénuées d'énergie, sans force aucune ; tous les traitements toniques, reconstituants restaient inefficaces, sans effet appréciable ; la tristesse, le découragement, s'emparaient d'elles ; elles se retiraient de la vie sociale, incapables d'en supporter les exigences ; il leur semblait qu'elles n'avaient plus qu'une seule ressource : s'éteindre paisiblement et petit à petit, dans le désespoir, ou appeler à leur aide le courage et la vertu de la résignation, pour les aider à supporter, le mieux possible, les dernières évolutions d'un mal fatalement irrémédiable. Or, quand nous interrogions ces femmes sur l'état de leur région hypogastrique, et des organes génitaux, elles nous disaient n'en pas souffrir : jamais leurs médecins ne s'en étaient préoccupés, et jamais, par conséquent, aucun examen n'avait été fait de ce côté. Nous pratiquions alors le toucher sur ces femmes, et nous constations un prolapsus utérin ; c'était de ce côté que se concentrait notre thérapeutique : remettre l'utérus en place, le remonter à sa hauteur normale, et l'y maintenir, solidement fixé, par un appareil convenable ; tel était l'objet de nos efforts, tel était le but que nous nous proposions d'atteindre. Aussitôt que nous y avions réussi par les moyens très simples que nous indiquerons plus loin, nous voyions la faiblesse disparaître ; la malade sentait que nous avions mis le doigt sur la plaie, que nous avions su trouver la véritable cause de son mal, et que le soulagement immédiat qu'elle éprouvait lui était un sûr garant d'une guérison complète et définitive.

Nous le répétons, ces cas ne sont pas rares, et malheureusement ils sont trop souvent méconnus. Si ces influences utérines avaient été étudiées, si l'attention des médecins était attirée de ce côté, combien de cas qui semblaient désespérés auraient été guéris ! Combien de malades auraient été rapidement et presque instantanément rendues à une santé qui semblait être définitivement perdue pour elles. Nous pourrions citer un très grand nombre de ces cas ; nous nous contenterons d'en rapporter trois. Ces trois observations recueillies dans notre pratique civile suffiront pour justifier, et démontrer cliniquement, d'une manière péremptoire, le principe étiologique que nous voulons établir, c'est-à-dire l'influence évidente et incontestable exercée, sur l'état général des forces, par un abaissement utérin.

Chez ces trois malades, tant que cet abaissement a été méconnu, l'état de la santé n'a pas cessé d'être déplorable, malgré les moyens les plus divers employés pour la rétablir, et toujours sans le moindre succès; aussitôt que nous avons constaté cet abaissement, cause du dépérissement général, et que nous y avons remédié comme il convenait, immédiatement, et par cela même, relèvement des forces, retour de l'entrain normal, de l'énergie vitale, de la santé en un mot.

Il y a quelques années, pendant un voyage que nous faisions aux eaux de Ragatz, nous y fîmes la connaissance d'une dame française habitant les environs d'Orléans. Cette dame avait de quarante à quarante-cinq ans, elle était mère de deux demoiselles de seize et de vingt ans, veuve depuis plusieurs années, et réglée toujours régulièrement. Depuis longtemps elle était tombée dans un état de faiblesse excessive qui était resté inexplicable pour son médecin habituel, et contre lequel il avait dirigé vainement tous les efforts et toutes les ressources de la médication la plus reconstituante. Tout étant resté inutile, il avait envoyé sa malade à Paris pour y consulter une des sommités de la science. Cette sommité, de même que le médecin de l'Orléanais, en présence de l'immunité complète de douleur dans la région hypogastrique, et son attention n'étant nullement attirée de ce côté, n'eut pas même l'idée de pratiquer le toucher, et dans la pensée qu'il n'y avait là qu'une névrose, prescrivit les eaux de Ragatz.

Quand nous arrivâmes dans ce pays, où nous ne devions faire qu'un très court séjour, la malade était presque à la fin de sa saison : elle n'en avait retiré aucun bien ; ni l'air des montagnes, ni les eaux qu'elle avait prises très consciencieusement en boissons, en bains et en douches, rien n'avait pu relever ses forces : sa faiblesse était toujours la même. C'est alors qu'elle nous consulta. Le toucher nous fit découvrir ce dont personne ne s'était douté, et ce qui pourtant aurait dû être au moins soupçonné, une chute complète de l'utérus, tombé à l'état de prolapsus, à la partie inférieure du vagin. Cette dame, la semaine suivante, vint nous voir à Paris ; nous fîmes fabriquer, pour elle, un appareil de relèvement de l'utérus, que nous lui appliquâmes nous-même, appareil très simple que nous décrirons plus tard, qu'elle pouvait placer et déplacer avec la plus grande facilité. Le succès de cet appareil ne se fit pas longtemps attendre. Tous les désordres provenant de l'abaissement utérin, il était évident que ce n'étaient ni les ferrugineux, ni les eaux de Ragatz qui pouvaient y remédier : il fallait d'abord diagnostiquer la véritable cause de ces désordres, c'est-à-dire le prolapsus utérin ; il fallait ensuite savoir y remédier par un appareil convenable : c'est ce que nous fîmes. Dès que cet appareil fut placé, la malade se sentit une force qu'elle avait pu croire à jamais perdue. L'année suivante, elle revint nous voir, toujours dans l'état le plus satisfaisant, et avec des forces qui n'avaient jamais faibli, depuis que nous avions trouvé le moyen de les rétablir.

Vers la même époque, nous fûmes consulté par une

dame de Reims, dans les conditions suivantes. Cette dame, de trente à trente-cinq ans, était veuve et mère d'un fils de dix à douze ans. Elle ne souffrait de nulle part, seulement elle était sans force, et dans un état moral de la plus profonde désolation. — *On m'a fait prendre*, nous dit-elle, *depuis plusieurs années, des tonnes de vin de quinquina, des quantités énormes de fer; on m'a envoyé, l'année dernière, aux Pyrénées, à Bagnères de Luchon; cette année, aux bains de mer : tout cela me semblait bien indiqué; j'ai de l'appétit, je suis bien réglée, ma vie est exemplaire; je puis me donner tout le confortable désirable; l'été, j'habite la campagne; l'hiver, la ville; mon hygiène est excellente, et mes forces se perdent de plus en plus! Mes médecins n'y comprennent rien, ni moi non plus.* — Je demandai à cette dame si elle ne souffrait pas dans le bas-ventre. — *Nullement*, nous dit-elle, *je n'ai jamais rien eu de ce côté; j'ai eu un seul enfant, il y a douze ans; ma couche a été très bonne; je suis veuve depuis six ans; ainsi, il est inutile de m'examiner par là, mes médecins qui me connaissent parfaitement n'y ont même jamais pensé.* Nous insistâmes pour faire cet examen, qui nous paraissait indispensable, et le toucher nous dévoila un abaissement considérable; l'utérus n'était pas tout à fait à l'état de prolapsus, il était seulement fortement abaissé; une ceinture hypogastrique telle que nous la décrirons plus tard était encore de mise, et pouvait suffire pour relever l'utérus, le maintenir à une hauteur convenable, ou tout au moins, rendre aux contractions musculaires le point d'appui qui leur était nécessaire pour leur exercice normal. L'usage de cette ceinture rendit tout de suite à cette dame ses forces; elle comprit alors ce qu'elle s'était toujours refusé à admettre, que, même sans qu'elle souffrît aucunement, sans que son attention eût été appelée de ce côté, et sans qu'elle pût en saisir la cause, son utérus s'était progressivement et lentement abaissé, et que c'était là le point de départ de son affaiblissement si prononcé, contre lequel tout, excepté la ceinture hypogastrique, était resté impuissant, parce que la ceinture seule s'adressait à la cause du mal, et pouvait seule y remédier.

Une dame américaine, de Mexico, nous consulta, il y a peu de temps, pour un état général de langueur et d'affaiblissement, que l'on ne pouvait expliquer. Cette dame, mère d'une petite fille de six à sept ans, avait une quarantaine d'années ; elle était d'une constitution forte et d'un embonpoint prononcé ; chez elle, toutes les fonctions étaient normales ; rien autre chose n'attirait son attention, que cette atténuation des forces pour laquelle elle venait consulter en France. A Mexico, les bains sulfureux, les frictions stimulantes, les amers, les ferrugineux, lui avaient été prescrits, sans aucun résultat. A Paris, un médecin justement estimé, et dont le nom fait autorité, ne se préoccupa nullement du système utérin, qui ne lui paraissait pas en cause, et fut d'avis d'un traitement hydrothérapique (douches froides de toutes sortes, massages, électrisations, frictions alcooliques et aromatiques, et, en même temps, alimentation succulente, vins généreux, etc.). Rien de tout cela ne produisit l'effet désiré. La faiblesse semblait, au contraire, augmenter. Toutes les fonctions physiologiques étaient normales ; l'appétit bon, les digestions faciles, la menstruation régulière ; tout allait bien, excepté les forces qui semblaient anéanties ; il n'y avait de douleur, de gêne, de tiraillement, d'endolorissement nulle part, pas plus dans la cavité abdominale, que dans une région quelconque ; c'était une sorte de sidération générale, comme si tous les centres nerveux étaient engourdis, comprimés, sans action, ne produisant plus d'influx nerveux, même sous les influences les plus excitantes.

C'est dans cet état bizarre que cette dame nous fut adressée : nous lui annonçâmes tout de suite que nous allions la toucher, ce à quoi elle se soumit de bonne grâce, tout en disant qu'elle n'en voyait pas la nécessité, que jamais elle n'avait souffert de ce côté, et que jamais ses médecins ne lui avaient proposé cet examen. Nous constatâmes un abaissement très prononcé, compliqué d'antéversion. L'énoncé de notre diagnostic l'étonna beaucoup, parce que, nous disait-elle, elle n'avait aucune douleur dans cette région. L'utérus, très mobile, fut facilement replacé, par notre doigt, à sa hauteur normale ; la malade en éprouva un bien-être immédiat ; ce bien-être augmenta encore, quand la face palmaire de notre main, appliquée à l'hypogastre, et parallèlement aux pubis, y exerçait une vigoureuse pression de haut en bas, et d'avant en arrière, de manière à remonter l'utérus, et à le repousser en même temps en arrière : *Il me semble, nous disait cette dame, que je me sens guérie, et que mes forces sont revenues.* — Une ceinture hypogastrique, conditionnée d'après des indications spéciales que nous ferons connaître plus tard, fit disparaître tout de suite cette faiblesse, ce malaise indéfinissable ; l'abaissement et la déviation de l'utérus en étaient la seule cause ; la ceinture, telle que nous l'avons prescrite, en y portant un remède efficace, en détruisit les fâcheux effets.

Nous pourrions rapporter un très grand nombre d'observations analogues, puisées, soit dans notre clientèle civile, soit dans notre pratique de l'hôpital. Nous nous bornerons aux trois faits précédents : ils nous semblent suffisants pour démontrer qu'il existe dans la pathologie de la femme une faiblesse, une abolition des forces toutes spéciales, ne tenant ni à l'anémie, ni à un défaut de nutrition, ni à un état morbide quelconque, nerveux ou organique, mais ayant leur point de départ et leur raison d'être uniquement dans l'utérus, dans ses déplacements, et en particulier dans un abaissement considérable. Nous avons essayé d'expliquer comment il peut se faire qu'un abaissement utérin produise un pareil résultat. Si l'explication que nous en avons donnée ne paraît pas suffisante, le fait en lui-même n'en serait pas, pour cela, infirmé : combien de faits pathologiques, combien de désordres, de troubles fonctionnels sont inexplicables, et n'en sont pas moins de la plus rigoureuse exactitude!

TROUBLES GÉNÉRAUX DE L'INNERVATION.

Il est un cinquième désordre général, tout différent de celui que nous venons d'indiquer, et dont l'existence dépend souvent uniquement d'un déplacement utérin : nous voulons parler d'un nervosisme exagéré, de troubles nerveux, d'une impressionnabilité excessive, d'accidents convulsifs, hystériformes, de véritables attaques d'hystérie. Nous avons été à même d'observer plusieurs fois de ces états nerveux si communs, et quelquefois si graves chez la femme, dont le point de départ était dans l'utérus déplacé. Ces accidents avaient été combattus par tous les moyens employés en pareil cas, par les toniques, les antispasmodiques, les agents perturbateurs, tels que les divers procédés hydrothérapiques; tout était resté inutile et sans résultat. La femme était vierge, jeune; elle n'avait jamais été mère; sa vie avait toujours été pure; elle n'accusait aucune souffrance dans la région hypogastrique : donc, et par ces motifs, on s'était imaginé que l'utérus était hors de cause, qu'on n'avait nullement à s'en occuper, et alors on s'était lancé dans la voie thérapeutique la plus vague, la plus indécise, et la plus inefficace. Le seul point important, l'utérus, avait été négligé, parce qu'il n'avait pas été soupçonné. Nous avons vu de ces cas, dans lesquels tout avait été employé inutilement : hydrothérapie, massages, bains sulfureux, toniques de toutes sortes, etc. Les accès, les désordres nerveux, n'en continuaient pas moins : tout semblait presque désespéré ! C'est alors que nous constatons l'existence d'un abaissement utérin, plus ou moins considérable, compliqué, ou non, d'une déviation; nous rétablissons l'utérus à sa hauteur, et dans sa direction normales, et à partir de ce moment, l'ordre est rétabli, le nervosisme s'apaise, il n'y a plus de troubles ni d'accès hystériformes.

Donc, quand on se trouve en présence d'un de ces cas de perturbation nerveuse si communs et si graves en même temps, il faut toujours penser à examiner l'utérus. Sans doute, l'hystérie et tous les désordres qu'elle entraîne peuvent se produire, en dehors de tout déplacement utérin, de toute influence utérine; mais il y a aussi des cas, et nous en avons observé, où tout le mal procède de l'utérus, de ses abaissements, de ses déviations. Voilà ce que beaucoup de médecins ne savent pas; et c'est là le point sur lequel nous voulions appeler l'attention; faire un bon diagnostic, n'est-ce point faire un bon traitement ? connaître la cause du mal, en avoir une notion exacte et précise, n'est-ce pas la condition nécessaire, et le point de départ d'une thérapeutique éclairée et vraiment utile ?

Il y a donc certaines régions douloureuses, telles que la région lombaire ; certains troubles fonctionnels locaux, tels que l'affaiblissement des membres inférieurs, tels encore que l'incontinence d'urine ; certains états généraux, soit de prostration des forces, soit au contraire de surexcitation du système nerveux, dont il faut rechercher la cause et le point de départ dans l'utérus, et spécialement dans ses déplacements ; accidents et troubles locaux et généraux qui, dans un grand nombre de cas, doivent être, par conséquent, envisagés à la fois, et comme des effets, et comme des signes de ces déplacements.

EXPRESSION EXTÉRIEURE DE SOUFFRANCE ; TIRAILLEMENT ET PESANTEURS DANS L'ABDOMEN.

Mais à côté, et en dehors de ces troubles fonctionnels généraux et locaux, sur la valeur symptomatologique desquels, relativement aux abaissements utérins (valeur, nous ne craignons pas de le dire, si généralement méconnue, et pourtant si importante à connaître), nous voulions appeler l'attention, il y a d'autres signes et symptômes de ces abaissements, que nous ne devons point passer sous silence. Ce sont des signes plus spéciaux, plus directs en quelque sorte, dont l'observation ne doit point être négligée, sur lesquels il faut avoir l'œil ouvert, et relativement auxquels, aussi, il faut avoir soin de questionner les malades. Ces signes sont :

1° Un air de fatigue, de défaillance empreint sur la figure ; la face exprime l'affaissement, et suivant une expression vulgaire, *elle est tirée;*

2° Un tiraillement se faisant sentir à la région épigastrique : sans doute ce tiraillement peut n'être qu'une des variétés, qu'une des modalités de la douleur nerveuse dans la gastralgie, mais ce tiraillement que les malades savent parfaitement décrire, et qu'elles indiquent comme étant une sorte de traction qui s'opérerait dans cette région de bas en haut, ce tiraillement, nous le répétons, est encore très souvent un indice d'abaissement utérin ; il est le résultat d'un défaut de soutien du foie, de l'estomac et des intestins ; ces organes n'ont plus leur fixité de situation, leur appui normal à la partie inférieure de la cavité pelvienne ; cet appui normal, c'était l'utérus ; celui-ci a cédé, et alors le plancher pelvien s'étant enfoncé, tout ce qui était au-dessus, tout ce qui était, de près et de loin, supporté par ce plancher, a cédé aussi, et, de bas en haut, s'est trouvé soumis à une sorte de tiraillement, qui, partant de la paroi abdominale inférieure, siège de l'utérus, s'étend, remonte tout le long de l'abdomen, à travers toute la région occupée par le mésentère et le petit intestin, et retentit jusqu'à la région la plus élevée de la cavité abdominale, c'est-à-dire jusqu'au foie et jusqu'à l'estomac.

3° Un autre tiraillement, mais celui-là, douloureux, très distinct du premier, s'exerçant dans les deux flancs, dans les deux fosses iliaques, et suivant une direction oblique de haut en bas, et de dehors en dedans. Ce tiraillement a pour siège les deux ligaments larges et les ligaments ronds suspenseurs de l'utérus ; celui-ci, pour descendre, et tomber à un niveau plus ou moins bas, a dû exercer, sur ces ligaments, une traction, il a dû leur faire subir un véritable allongement, une sorte de décollement à leur point d'attache supérieur : de là, la douleur dans les deux régions iliaques, douleur bilatérale, en quelque sorte linéaire, parfaitement limitée, et correspondant au siège, et à la direction des ligaments utérins.

4° De l'ensemble de ces tiraillements, il résulte pour tout le ventre un malaise, une faiblesse, un affaissement, une pesanteur qui se font sentir depuis le haut jusqu'en bas, depuis l'épigastre jusqu'aux ischions, et même jusqu'aux membres inférieurs, jusqu'aux cuisses, sur lesquelles semble peser un poids, qui gêne la marche, la station verticale, et même la station assise.

5° De là, de ce sentiment de faiblesse, de cette pesanteur, de ce défaut de soutien du ventre, qui semble tomber, résulte pour les malades le besoin instinctif d'un relèvement, d'un soutien, d'un point d'appui artificiel, pour remplacer le soutien et le point d'appui normal qui leur manquent; aussi les voit-on appuyer instinctivement leurs mains à la région hypogastrique, ou tenir cette région soutenue et relevée par une serviette, en ceinture.

La constatation de ces désordres sur l'existence desquels il ne faut pas négliger d'interroger les malades, quand, d'elles-mêmes, elles ne les signalent pas, la constatation de ces désordres, disons-nous, doit mettre le clinicien sur la voie du diagnostic : *abaissement utérin ;* mais, tels que nous venons de les décrire, ils n'indiquent pas s'il s'agit d'un abaissement simple, ou d'un abaissement compliqué de changement dans la direction de l'utérus, c'est-à-dire d'un abaissement compliqué d'antéversion, ou de rétroversion, les deux directions vicieuses de l'utérus les plus fréquentes, et par conséquent les plus importantes à bien connaître.

TROUBLES FONCTIONNELS ET SYMPTOMATIQUES, PROPRES A CHACUNE DES DÉVIATIONS DE L'UTÉRUS.

A côté de ces troubles, ou désordres, qui, le plus souvent, indiquent un déplacement utérin, mais sans rien signaler de spécial sur ce déplacement, sans être le signe pathognomonique de tel déplacement, plutôt que de tel autre, il y a trois troubles fonctionnels, trois désordres spéciaux, que nous devons vous faire connaître, et qui, observés *seuls*, à l'exclusion de tous les autres, ou associés, et réunis à tous les autres, sont les signes, soit d'une déviation utérine spéciale, existant *seule*, et sans abaissement, soit d'un abaissement compliqué de telle ou telle déviation. Ces déviations, nous l'avons déjà dit, peuvent exister *seules sans abaissement*, mais le plus souvent elles compliquent un abaissement ; à chacune de ces déviations correspond un trouble fonctionnel particulier, qui en est le symptôme propre, le signe dénonciateur.

ANTÉVERSION.

L'antéversion s'annonce par des besoins très fréquents, et souvent incessants d'uriner. Il n'est pas difficile de se rendre compte de ce phénomène : dans une antéversion, le corps de la matrice tombe en avant, et se met en contact avec la face postérieure de la vessie ; ce contact anormal devient pour la vessie une excitation ; cette excitation, cette pression, plus ou moins fortes, déterminent des contractions vésicales; ces contractions sollicitent l'émission de l'urine, et produisent par conséquent ces besoins d'uriner si gênants pour les malades. Il faut bien distinguer, comme valeur séméiotique, ces besoins d'uriner d'une fréquence anormale, mais constants, puisqu'ils dépendent d'une cause constante elle-même, de ces mêmes besoins, fugaces, qui, en raison même de leurs manifestations irrégulières, éloignées, et seulement accidentelles, ne sont qu'un phénomène purement nerveux, et dépendant d'influences morales, d'une préoccupation vive, d'une frayeur par exemple. Lorsque ces besoins d'uriner, trop fréquents et habituels, existent seuls, et à l'exclusion de tout autre désordre, soupçonnez, par cela même, une antéversion sans abaissement. Et réciproquement, si, à ces envies d'uriner anormales par leur fréquence, l'urine conservant sa manière d'être physiologique, excluant ainsi par conséquent toute idée de catarrhe vésical aigu ou chronique, si, disons-nous, à ces envies anormales se trouvent joints le lombago, les pesanteurs, les tiraillements dont nous avons parlé plus haut; soupçonnez, par cela même, un abaissement compliqué d'antéversion.

RÉTROVERSION.

La rétroversion se dénonce, en général, par une constipation opiniâtre, que l'on a cherché à expliquer en disant que le corps de l'utérus, tombant, en arrière, sur la face antérieure du rectum, la comprime, aplatit par conséquent l'intestin, oblitère, plus ou moins, le calibre de son canal, et oppose ainsi un obstacle à la sortie des matières fécales, qui, se trouvant retenues, s'accumulent au-dessus de l'obstacle, ou de la barrière que leur forme la compression exercée par l'utérus.

Cette explication ne nous satisfait pas complètement, car l'utérus, à moins d'être considérablement augmenté de volume, par un fibrome par exemple, ne peut pas peser d'un poids assez considérable, sur le rectum, pour le comprimer, de manière à arrêter le passage des matières fécales, ou du moins à le retarder et à le rendre difficile. Nous aimons mieux penser que la constipation est due à un simple engourdissement du rectum, à une sorte d'atonie de cet intestin, résultant d'un conctact anormal, contact qui, s'il n'est pas assez fort pour conprimer l'intestin, peut du moins l'énerver en quelque sorte, et diminuer la dose d'influx nerveux dont il a besoin, pour opérer régulièrement ses mouvements péristaltiques, ou expulsifs. Quoi qu'il en soit, le fait de la constipation existe le plus habituellement, et, par conséquent, peut être considéré comme un indice de rétroversion, avec ou sans complication d'abaissement, suivant que les symptômes d'abaissement se trouvent, ou non, joints à la constipation.

LATÉRO-VERSION GAUCHE ET DROITE.

Les déviations latérales de l'utérus ont, comme symptôme ou signe extérieur, une douleur plus ou moins intense, quelquefois ce n'est qu'un simple endolorissement, qu'une simple gêne, qu'un simple poids, dans la fosse iliaque, ou plutôt, plus profondément encore, dans la cavité pelvienne, du côté correspondant à l'inclinaison de l'utérus. Ainsi s'il s'agit d'une latéro-version gauche, laquelle est plus fréquente que la droite, il y aura un point douloureux tout à fait en bas et à gauche; ce point douloureux résulte à la fois, et du tiraillement, de l'allongement des ligaments suspenseurs du côté de l'inclinaison, et de la compression exercée sur les nerfs de la région, par l'utérus du côté où il s'est incliné. Si, à ce point douloureux unilatéral, siégeant, soit à gauche, soit à droite, suivant que la latéro version est à gauche ou à droite, se joignent en même temps les signes d'un abaissement, on sera par cela même sur la voie de soupçonner un abaissement compliqué de latéro-version.

SIGNES DIRECTS ET MATÉRIELS DES ABAISSEMENTS UTÉRINS FOURNIS PAR LE TOUCHER.

Tous les désordres, ou troubles fonctionnels que nous venons de décrire, sont autant de signes ou de symptômes plus ou moins indirects des abaissements utérins, compliqués, ou non, de déviations : le clinicien doit y faire la plus sérieuse attention, car leur constatation suffit presque pour lui révéler l'existence d'un déplacement, dont les conséquences, ainsi que nous l'avons établi, ont la plus grande importance. Tous ces désordres locaux et généraux, nous pouvons les résumer en quelques mots, afin d'en mieux conserver la mémoire : lombago, face tirée, faiblesse générale; sensation d'épuisement, de fatigue, de courbature, indéfinissable, et sans cause appréciable; impossibilité, ou du moins difficulté de se livrer à aucun effort, de porter le moindre fardeau un peu pesant, de tenir les bras élevés, de faire une marche un peu longue, de rester debout ou à genoux, sans éprouver un redoublement dans les accidents précédents; pesanteur du bas-ventre et sur les cuisses, et sentiment d'un besoin de soutien à la région hypogastrique.

Nous répétons ces choses avec insistance, parce que très souvent ces désordres, qui sont des signes ou symptômes d'une grande valeur séméiotique, ou bien passent inaperçus, ou bien sont méconnus dans leurs causes, et dans leur valeur symptomatologique ; leur importance n'est pas comprise, et on n'en tire pas les indications qu'on devrait en tirer pour le diagnostic, et pour le traitement.

Mais ces troubles ou désordres fonctionnels ne sont pas les seuls éléments du diagnostic ; ils le font soupçonner, ils en sont les indices, mais ils ne suffisent pas à l'établir ; ils ont besoin d'une confirmation, d'un contrôle, et c'est le toucher qui prononcera, en dernier ressort, et d'une manière positive et catégorique. Il ne faut donc pas se contenter de constater des symptômes de simples indices, il faut encore, toujours, et dans tous les cas, contrôler la valeur de ces indices. Il ne faut pas échafauder un diagnostic sur de simples apparences, sur de simples probabilités, il faut une certitude, et cette certitude, d'une nécessité absolue, et indispensable, le toucher seul peut la donner.

L'utérus, nous l'avons dit, est situé à 8 ou 9 centimètres au-dessus de l'orifice vaginal ; or, s'il est à sa place, s'il n'a subi aucun abaissement, il faut, pour l'atteindre, que le doigt indicateur soit introduit de toute sa longueur. Ce n'est qu'introduit de toute sa longueur, que le doigt indicateur peut arriver jusqu'au col utérin, et constater sa présence. Telle est la meilleure preuve que l'utérus n'a subi aucun abaissement, et qu'il n'a pas cessé d'être à sa hauteur normale

Mais si le doigt rencontre l'utérus à une hauteur moindre; s'il n'a besoin d'être introduit que du tiers, de la moitié, ou du quart de sa longueur, pour arriver au contact du col, c'est qu'il y a abaissement, et le degré, plus ou moins prononcé, de cet abaissement sera mesuré par le degré d'introduction du doigt nécessaire pour arriver jusqu'au col. Moins l'introduction devra être considérable pour trouver le col, et plus l'abaissement sera prononcé. Si le doigt rencontre l'utérus sans être introduit plus loin que l'articulation de la première avec la deuxième phalange, c'est-à-dire dans une longueur de 4 à 5 centimètres, on devra en conclure que l'utérus a subi un abaissement de 3 à 4 centimètres. Si, pour toucher le col, il ne faut introduire le doigt que jusqu'au niveau de l'articulation de la deuxième avec la troisième phalange, c'est-à-dire dans une longueur de 2 centimètres environ, on dira alors que l'abaissement est de 6 à 7 centimètres. Un degré plus avancé encore d'abaissement, c'est-à-dire celui que l'on a désigné sous le nom de *prolapsus*, sera indiqué par la présence du col au niveau même de l'orifice vaginal, le doigt constatera le museau de tanche, au niveau même de l'entrée du vagin, immédiatement derrière les caroncules myrtiformes. Quant à la *précipitation utérine*, elle sera indiquée par la présence de l'utérus, en dehors du vagin, sur la surface de la vulve, entre les grandes lèvres, ou plus bas encore, entre les cuisses, après un complet prolapsus du vagin, qui s'est décollé, et renversé sur lui-même, entraîné dans sa chute par l'utérus.

TROUBLES FONCTIONNELS ET ALTÉRATIONS ORGANIQUES PRODUITS DANS L'UTÉRUS PAR SON ABAISSEMENT.

Les troubles fonctionnels que nous avons mentionnés plus haut, comme étant des signes ou des symptômes plus ou moins éloignés, indirects et pathognomoniques des abaissements utérins, peuvent aussi être considérés sous un autre point de vue, c'est-à-dire comme des conséquences, ou des accidents de ces abaissements. Nous l'avons déjà indiqué, pour ce qui est des troubles et des désordres fonctionnels dont nous avons parlé. Mais il en est d'autres, dont nous n'avons encore rien dit, et que nous ne devons pas laisser ignorer. Par le seul fait de ses déplacements, l'utérus subit certaines conséquences pathologiques, certaines altérations organiques, certains troubles physiologiques, inhérents à l'histoire de ces déplacements, et que nous devons faire connaître.

Tout organe dont la situation est devenue vicieuse, avons-nous dit plus haut, s'altère, par le seul fait de cette situation anormale ; or l'abaissement plus ou moins prononcé est la cause de lésions et d'accidents divers pour l'utérus.

ENGORGEMENT ET HYPERTROPHIE DU COL.

1° Par le fait de son abaissement, l'utérus devient le siège d'un engorgement, d'une stase sanguine facile à comprendre, par la gêne que l'abaissement fait éprouver à la circulation en retour. Cet engorgement affecte principalement le col utérin ; c'est dans ces cas que l'on constate un volume considérablement augmenté, une véritable hypertrophie du col; hypertrophie se produisant le plus souvent sur la grosseur de cet organe, qui devient quelquefois énorme, et quelquefois aussi sur sa longueur.

RAMOLLISSEMENT ET FONGOSITÉS DU COL.

2° En même temps que l'engorgement et l'hypertrophie, l'abaissement amène le ramollissement, résultat de la grande quantité de sang qui stagne dans le tissu utérin, qui dilate ses vaisseaux, qui séjourne dans les varicosités de son lacis veineux. Le ramollissement est quelquefois si prononcé, que la consistance du col, normalement ferme, devient comme fongueuse, et semblable à la consistance du tissu de la rate.

MÉTRORRHAGIE.

3° Ce ramollissement, cet état fongueux du col dus à une pénétration trop abondante de sang dans son tissu, déterminent souvent des pertes sanguines, des métrorrhagies peu abondantes, mais continuelles, d'une durée presque indéfinie. Il se produit un suintement de sang qui s'échappe passivement d'un tissu, qui en est gorgé, et dont les mailles ramollies et sans élasticité le laissent s'écouler sans pouvoir le retenir, accident des plus fâcheux, souvent incoercible, déplorable à plusieurs points de vue, et qui fait la désolation des malheureuses femmes.

Ce ramollissement, cet engorgement du col et même du corps utérin, occasionnent quelquefois une autre forme de métrorrhagie; ce n'est plus cette métrorrhagie passive et continuelle, ce suintement goutte à goutte, et indéfini dans sa durée, dont la persistance est opiniâtre et de tous les instants; ce sont de véritables pertes, des écoulements sanguins, abondants, à flots quelquefois, des règles d'une durée et d'une quantité excessives, qui épuisent les malades, minent leur santé, leur imposent les plus nombreuses et les plus pénibles privations, les contraignent à s'abstenir de tout travail, de toute fatigue, de tout rapprochement sexuel, et à rester immobiles dans la position horizontale, au lit, ou sur une chaise longue.

MÉTRITE DU COL.

4° Quand l'abaissement ne produit pas cet engorgement, ce ramollissement, cette hypertrophie du col, dont nous venons d'indiquer les conséquences fréquentes, il entretient, du moins, souvent dans le col, un état congestionnel et phlegmasique habituel, de là ces métrites du col, cette température élevée, appréciable au toucher, ces douleurs vives au moindre contact, qui rendent le coït impossible, ou qui en font un véritable supplice; de là ces sensations de chaleurs, de brûlures intérieures qui, jointes à la sensation de pesanteur, occasionnent un état de malaise, de souffrance des plus pénibles.

MÉTRITE GRANULEUSE, PUSTULEUSE, ULCÉREUSE.

5° Un véritable molimen congestionnel et phlegmasique se produit, surtout dans les follicules mucipares si abondants sur le col, et spécialement au pourtour du museau de tanche. Ces follicules alors s'hypertrophient, deviennent volumineux, et forment de petites tumeurs granuleuses appréciables au doigt, visibles à l'œil. Ces petites tumeurs ont reçu le nom de *granulations*. Dans un premier degré de leur évolution inflammatoire, les follicules mucipares devenus volumineux forment, par leur augmentation de volume, ce que l'on a appelé les granulations que l'on sent au doigt, et que l'on voit, développées en plus ou moins grand nombre, sous forme de petites saillies, grosses comme des grains de millet, sur toute la surface du col, d'un rouge vif, érysipélateux *(métrite granuleuse du col)*. Dans un deuxième degré de leur évolution, les follicules granuleux suppurent; on voit alors très distinctement, dans tout le champ du spéculum, une multitude de petites pustules grisâtres, semblables à des grains de millet, ou à de l'acné miliaire *(métrite pustuleuse du col)*. Dans un troisième degré de leur évolution, les follicules devenus le siège d'une suppuration, s'ouvrent, se crèvent : la gouttelette de pus qu'ils contenaient se déverse au dehors ; chaque follicule ainsi ouvert devient une ulcération ; ulcération superficielle, ne comprenant que l'épaisseur de la muqueuse ; plusieurs de ces petites ulcérations se réunissant, devenant confluentes, forment un nombre plus ou moins considérable d'ulcérations étendues, irrégulières dans leurs contours, superficielles, mais larges, amenant quelquefois la destruction complète de la muqueuse, et laissant à nu et dénudé le tissu utérin *(métrite ulcéreuse du col)*.

Cette forme de métrite peut exister, nous le reconnaissons, en dehors de tout abaissement utérin; elle peut être la conséquence d'excès vénériens, de contacts irritants et malsains pour le col, de l'extension, de la propagation, sur le col, d'une inflammation, et d'un catarrhe vaginal blennorrhagiques *(métrite blennorrhagique du col)*; mais l'abaissement utérin la produisant souvent, nous avons cru devoir la mentionner, comme en étant un des accidents possibles.

C'est cette forme de métrite qui est si souvent entretenue par l'ignorance et exploitée par le charlatanisme. L'ignorance ne sait pas qu'elle est la conséquence, le résultat de l'abaissement, et que c'est en remédiant à l'abaissement qu'on la guérit; alors elle s'acharne contre elle, par des cautérisations successives et indéfiniment répétées; ces cautérisations ne s'attaquent qu'à l'effet produit, et nullement à la cause; elles sont impuissantes contre l'abaissement, qu'elles laissent subsister, et qui reste comme une cause, comme un principe permanent d'engorgement du col. De là, ces états pathologiques utérins indéfiniment prolongés; de là, ces souffrances, ces douleurs, ces impuissances pour la vie conjugale, ces impossibilités ou du moins ces difficultés de la marche, qui deviennent, trop souvent, l'état habituel et définitif d'un grand nombre de femmes, victimes d'une médication aveugle, inefficace et sans raison d'être.

Quant à ces prétendus *spécialistes*, qui cautérisent *toujours* et *indistinctement tous les utérus*, ce ne sont que de vils et criminels charlatans, qui exploitent indignement la confiance et la crédulité des malades, par des opérations qu'ils répètent sans raison, et sans crainte de contrôle, parce que, par la situation même de l'organe ca érisé, qui se dérobe aux investigations, personne ne peut reconnaître l'inutilité de ces opérations, ni en démasquer la pratique frauduleuse.

Certes, nous ne condamnons pas d'une manière absolue les cautérisations utérines ; nous en pratiquons nous-même, c'est dire assez qu'il y a des cas dans lesquels elles sont utiles, nécessaires même ; ce que nous voulons établir seulement, c'est que beaucoup de médecins en abusent, et qu'on en fait quelquefois, sans aucune utilité ; du reste, nous reviendrons sur ce point important de thérapeutique, quand nous parlerons du traitement.

CATARRHE UTÉRO-VAGINAL.

6° Nous avons dit que l'abaissement de l'utérus amène souvent de l'engorgement, du ramollissement, de l'hypertrophie dans son tissu, et spécialement dans le col ; comme conséquence de cette altération anatomique, nous avons signalé la métrorrhagie, l'inflammation, la douleur ; nous ne devons pas omettre de signaler encore, comme étant produit, et entretenu par l'abaissement utérin, le catarrhe de cet organe, et même le catarrhe vaginal, affections auxquelles nous consacrerons un article spécial. Sans doute le catarrhe vaginal et le catarrhe utérin peuvent exister sans abaissement, mais souvent, c'est l'abaissement qui les tient sous sa dépendance. Ils résultent alors de l'état congestionnel entretenu dans l'utérus, et dans le vagin, par le fait du déplacement utérin, qui entraîne souvent le déplacement vaginal : le vagin et l'utérus n'étant plus ni dans leurs rapports normaux, ni dans leur place normale, sont, par cela même, congestionnés ; il en résulte, non seulement pour eux, une altération de tissus, mais encore, comme conséquence de cette altération, une altération dans la nature et l'abondance de leurs sécrétions ; quand ces accidents existent simultanément avec un abaissement, et par le fait de cet abaissement, il est évident que, pour les guérir, il faut s'adresser d'abord à l'abaissement qui les a produits.

DOULEURS ET ULCÉRATIONS.

7° Mais il y a des cas où l'utérus abaissé reste intact ; quoique fortement abaissé, il ne subit aucune altération ni dans ses sécrétions, ni dans les phénomènes de congestion physiologique (menstruation) dont il est le siège, ni dans sa constitution anatomique. Dans ces cas, où l'utérus abaissé jouit d'une immunité complète, sous ces rapports, il est quelquefois, souvent même, le siège d'un désordre physiologique d'un tout autre genre, et qu'en raison de son importance nous ne devons point passer sous silence. Ce désordre, voici en quoi il consiste : l'utérus est, par lui-même, *analgésique*, c'est-à-dire, exempt du phénomène douleur. A l'état sain, et sauf certains cas de névropathies utérines, et de congestions menstruelles, il n'est le siège d'aucune douleur ; à l'état morbide, très souvent il en est de même, et ses engorgements, ses granulations, ses ramollissements ne sont pas douloureux. Les opérations chirurgicales que l'on pratique sur lui sont également, le plus souvent indolores ; on le touche, on le tamponne, on l'incise, on le coupe, on le cautérise, sans que la malade en ait conscience ; ses divers déplacements ne sont signalés par aucune douleur ; mais lorsque cet organe subit l'orgasme vénérien, lorsque le sens génésique, ou aphrodisiaque, est éveillé et surexcité en lui, alors il devient le siège d'une sensibilité exquise et toute spéciale; le moindre contact lui est douloureux et insupportable: voilà comment il se fait que, dans certains cas d'abaissement, le coït devient un véritable supplice, quelquefois une impossibilité pour la femme. Elle ne peut pas le subir sans éprouver d'intolérables souffrances, des douleurs aiguës, qui se propagent dans toute la région abdominale inférieure, qui persistent souvent pendant plusieurs jours, et qui sont compliquées d'un état général de fièvre, de courbature et d'accablement. Nous avons fréquemment observé des cas semblables. Tous ces désordres sont produits par le choc du pénis contre le col utérin tombé, à un niveau qui n'est pas son niveau normal; quand il est à sa hauteur normale, dans l'acte de la copulation, le pénis n'arrive pas jusqu'à lui, ne peut pas le toucher, et par conséquent, il reste à l'abri de ses atteintes douloureuses. Ces accidents ne sont pas constants, mais ils sont assez fréquents et assez sérieux, à divers points de vue, pour que nous ayons dû les mentionner.

8° Lorsque l'utérus est à l'état de précipitation, c'est-à-dire au troisième degré de l'abaissement, sorti du vagin, et formant une tumeur au milieu, et au-dessous de la vulve, entre les cuisses, ayant entraîné à la suite le vagin qui s'est décollé de ses adhérences normales, et s'est renversé sur lui-même, comme un doigt de gant, alors, par le fait même de sa présence en dehors du vagin, à l'air extérieur, contre lequel il n'est plus protégé, exposé de plus à des frottements, à des pressions dans la marche, et par le mouvement des cuisses, il devient le siège d'une inflammation facile à comprendre; la muqueuse qui tapisse le col s'irrite et s'ulcère; il en résulte des douleurs qui s'exaspèrent par la pression des cuisses, et rendent la marche très pénible. La réintégration de l'utérus dans son milieu normal, c'est-à-dire dans le vagin, est le seul moyen de faire cesser ces douleurs et cette inflammation.

STÉRILITÉ.

9° Il est une autre conséquence fâcheuse des abaissements, et des déviations de l'utérus que nous ne devons point oublier, c'est la stérilité; elle résulte, dans ce cas, d'un obstacle mécanique et tout matériel à la fécondation. Lorsque l'utérus est très abaissé à l'état de prolapsus, et surtout de précipitation, le coït normal, physiologique, ne peut pas s'accomplir dans les conditions voulues par la nature. Lorsque l'utérus est à l'état d'antéversion, le col étant tout à fait en arrière, enclavé dans la concavité du sacrum; et lorsque, dans la rétroversion, il est tout à fait en avant, en haut, derrière la symphyse des pubis, dans l'un et l'autre de ces deux cas, la projection spermatique ne se fait pas, ne peut pas se faire dans la direction du museau de tanche, et par conséquent, ne peut pas pénétrer dans la cavité utérine. Dans le cas d'antéversion, elle se perd sur la face antérieure et sur la partie la plus élevée du corps de l'utérus; elle ne peut pas atteindre l'ouverture du col qui se trouve en arrière et hors de sa portée. Dans le cas de rétroversion, la liqueur spermatique est projetée sur la face postérieure de l'utérus, à sa partie supérieure, dans un sens tout à fait opposé à la direction du col; celui-ci en effet se trouve en haut, son ouverture est en l'air, et par conséquent inaccessible à la liqueur séminale.

Nous avons été maintes fois consulté pour des cas semblables. Lorsque la stérilité ne tient pas à ce que la liqueur séminale est dénuée de ses propriétés fécondantes ; lorsque cette liqueur est ce qu'elle doit être, convenablement pourvue de spermatozoaires, et qu'elle n'a pas été altérée par aucune maladie de l'appareil génital dans lequel elle a été formée ; lorsque, par conséquent, la stérilité ne dépend nullement de l'homme, mais seulement de la direction vicieuse de l'utérus, de l'impossibilité, par suite de cette direction vicieuse, pour la liqueur fécondante, de pénétrer dans la cavité utérine, alors, on peut facilement y remédier, en redressant l'organe dévié, en le replaçant, par des moyens que nous indiquerons plus loin, dans une direction telle, qu'il puisse donner accès à la liqueur fécondante. Nous avons pu, dans plusieurs cas, par l'effet seul du redressement de l'utérus, rendre fécondes des femmes qui, jusque-là, avaient été stériles.

Tout ce que nous venons de dire relativement aux abaissements utérins, aux déviations utérines, aux accidents généraux et locaux, aux troubles physiologiques, aux désordres fonctionnels de toutes sortes, produits par ces déplacements, montre assez combien leur importance est considérable dans la pathologie, non pas seulement des organes génitaux de la femme, mais encore dans toute la pathologie de la femme. Il y a en effet peu d'organes, peu d'appareils physiologiques, sur lesquels ces abaissements et ces déviations n'exercent pas une puissance réactionnelle, et une influence perturbatrice des plus caractérisées. Si maintenant nous ajoutons que ces abaissements et ces déviations sont d'une fréquence excessive, incroyable même pour tout médecin qui n'y apporte pas une attention spéciale, nous aurons, par cela même, établi la légitimité du précepte que nous avons formulé en disant : *le médecin a le devoir de pratiquer le toucher, toujours, chez toutes les femmes, et même dans les cas qui semblent les plus étrangers aux organes génitaux.* Voyons donc maintenant quelles sont les causes qui amènent ces déplacements si communs, si graves en eux-mêmes, si graves surtout par les troubles locaux et généraux qu'ils produisent.

ÉTIOLOGIE DES ABAISSEMENTS ET DES DÉVIATIONS DE L'UTÉRUS

Nous l'avons déjà dit, l'utérus, situé à la partie inférieure du petit bassin, en est, en quelque sorte, le plancher, et par conséquent, il sert de soutien direct et indirect, médiat et immédiat à tous les organes situés au-dessus de lui. Tous ces organes trouvent en lui un point d'appui, rapproché ou éloigné, qui les supporte de près comme de loin. Or, pour rester point d'appui fixe et inébranlable, il faut que l'utérus n'ait point à soutenir un fardeau trop lourd, et qui excède la résistance qu'il est à même de lui opposer; il faut, d'une part, que rien ne l'ait affaibli, que rien n'ait diminué la solidité, la force de ses points d'attache, de ses ligaments suspenseurs, et que rien n'ait changé ou altéré sa manière d'être normale; il faut, d'autre part, que rien ne pèse sur lui d'un poids trop lourd, et qu'aucune pression trop forte ne s'exerce sur lui, de haut en bas. Si l'une ou l'autre de ces deux conditions n'est pas remplie, alors l'utérus cède et s'abaisse, soit par sa propre faiblesse, et par l'altération morbide qu'il a subie, soit par le fait des pressions exagérées qui, s'exerçant au-dessus de lui, le sollicitent, par cela même, à descendre. Telle est la double cause des abaissements, des déplacements utérins. Or, examinons dans quelles nombreuses circonstances, de combien de manières, et avec quelle variété de manières d'être, cette double cause agit sur l'utérus ; cet examen nous rendra compte tout de suite de l'excessive fréquence des abaissements utérins.

CAUSES DES ABAISSEMENTS ET DES DÉVIATIONS DE L'UTÉRUS, TENANT A L'UTÉRUS LUI-MÊME, OU A LA SANTÉ GÉNÉRALE. — CAUSES INTRINSÈQUES.

Après l'accouchement, l'utérus reste pendant deux ou trois semaines, environ, plus volumineux, et par conséquent plus lourd que dans son état habituel; par le fait de l'accouchement, les symphyses du bassin ont été disjointes, et par conséquent ses diamètres ont été augmentés; il y a donc là une double cause d'abaissement: d'une part l'utérus est plus difficile à soutenir, par conséquent plus lourd, et d'autre part, il est moins solidement fixé, puisque les symphyses se sont écartées, et que les diamètres se sont augmentés. Or, si la femme se place prématurément dans la station verticale, si elle quitte la position horizontale avant le dixième, douzième ou quinzième jour, c'est-à-dire avant que l'utérus soit revenu sur lui-même, avant que les symphyses se soient rapprochées, et que les diamètres aient repris leurs dimensions normales, l'utérus s'abaisse, et descend plus ou moins bas, par le double motif de son propre poids, et de l'insuffisance de son soutien. Permettre à une nouvelle accouchée de quitter son lit, avant le dixième ou douzième jour, est donc un fait blâmable, contre lequel on ne saurait trop sévèrement s'élever, car il l'expose presque fatalement à contracter un abaissement utérin; et ce fait devient plus coupable encore, lorsqu'on sait qu'aux deux causes d'abaissement que nous venons d'indiquer, il s'en joindra une troisième, c'est-à-dire le travail, la fatigue, les efforts occasionnés par les soins maternels, et en particulier par la nécessité de porter le nouveau-né. On ne saurait donc trop sévèrement condamner les médecins, les sages-femmes, qui, par ignorance, par incurie, par une coupable complaisance, permettent aux nouvelles accouchées de se lever, avant l'époque que nous avons indiquée, c'est-à-dire avant le dixième ou douzième jour. Cette déplorable pratique est une des causes les plus incontestables et les plus fréquentes d'abaissement utérin.

Une autre cause d'abaissement, tenant encore à l'utérus lui-même, c'est l'engorgement, l'hypertrophie du col. Nous avons dit que l'hypertrophie et l'engorgement du col sont une des conséquences de l'abaissement, par suite de la gêne de la circulation en retour, et de la stase sanguine qui est le résultat de l'abaissement : cela est parfaitement vrai ; mais ce qui ne l'est pas moins, et ce que l'on comprendra tout aussi bien, c'est que l'utérus, le col en particulier, s'engorgeant, s'hypertrophiant, se ramollissant, devenant plus volumineux et, par suite, plus lourd, sous l'influence d'une disposition naturelle, d'excès vénériens, d'une menstruation habituellement trop abondante, ou au contraire retenue dans la cavité utérine (hématocèle intra-utérine), ce que l'on comprendra facilement, disons-nous, c'est que, par le fait même de ces conditions morbides, qui le rendent plus pesant, l'utérus s'abaisse, en vertu même de son poids exagéré, de telle sorte que la lésion pathologique, qui,

dans certains cas, est un effet de l'abaissement, devient, dans d'autres cas, une cause d'abaissement.

Dans le même ordre de causes des déplacements utérins, mentionnons la faiblesse générale, native ou acquise, la débilitation de la constitution tout entière, l'anémie profonde, en un mot le défaut, le manque de forces, naturel, ou résultant de circonstances accidentelles. Dans ces conditions de santé, qui malheureusement sont trop fréquentes actuellement, tous les rouages de l'économie sont plus ou moins affaiblis, tous les appareils fonctionnels sont plus ou moins relâchés, et participent à la faiblesse générale; tout se déplace, tout se détend, parce que la force n'est plus nulle part, et l'utérus s'abaisse, parce que ses ligaments suspenseurs ne peuvent plus le soutenir. Les abaissements tenant à cette cause générale, constitutionnelle, ne sont pas rares; les médecins qui voudront bien s'en occuper le constateront, comme nous l'avons maintes fois constaté. Si l'on doit toujours se défier d'une constitution délicate et chétive, relativement à toutes les conditions de la santé, relativement aux fonctions respiratoires en particulier, il faut encore s'en défier, par rapport aux déplacements utérins, qui en sont trop souvent la conséquence. L'influence de l'état général de la santé sur tout ce qui concerne l'utérus est hors de doute : si les femmes vigoureuses, si les femmes de la campagne peuvent impunément quitter leur lit, et reprendre leur travail, deux ou trois jours après l'accouchement, c'est que leur vigoureuse constitution leur permet de réagir contre des conditions, qui eussent été désastreuses pour des organismes moins solides, et moins en état de résister à ce que le langage vulgaire appelle des *imprudences*, à ce que, pour le cas qui nous occupe, nous appellerons *de véritables causes morbides.*

CAUSES DES ABAISSEMENTS ET DES DÉVIATIONS DE L'UTÉRUS, VENANT DU DEHORS. — CAUSES EXTRINSÈQUES.

A côté des causes d'abaissement, inhérentes à l'utérus lui-même, et à la santé générale, causes que nous pouvons bien appeler *intrinsèques*, il y a un autre ordre de causes, *causes extrinsèques*, dont le siège d'action est en dehors de l'utérus. Ces causes sont de plusieurs espèces différentes : les unes consistent en efforts musculaires, brusques, violents, instantanés ou habituels, et longtemps prolongés ; les autres, en pressions s'exerçant de haut en bas sur la cavité abdominale ; le mode d'action de ces deux espèces de causes est le même : c'est toujours, et de part et d'autre, une pression opérée sur la paroi abdominale, et par l'intermédiaire de celle-ci, sur tous les viscères qu'elle contient. Ces viscères ainsi pressés, comprimés de haut en bas, sont, par cela même, sollicités à descendre ; ils sont arrêtés, à la partie inférieure, par l'utérus, auquel ils transmettent la pression dont ils sont l'objet, et dont ils subissent l'action. Si cette pression est trop forte pour que l'utérus puisse la supporter, il cède ; ses ligaments se distendent, se décollent, et le laissent s'abaisser, sous un effort qu'il est impuissant à soutenir. L'action de ces deux causes est donc la même, bien que leur nature soit différente : dans l'une c'est la volonté qui agit en produisant un effort, c'est-à-dire des contractions musculaires, trop violentes, trop puissantes pour être supportées impunément, et pour que le point d'appui nécessaire à l'exercice de ces contractions ne cède pas sous une puissance d'action, supérieure à la puissance de résistance qu'il peut leur opposer; dans l'autre, la pression est produite par un appareil de contention, par un vêtement trop serré et spécialement par un de ces corsets actuellement en faveur, et dénommés *corsets en cuirasse.*

La mode, cet usage fantasque, bizarre, quelquefois de mauvais goût et ridicule, quelquefois dangereux pour la santé, porte actuellement les femmes à se serrer la taille outre mesure; celles qui sont trop grasses espèrent ainsi se faire maigrir, et accentuer, par cette constriction, la saillie des hanches masquée par un embonpoint exagéré; celles qui sont maigres, et dont la taille est naturellement fine, veulent l'avoir plus fine encore; il y en a qui parviennent à la tellement amincir, à la rendre si fine et si grêle, qu'elle arrive à ressembler au corselet d'un insecte; hideuse déformation du corps de la femme, c'est-à-dire d'un des plus beaux ouvrages du Créateur! Mais ce n'est pas au point de vue de l'esthétique que le corset en cuirasse doit nous occuper ici : nous n'avons à en parler que relativement à ses dangers et spécialement par rapport à l'utérus.

Les buscs de baleines et d'acier, dont le corset est bardé, sont dirigés d'arrière en avant, de haut en bas et de dehors en dedans; ils ont une courbure très prononcée au niveau des fausses côtes, c'est-à-dire dans les régions hypochondriaques. C'est à ce point même que s'exerce la constriction : elle diminue la circonférence et par conséquent la capacité de la cage thoracique, à sa partie inférieure; l'estomac et le foie s'y trouvent comprimés, trop à l'étroit et sollicités à descendre et à dépasser, par en bas, leur niveau normal. La constriction s'exerçant dans le même sens, sur le paquet intestinal, le pousse dans la même direction, c'est-à-dire en bas et en avant ; il en résulte une double conséquence : l'utérus, trop faiblement attaché pour supporter une pression si forte, cède à ce poids trop lourd, qui pèse sur lui, et à cette poussée, qui tend à le déprimer, et qui le déprime en effet ; il s'abaisse progressivement de plus en plus, et jusqu'au prolapsus et à la précipitation, si on ne se hâte de le soutenir, de l'arrêter dans sa chute, et de le soustraire à la pression, dont il continue à être l'objet, de la part des organes situés au-dessus de lui. Quant à la paroi abdominale, poussée de haut en bas, d'arrière en avant et de dehors en dedans, elle forme une saillie des plus prononcées, qui rappelle la convexité de la grossesse, et si cette paroi est graisseuse, molle et morbide, elle tombe sur les régions inférieures, sur le mont de Vénus, sur les cuisses, qu'elle recouvre dans la station assise, jusqu'à leur partie moyenne quelquefois, en sorte que le corset en cuirasse, en comprimant le foie et l'estomac, porte une sérieuse atteinte aux fonctions digestives et à la nutrition ; en sollicitant à descendre tous les organes abdominaux, il déplace aussi, abaisse et fait tomber l'utérus, en même temps qu'il fait subir à la paroi de l'abdomen la plus hideuse difformité. Telle est l'action, et telles sont les œuvres du corset en cuirasse, comme on le porte actuellement, pour obéir à la mode. Nous n'avons à nous en occuper qu'au point de vue utérin, et cependant, com ment ne pas insister sur les dangers de la compression du foie et de l'estomac ? Comment ne pas voir aussi dans cette compression qui s'exerce sur la partie inférieure de la cage thoracique, une gêne apportée aux fonctions respiratoires, un obstacle à la dilatation des poumons, une difficulté, une restriction à la respiration, rendue par cela même moins ample, moins large, moins profonde? Si les fonctions respiratoires sont ainsi entravées, les fonctions digestives ne le sont pas moins. De la compression du foie, de son ratatinement, ne doit-il pas résulter, pour cet organe, un malaise qui l'empêche de remplir librement son rôle physiologique, si important dans la digestion ? La sécrétion, la circulation de la bile, ne sont-elles pas gênées ?

La compression qui étreint l'estomac, et le ramène sur lui-même, l'empêche de se dilater, de se distendre dans toute son amplitude, pour recevoir les aliments; or, n'est-ce pas là une des causes de ce défaut d'appétit, qu'on observe chez tant de femmes, de la répugnance qu'elles éprouvent à manger, du peu d'aliments qu'elles ingurgitent, et, par conséquent, de leur nutrition insuffisante? N'est-ce pas là encore la cause de ces digestions pénibles, lentes et douloureuses, de ces gastralgies si fréquentes? Et quand on considère que ces femmes, que ces jeunes filles, chez lesquelles les organes les plus importants, les poumons, le foie, l'estomac, sont ainsi gênés dans leur action; chez lesquelles, par conséquent, la réparation des forces et la nutrition se font mal et sont insuffisantes, quand on considère qu'elles ont de déplorables conditions d'hygiène dans les habitudes mondaines, dans les veilles prolongées, dans des nuits sans sommeil, dans des salons surchauffés, dans l'agitation fiévreuse de la danse prolongée, pendant de longues heures, qui devraient être consacrées à un repos nécessaire; quand on pense à tout cela, on n'a pas de peine à s'expliquer comment il se fait que l'espèce humaine semble dégénérée, que les santés soient si délicates, troublées, ébranlées à chaque instant, par les plus légères secousses; comment il se fait que le sang se soit appauvri, que l'anémie règne partout, que la scrofule, que la tuberculose, soient si communes, que les constitutions manquent de développement, qu'elles soient, en général, si étriquées, si frêles, si chétives et si malingres.

Cet état de détérioration de la santé générale suffit à lui seul, comme nous l'avons établi plus haut, pour expliquer la production d'un abaissement utérin; mais quand la femme ainsi affaiblie, et déjà prédisposée par cet affaiblissement même à l'infirmité qui nous occupe, quand la femme, par sa profession, est obligée de se tenir constamment debout, on comprend très bien que cette station verticale, prolongée ou permanente, devienne une nouvelle cause d'abaissement. Et quand, non seulement la femme doit se tenir debout, mais lorsqu'elle est encore dans la nécessité de porter quelque fardeau, de soulever quelque chose de pesant, en un mot, de faire des efforts musculaires, et d'élever les bras dans cette station verticale, on conçoit combien alors il y a de chances pour que l'utérus ne puisse pas résister à ces différentes causes d'abaissement, et pour qu'il s'abaisse en effet.

Une chute sur les pieds, sur le siège surtout, par l'ébranlement qui en est la conséquence, par la secousse qu'elle amène, et le retentissement qui s'en opère sur l'utérus, est encore fréquemment suivie du même accident.

Certaines professions, certains travaux, sont également des causes d'abaissement utérin, soit qu'ils le produisent directement, par des tiraillements exercés sur les ligaments utérins, soit indirectement, par l'engorgement du col qu'ils amènent d'abord, engorgement qui, par l'augmentation du volume et du poids de l'utérus, cause secondairement l'abaissement et la chute de cet organe.

Parmi ces professions dangereuses, citons le travail de la machine à coudre. Nous avons, le premier, il y a une vingtaine d'années, appelé l'attention sur ce sujet. Nous avons recueilli un grand nombre d'observations, qui ne nous ont laissé aucun doute à cet égard. Le mouvement des membres inférieurs, leur frottement l'un contre l'autre, l'effort auquel ils se livrent, le balancement du corps, en un mot, toute la somme d'action nécessaire au jeu de cette machine, tout cela, chez un grand nombre de femmes, occasionne les accidents utérins les plus sérieux, et les plus incontestables ; la zone utérine devient comme un centre, auquel aboutissent, et duquel partent une série de secousses et d'ébranlements, qui congestionnent l'utérus, le ramollissent, et l'abaissent. L'excitation qui retentit sur lui y détermine souvent un molimen sanguin, d'où résultent des métrorrhagies, et dans certains cas, et chez certaines femmes nerveuses et impressionnables, une excitation du sens génésique, assez forte quelquefois, pour produire des sensations voluptueuses, dont la répétition devient une source d'épuisement pour la santé.

Nous avons fait, sur ce sujet, de longues et nombreuses recherches ; nous avons questionné un très grand nombre de femmes, et nous avons recueilli les faits les plus intéressants, et que, de prime abord, nous n'aurions pas soupçonnés. Il y a de grands ateliers, où sont réunies un nombre considérable de machines à coudre ; or, parmi les femmes qui font mouvoir ces machines, il y en a toujours plusieurs qui, au su et au vu de leurs compagnes, subissent, au milieu de leur travail, l'action aphrodisiaque de la machine, et chez lesquelles se produisent des excitations génésiques, un véritable onanisme, dont les conséquences voluptueuses éclatent à tous les yeux, deviennent manifestes, et ne peuvent pas être dissimulées. Il y a des femmes qui, par pudeur, par raison de santé, ou par tout autre motif, au moment où elles sentent que le paroxysme va se produire, quittent précipitamment leur travail, et pour prévenir ce paroxysme imminent, vont s'ablutionner d'eau froide. Il y en a d'autres qui, sous l'influence provoquante de la machine, et cédant à une excitation qu'elles ne peuvent pas maîtriser, précipitent le dénouement, *adjuvante manu.* Il y en a, qui sont forcées de renoncer absolument à ce dangereux travail; il y en a, et nous en avons vu plusieurs exemples, chez lesquelles les excitations sans cesse répétées de la machine amènent une continuelle et épuisante leucorrhée, des règles d'une abondance excessive, de véritables métrorrhagies, et, en même temps, tous les désastreux effets de l'onanisme, l'amaigrissement, l'abolition des forces, la détérioration de la constitution, en un mot la perte de la santé.

Ces faits ne sont pas rares ; nous en avons observé un grand nombre ; leur importance, leur gravité, n'échapperont à personne ; il y a là non seulement une question de santé, mais encore une question de morale. Nous avons été, nous le répétons, le premier à les signaler ; nous en avons fait l'objet d'une communication à la Société médicale des hôpitaux, et d'un travail, qui a été publié dans l'*Union médicale*. Nous avons appelé une sérieuse réforme, dans la construction et le mode de mouvoir les machines ; nous nous sommes mis en rapport avec des constructeurs de machines, auxquels nous avons exposé nos idées relativement aux modifications à apporter dans le confectionnement et le jeu de ces machines. De sensibles progrès ont été réalisés sous ce double rapport, nous le reconnaissons ; mais il reste encore beaucoup à faire. Si le frottement des deux cuisses, l'une sur l'autre, a pu être évité, par le retranchement d'une pédale, si cette pédale unique a été rendue plus souple, plus facile à mouvoir, il y a encore, de ce côté, des améliorations à réaliser, et nous les appelons de tout notre pouvoir et de tous nos vœux. Les accidents si sérieux, au double point de vue physique et moral, que nous avons signalés, sont devenus plus rares, mais ils existent encore, et tout dernièrement, nous en avons encore constaté deux cas, dans notre clinique du lundi, à l'hôpital Saint-Louis : deux femmes, travaillant dans deux ateliers différents, nous ont avoué qu'elles subissaient, de la part de la machine à coudre, toutes les atteintes, tous les effets dont nous venons de parler, et elles nous ont dit savoir, à n'en pas douter, qu'elles n'étaient pas les seules à les éprouver. Il y a donc encore de grandes et importantes améliorations à réaliser. Si les machines à coudre, dans l'état actuel de l'industrie, sont indispensables, si rien ne peut les remplacer, pour le travail de la couture à bon marché, il ne faut pas qu'elles soient des engins désastreux pour la santé, et des écoles d'onanisme et de démoralisation.

Il est un autre genre de travail, non moins mauvais pour la femme, et dont nous devons signaler les graves dangers, c'est le frottage des appartements. Les efforts énergiques que ce travail nécessite, les puissantes contractions musculaires des membres inférieurs, qui sont en jeu, contractions dont le retentissement s'opère dans la sphère utérine, le balancement du corps, tout cela, tous ces mouvements combinés exercent une action des plus désastreuses sur l'utérus. Il en résulte pour cet organe, et pour ses ligaments, des tiraillements, et un ébranlement qui le sollicitent à descendre, et qui produisent un inévitable abaissement, lequel devient de plus en plus prononcé, et va jusqu'au prolapsus, et jusqu'à la précipitation, si les mêmes manœuvres sont continuées : il en résulte encore une congestion habituelle qui amène l'hypertrophie, le ramollissement, un état fluxionnaire sub-inflammatoire, et, comme conséquence, des pertes sanguines abondantes, des métrorrhagies, des ulcérations du col, un développement variqueux des veines de tout le système utérin, et quelquefois de toutes les veines superficielles et profondes des membres inférieurs. L'action de frotter est donc essentiellement funeste à la femme ; les médecins, sous peine d'une coupable ignorance, doivent le savoir, et, le sachant, ils ont le devoir d'user de toute leur influence pour interdire, de la manière la plus formelle, chacun dans la sphère de leur influence, un travail pour lequel la femme n'est pas faite, qui porte une atteinte fatale à son organisation, et produit constamment, chez elle, des désordres de la plus haute gravité, et trop souvent irrémédiables.

D'après cet exposé étiologique si long et si complexe, on doit comprendre comment il se fait que les abaissements utérins sont si fréquents. La vérité est que les deux tiers des femmes en sont affectées : sur 15 femmes il y en a bien 10 chez lesquelles l'utérus n'est plus à sa place. Nous avons dit que le plus souvent les abaissements se produisent sans douleur, et que le plus souvent aussi les troubles qu'ils occasionnent passent inaperçus, ou sont méconnus dans leur cause réelle ; voilà comment tant d'abaissements non diagnostiqués, non soupçonnés même, tant qu'ils sont encore peu prononcés, sont négligés, abandonnés à eux-mêmes, et finissent par arriver à un degré de gravité, qui les rend incurables, et nécessite, pour parer aux accidents sérieux dont ils sont alors la cause, les moyens de traitement les plus désagréables et les plus pénibles à supporter, tels que le pessaire; voilà comment et pourquoi nous faisons un précepte de toucher toutes les femmes sans exception, dans la crainte de laisser passer inaperçu un abaissement, de ne pas le traiter quand il est encore temps de le guérir, et de laisser ainsi les femmes exposées à une foule de dangers des plus sérieux, qui auraient pu être évités ; dans la crainte aussi que, par la négligence du médecin, elles ne soient réduites, un jour, à la triste et désolante nécessité d'accepter un pessaire comme dernière planche de salut.

TRAITEMENT DES ABAISSEMENTS ET DÉVIATIONS DE L'UTÉRUS

L'abaissement de l'utérus est un fait matériel, auquel il ne peut être remédié que par un autre fait matériel. Quand l'utérus est tombé tout à fait au niveau de l'ouverture vaginale, ou même en dehors, et au-dessous de cette ouverture, alors, il ne peut être réintégré, replacé et maintenu à son niveau normal, que par un moyen matériel, ou par un soutien mécanique qui remplace le point d'attache, le point d'appui, dont il est privé et qu'il a perdu : tel est le rôle du pessaire. Quand l'utérus n'est qu'abaissé, quand il n'est descendu qu'au tiers, qu'à la moitié, qu'aux trois quarts de la longueur du vagin, c'est alors qu'une ceinture hypogastrique est indiquée.

Que penser donc des médecins qui, se trouvant en présence d'un fait pathologique semblable, et en particulier du dernier, c'est-à-dire d'un simple abaissement, s'acharnent à pratiquer des cautérisations sur le col? Nous voulons bien n'attribuer cette conduite qu'à l'ignorance, mais du moins cette ignorance coûte cher à leurs malades. Tout dernièrement nous avons eu à soigner une dame de Paris, qui, pour un abaissement utérin, avait déjà subi quatre cautérisations : on lui en promettait un bien plus grand nombre encore, mais les quatre premières n'ayant produit aucun bien, cette dame vint nous consulter. Elle avait un simple abaissement, nul besoin par conséquent d'être cautérisée : nous lui prescrivîmes une ceinture hypogastrique, et, tout de suite, et par cela seul, elle fut remise en possession des forces et du bien-être qu'elle avait perdus depuis longtemps, et que les cautérisations avaient été absolument impuissantes à lui rendre. Combien de fois n'avons-nous pas observé de pareils faits ! combien n'avons-nous pas vu de malheureuses femmes, qui n'avaient qu'un abaissement simple, c'est-à-dire, chez lesquelles l'utérus n'était pas encore arrivé à l'état de prolapsus, et que l'on cautérisait régulièrement une fois, et même deux fois par semaine, et cela depuis des mois entiers, et toujours, bien entendu, sans le moindre bon résultat ! Il eût été si facile de les soulager de prime abord, instantanément, et de remédier, tout de suite, à tous les inconvénients, à toutes les conséquences fâcheuses de leur abaisssement utérin ! Une ceinture hypogastrique était si clairement indiquée ! c'était une prescription si simple à faire, si simple à exécuter, et en même temps si positive, si certaine dans ses bons résultats. Eh bien ! non ; cette prescription, dont l'heureux effet eut été immédiat, on ne l'avait pas faite ; on avait préféré soumettre les malades à une longue et interminable série de cautérisations, aussi dispendieuses qu'inutiles, et même quelquefois dangereuses. C'est ainsi, c'est par une pratique aussi déplorable, que beaucoup de médecins, au lieu d'arrêter court, et tout de suite, un simple abaissement, le laissent arriver à un degré si avancé qu'un pessaire est devenu indispensable.

Nous insistons sur ces faits parce qu'ils sont malheureusement excessivement communs. Encore une fois, nous ne voulons incriminer que l'ignorance des médecins; mais cette ignorance est tellement commune et tellement préjudiciable aux malades, que nous ne saurions trop la démasquer, et la mettre en évidence. C'est grâce à elle, que tant d'abaissements sont méconnus, mal soignés, abandonnés à eux-mêmes, deviennent incurables et rendent alors indispensable l'usage d'un pessaire.

DU PESSAIRE.

Le pessaire est l'*ultima ratio* du traitement des abaissements utérins; il ne doit être employé que dans les cas de chute complète de l'utérus, c'est-à-dire dans les cas de prolapsus et de précipitation, quand l'utérus est tombé au niveau de l'orifice vaginal, ou même au-dessous de cet orifice: c'est alors seulement qu'il faut y avoir recours. Mais l'utérus n'arrive pas d'emblée à cette chute complète; il n'y tombe que progressivement, petit à petit, après avoir passé par tous les degrés de l'abaissement; or, sans l'incurie, et l'ignorance de beaucoup de médecins, le simple abaissement eût été reconnu, diagnostiqué, traité convenablement, arrêté dans son cours, l'utérus ne serait jamais tombé jusqu'au prolapsus, et par conséquent, le pessaire aurait pu être évité. Il est donc permis de dire que si les médecins connaissaient mieux les affections utérines, le pessaire pourrait être évité, dans le plus grand nombre des cas. Si cet instrument est une gêne, une souffrance, un objet de dégoût, un véritable fléau, c'est un fléau que la science médicale pourrait presque supprimer, ou du moins n'employer que dans des cas très rares. Le plus souvent, nous ne craignons pas de le dire, l'assujettissement, toutes les répugnances et tous les ennuis du pessaire doivent être imputés au médecin, qui n'a pas su en préserver la malade. Et quand ce n'est pas le médecin qui est coupable du pessaire, c'est la malade, par son incurie, ou son défaut de soumission et de confiance. Si toutes les femmes étaient intelligentes, confiantes et dociles, et si les médecins étaient ce qu'ils doivent être, le pessaire serait supprimé, et disparaîtrait de la nomenclature et de la thérapeutique médico-chirurgicales. Mais ne considérons pas les choses telles qu'elles devraient être, voyons-les telles qu'elles sont, et, puisque le pessaire est souvent une nécessité, examinons-le au point de vue pratique.

Le pessaire est un instrument de bois, de caoutchouc, de métal, dont l'introduction et la présence dans le vagin ont pour but de replacer l'utérus à son niveau normal, et de l'y maintenir, en lui offrant un point d'appui artificiel, et un soutien matériel et permanent. Nous ne ferons point ici l'historique de tous les genres de pessaires : ce serait trop long, et sans utilité pratique. Nous dirons seulement qu'on a abandonné, avec toute raison, les anciens pessaires en buis ; ils étaient en forme de cône creux ; leur cavité recevait le col utérin ; leur sommet et leurs parois étaient perforés de plusieurs trous, pour l'écoulement des règles et des mucosités utérines. Ces pessaires représentaient un cornet, dans l'intérieur duquel était logé le col utérin ; les bords du cornet, arc-boutés contre tout ce qui forme les diamètres supérieurs de la cavité pelvienne, et y prenant leur point d'appui, soutenaient l'utérus. L'introduction de ce pessaire était douloureuse et difficile, et une fois en place il y restait. Il y a quelque temps, nous fûmes appelé pour donner nos soins à une dame de soixante-dix à soixante-quinze ans, prise de violentes douleurs à la région hypogastrique. Le point de départ de ces douleurs était un état phlegmasique et catarrhal du vagin, résultant de la présence dans cet organe d'un pessaire de buis en cornet, qui était là, depuis plus de vingt ans, sans en avoir jamais été retiré. Nous eûmes mille peines à en opérer l'extraction : il nous fallut y employer toutes nos forces. Ce pessaire était en quelque sorte incorporé avec l'utérus et le vagin ; des processus, de véritables proliférations de la membrane muqueuse vaginale avaient pénétré à travers les trous du pessaire : il s'était fait là un amas d'un putrilage d'une fétidité repoussante, et qui se trouvait retenu depuis un temps immémorial, et emprisonné dans les mailles des proliférations muqueuses, et dans les parois du pessaire, dont les trous étaient obturés. Ce genre de pessaire est heureusement abandonné.

Les pessaires en caoutchouc, globuleux ou piriformes, pessaires à air que l'on gonfle avec un insufflateur, et qu'on vide à volonté, au moyen d'une virole, ne sont guère employés non plus ; le point d'appui qu'ils offraient à l'utérus était insuffisant : ils le soutenaient imparfaitement, et quelquefois même pas du tout.

Le pessaire à ressort de notre savant collègue M. Dumontpallier est en tout point préférable ; il en est de même du simple anneau de caoutchouc, et surtout de l'anneau d'aluminium de Marion Sims ; c'est celui-là que nous employons le plus volontiers : il a l'avantage d'être très léger, de ne toucher les parois vaginales que dans une surface en quelque sorte linéaire, de s'appuyer solidement suivant son grand diamètre, en avant et arrière, sur les os pubiens et sur la concavité du sacrum et du coccyx, et de plus, il est facile à introduire et à extraire; c'est de tous les pessaires celui que nous trouvons le meilleur, ou le moins mauvais.

Lorsque l'utérus est à l'état de prolapsus, ou de précipitation, un pessaire est nécessaire. Si l'on se sert de l'anneau d'aluminium de Marion Sims, on l'introduit, avec précaution, obliquement dans le sens du plus grand diamètre de l'ouverture vaginale; on le pousse jusqu'à une hauteur de 7 à 8 centimètres, c'est-à-dire environ jusqu'à la hauteur normale de l'utérus. Ce pessaire a une forme parallélogramique; son grand diamètre est dirigé d'avant en arrière; en avant, son bord antérieur s'appuie sur le pubis; son bord postérieur, qu'il faut avoir soin de faire passer à la face postérieure du col de l'utérus, dans le cul-de-sac rétro-utérin, s'appuie, en arrière, sur la concavité du coccyx et du sacrum. Il se trouve donc ainsi suspendu, d'avant en arrière dans le sens de son plus grand diamètre, l'utérus étant, en quelque sorte, à cheval sur lui, et le col utérin faisant saillie entre ses quatre côtés, dans l'espace vide qu'ils mesurent. Ainsi placé, l'anneau d'aluminium est abandonné à la place que nous venons d'indiquer. Il est bon de le retirer pour le nettoyer, à intervalles plus ou moins éloignés. Les quatre branches qui représentent son pourtour parallélogramique étant minces, peu volumineuses, n'occupent que peu de place dans la cavité vaginale; elles n'empêchent pas l'introduction d'une canule pour des injections vaginales; elles n'empêchent même pas que le coït puisse s'accomplir; elles sont, pour cet acte sans doute, une gêne, mais non pas un obstacle. Ce que nous venons de dire relativement à la pose, à l'application de l'anneau d'aluminium de Marion Sims, pourrait être répété pour ce qui concerne les autres pessaires les plus usités, celui de M. Dumontpallier par exemple.

Nous en avons dit assez pour montrer que, dans certains cas, le pessaire est d'une indispensable nécessité, et qu'on est forcément obligé d'y avoir recours. Nous devons dire maintenant que, si parfait que soit cet instrument, il a toujours de grands inconvénients, et que s'il est souvent nécessaire, il est, le plus souvent, pour ne pas dire *toujours, un mal nécessaire;* et voilà pourquoi les médecins devraient, par une sage vigilance, et par des soins préventifs intelligents, ne pas laisser les abaissements utérins en arriver à un point tel qu'un pessaire devienne une nécessité. En agissant ainsi, en ne manquant jamais, comme nous le recommandons, de pratiquer un toucher explorateur, ils assisteraient au début des abaissements, ils les verraient en quelque sorte commencer sous leurs yeux, et alors, par une ceinture hypogastrique, ainsi que nous allons le dire tout à l'heure, ils les arrêteraient, dès leur origine, ils les empêcheraient d'en arriver au degré où la ceinture hypogastrique est nécessaire, et par conséquent ils épargneraient aux malheureuses femmes tous les déboires du pessaire, dont les inconvénients sont si graves et si nombreux.

Si le pessaire est trop petit, il ne s'appuie pas assez solidement, sur les rebords de la cavité pelvienne ; il n'a pas la force nécessaire pour soutenir le poids de l'utérus qui le pousse en bas ; il n'est alors d'aucun secours ; quelquefois même il sort des parties génitales ; il y a des femmes qui perdent leur pessaire, presque sans qu'elles s'en aperçoivent. Si le pessaire est trop large, ou trop long, il comprime trop vivement les parois vaginales ; il cause des douleurs violentes, et même quelquefois intolérables ; il en résulte une inflammation, un catarrhe muco-purulent du vagin ; une compression, en avant, sur le col de la vessie, et par suite de la dysurie ; une compression, en arrière, sur le rectum, et par suite de la difficulté dans la défécation ; une compression dont le retentissement se fait sentir aux nerfs qui se rendent aux membres inférieurs, et, par suite, de la difficulté, de la douleur, une gêne excessive dans la marche, et même dans la station verticale ; alors il faut l'enlever, car il ne saurait être conservé dans de pareilles conditions. Le pessaire est toujours un mal, *nécessaire* souvent, il est vrai, *mais un mal*, car c'est un corps étranger, qui doit prendre droit de domicile au sein d'un organe dont la vitalité est très développée, et qui s'irrite et s'enflamme facilement. Si la paroi abdominale est tombante, flasque, lourde et graisseuse, le pessaire est tout à fait insuffisant ; il n'empêche pas la malade d'éprouver les fatigues et les tiraillements d'un poids, et d'une pesanteur qui nécessitent qu'on lui adjoigne une ceinture hypogastrique ; ce n'est pas trop de ce double soutien, pour relever et supporter à la fois, et le poids abdominal, et le poids utérin.

Si maintenant nous considérons que le pessaire enlève certainement à la femme quelques-uns de ses attraits, qu'il peut devenir, pour la vie conjugale, une cause de refroidissement, d'éloignement, de répugnance et même d'obstacle, nous le trouvons, sous ce rapport, encore un *mal*, dont la nécessité s'impose, nous en convenons, très souvent, mais enfin un *mal* qu'une pratique médicale éclairée doit s'efforcer de prévenir.

Ne quittons pas cette question si pratique du pessaire, sans parler du pessaire *en bilboquet* que nous avons employé quelquefois, avec avantage, et qui nous a si bien réussi dans deux des cas de prolapsus utérin que nous avons cités : le cas de la jeune dame de Troyes, chez laquelle la marche était devenue presque impossible, et le cas de la mère de notre élève, chez laquelle le prolapsus utérin avait déterminé un renversement de la vessie, et une incontinence d'urine.

Dans ces deux cas, notre traitement a été le même, et a été suivi du même remarquable succès, obtenu par le pessaire en bilboquet; voici comment est construit ce pessaire, et comment il fonctionne : Sur deux lanières de peau, qui s'entre-croisent au niveau de l'orifice vaginal, est fixée par un pédicule, ou partie rétrécie, une tige de caoutchouc. Cette tige est ronde; sa longueur est de 5 à 9 centimètres; sa circonférence, d'un volume variable comme sa longueur, est de 7 à 12 centimètres. Son sommet est déprimé, en forme de cupule, pour recevoir le col, et perforé d'un trou, pour l'écoulement des liquides. Cette tige, ou plutôt ce cylindre, mesure la longueur du vagin : il en emplit la capacité, et quand il est introduit de toute sa longueur dans le conduit vaginal, il replace et retient forcément l'utérus à sa hauteur normale. Les lanières, sur l'entre-croisement desquelles est fixé le cylindre, sont attachées, en arrière, à une ceinture qui entoure les reins; leur longueur en arrière, à partir de leur point d'attache, est calculée de manière que leur point d'entre-croisement, qui porte le cylindre, corresponde précisément à l'ouverture du vagin, de sorte qu'en ramenant ces lanières sur le ventre et en avant, pour les boucler à la ceinture, le cylindre, par ce fait même, pénètre dans le vagin. Pour l'en faire sortir, il ne faut que détacher les lanières en avant; en tombant, elles entraînent avec elles le cylindre, et le font sortir du vagin. La longueur des lanières, à partir de leurs points d'attache en avant et en arrière, doit être calculée de manière qu'elles se fassent un équilibre parfait, qu'aucune traction ne soit exercée sur le cylindre dans un sens, ou dans un autre, sous peine de donner au cylindre, dans l'intérieur du vagin, une direction vicieuse, une inclinaison antérieure ou postérieure qui pourrait devenir une cause de douleur très vive. Il faut que le cylindre soit tenu parallèle à l'axe du vagin et immobile dans sa cavité, par deux forces parfaitement égales, se faisant un équilibre parfait ; ces forces sont représentées par les lanières antérieures et postérieures. Ce pessaire nous a donné de bons résultats, mais malheureusement la direction du cylindre est trop souvent dérangée, ne fût-ce que par la marche, et par les diverses attitudes que prend la malade ; or, ce dérangement en compromet tout le succès : c'est pourquoi nous avons à peu près mis de côté ce pessaire, pour lui préférer l'anneau d'aluminium de Marion Sims, seul ou avec l'adjonction d'une ceinture hypogastrique, s'il y a lieu de relever et de soutenir la paroi abdominale, en même temps que l'utérus.

INTERVENTION CHIRURGICALE.

Le pessaire, avons-nous dit, quel qu'il soit, quelle que soit sa forme, est toujours défectueux, gênant, douloureux quelquefois, insupportable même, et souvent insuffisant ; aussi la chirurgie s'est-elle ingéniée à le remplacer, à le rendre inutile par une opération destinée à rétrécir le calibre du vagin à sa partie inférieure. Or, en diminuant ainsi le calibre du vagin, en le rétrécissant, en le réduisant à des proportions plus étroites, on empêche, par cela même, l'utérus de s'abaisser, et de se frayer un passage au milieu de sa cavité restreinte ; les parois vaginales rapprochées les unes des autres, et ne laissant plus entre elles qu'une sorte de gouttière, incapable d'admettre l'utérus, deviennent les soutiens de cet organe, le maintiennent à une hauteur convenable, et l'empêchent de descendre.

Cette opération pratiquée en Angleterre, en Amérique, en Allemagne, l'a été à Paris par MM. Péan, Lefort, Labbé, Marchand. Elle consiste en trois incisions comprenant toute l'épaisseur de la muqueuse vaginale. Ces trois incisions forment un triangle, dont le sommet se trouve à 3 ou 4 centimètres environ au-dessus des caroncules myrtiformes, et la base un peu au-dessous de ces caroncules. Toute la surface de la muqueuse comprise entre les trois côtés de ce triangle est disséquée et enlevée. Puis les bords du triangle étant rapprochés, et maintenus en contact par des points de suture, se recollent, s'unissent par première intention. Quand ils sont ainsi réunis, la capacité vaginale est diminuée de toute l'étendue du triangle de la muqueuse enlevée ; et l'utérus ne peut plus franchir la partie inférieure du vagin transformée en détroit.

Sans doute cette opération est bien conçue, mais c'est une opération ; et toute opération a ses dangers. Elle ne doit être faite que dans les cas de prolapsus complet, et de précipitation, lorsque l'utérus est tombé tout à fait au niveau, ou même en dehors de la vulve. Il s'en faut de beaucoup, du reste, que son résultat soit toujours favorable. En supposant, ce qui n'a pas toujours lieu, que les bords du triangle s'agglutinent, par le fait des sutures, et que le rétrécissement de la partie inférieure du vagin se trouve ainsi réalisé, le rétrécissement n'est pas toujours durable ; et petit à petit, il est dilaté, et ramené à ses dimensions primitives, soit par la simple tension des parties, soit par l'introduction de canules à injections, soit surtout par le coït, en sorte que le prolapsus utérin se reproduit comme auparavant, et tout est remis en question. Dernièrement le professeur Lefort était obligé de pratiquer, pour la troisième fois, la même opération sur la même malade.

Donc si le pessaire est un instrument très défectueux sans doute, mais *nécessaire*, dans les cas de prolapsus et de précipitation de l'utérus, il est préférable encore à l'opération chirurgicale dont nous venons de donner un aperçu.

Un chirurgien anglais, M. Alexander, de Liverpool, dans le but de relever l'utérus, quand il est à l'état de prolapsus et de précipitation, a eu l'idée de raccourcir, en en faisant la section, les deux ligaments ronds.

Pour faire cette opération, très délicate, il commence par placer l'utérus à sa hauteur normale, au moyen de la sonde intra-utérine. Puis il pratique de chaque côté, à partir de l'épine du pubis, une incision, de 4 à 7 centimètres de longueur, dirigée en haut et en dehors, et par laquelle il pénètre dans les deux canaux inguinaux. Il saisit alors les deux ligaments ronds, il les isole, les décolle de leurs adhérences, et les tire assez fortement, pour qu'ils maintiennent l'utérus à la hauteur où l'a placé la sonde intra-utérine ; il coupe leur extrémité, et après les avoir ainsi raccourcis, il les fixe à l'orifice du canal, au moyen d'un fil de suture.

Telle est, en quelques mots, l'opération d'Alexander ;

si elle a donné, à quelques chirurgiens anglais, un résultat satisfaisant, elle a été aussi, dans trois cas, suivie de mort, et dans un quatrième cas elle a produit des accidents phlegmoneux qui ont failli enlever la malade.

Nous ne conseillons donc à personne d'avoir recours à une opération aussi dangereuse, et malgré tous ses incontestables et nombreux inconvénients, nous n'hésitons pas à lui préférer le pessaire, toutes les fois qu'il s'agit de relever l'utérus, tombé à l'état de prolapsus et de précipitation.

Arrivons maintenant au seul vrai traitement des abaissements utérins, à *la ceinture hypogastrique*, lorsque l'utérus n'est encore ni en prolapsus ni en précipitation.

DE LA CEINTURE HYPOGASTRIQUE.

Nous avons établi dans les chapitres précédents que, le plus souvent, les abaissements utérins sont méconnus, et passent inaperçus pour deux raisons : 1° parce qu'on ne connaît pas l'influence qu'ils exercent sur la santé générale, et sur un grand nombre de fonctions physiologiques ; alors, quand on se trouve en présence de ces troubles généraux, ou locaux, on n'a même pas la pensée d'en rechercher la cause véritable, et de la trouver, là où elle est réellement ; 2° parce qu'on néglige de pratiquer le toucher, dont on ne comprend pas l'utilité. Il en résulte, ainsi que nous l'avons démontré, que les abaissements, n'étant pas même soupçonnés et étant abandonnés à eux-mêmes, deviennent des chutes utérines complètes, des prolapsus et même des précipitations ; c'est alors seulement qu'on ouvre les yeux, lorsqu'on se trouve en présence d'accidents locaux et généraux trop considérables, pour pouvoir être méconnus, et lorsque le mal en est arrivé à un tel degré de gravité, que le pessaire est devenu indispensable.

Nous allons maintenant établir, et par des faits également, que si, dans un grand nombre d'autres cas, on prescrit la ceinture hypogastrique, cette prescription reste absolument inefficace et sans aucun bon résultat, et cela pour deux raisons : 1° parce que cette prescription est faite de la manière la plus légère et la plus inconsidérée ; 2° parce qu'on n'a pas la moindre notion de ce que doit être la ceinture hypogastrique, pour réaliser le bien qu'on en attend. Tout ce que nous allons dire repose sur un nombre de faits très considérable, sur de très nombreuses observations, que nous avons recueillies avec le plus grand soin, et cela depuis bien des années. Ces faits se renouvellent à chaque instant ; il ne se passe pas de semaine sans que nous les constations, soit à l'hôpital Saint-Louis, dans notre clinique du lundi, consacrée aux maladies des femmes, soit dans notre pratique civile ; par conséquent toutes nos assertions auront ce qu'elles ont eu, toujours, un véritable caractère scientifique.

En présence d'un abaissement utérin, on dit à la malade : *Procurez-vous une ceinture hypogastrique, elle est nécessaire*, et, confiante dans cette prescription, la malade s'en va chez un marchand de bandages quelconque et achète une ceinture ; on en trouve partout, en grandes quantités, fabriquées d'avance, à la grosse, toujours sur le même modèle, comme un de ces objets qui n'ont besoin d'aucune forme spéciale, et toujours bons pour le but qu'ils ont à remplir. Le médecin envoie donc sa malade acheter une ceinture, comme il l'enverrait acheter une canne, ou quelque objet de nulle importance. Ainsi faite, cette prescription est inepte ; elle serait risible et bouffonne, si on pouvait rire de l'ignorance d'un médecin, dont la malade, hélas ! subit toujours les désastreuses conséquences. S'il s'agit d'un simple vêtement de toilette, une femme a bien soin d'en commander elle-même le confectionnement, d'en faire prendre les mesures avec la plus rigoureuse exactitude, de l'essayer plusieurs fois avant de l'accepter ; et quand il s'agit d'un objet aussi sérieux qu'une ceinture hypogastrique, d'un confectionnement aussi délicat, ayant un but aussi difficile à atteindre, et toujours inutile, sinon dangereux, quand il ne remplit pas toutes les conditions de perfection désirable, quand il s'agit d'un tel objet, la malade, sur la foi de son médecin, s'en va l'acheter comme on achète une chose indifférente, toujours la même, pour laquelle on n'a besoin d'aucune indication, et sur laquelle, par conséquent, on ne saurait être trompé ! Nous le répétons, rien n'égale l'ineptie d'une prescription faite ainsi ; le résultat n'en est pas douteux ; il n'est pas difficile à comprendre : la malade va chez le premier bandagiste venu, et se procure une ceinture, n'importe laquelle ; le bandagiste est seul juge de la convenance de cette ceinture, et naturellement il la déclare toujours bonne et parfaite en tout point. La malade s'affuble donc d'une ceinture qui ne lui cause aucune gêne, mais qui ne lui apporte non plus aucun bien-être, aucun soulagement ; les maux de reins, les pesanteurs, les faiblesses persistent après comme avant, avec la ceinture. L'utérus n'est nullement soutenu, aussi continue-t-il à s'abaisser derrière une ceinture absolument inutile, parce qu'elle est défectueuse, et il arrive un moment, où un pessaire devient indispen-

BIBLIOTHÈQUE

sable. Que conclure de là, sinon que la prescription d'une ceinture, faite dans ces termes et d'après ces errements, est une prescription dérisoire, une véritable duperie, dont la malade ne peut retirer aucun bien, et qui n'est bonne qu'à la tromper, en lui faisant croire que l'infirmité dont elle est atteinte est combattue comme elle doit l'être, lorsqu'en réalité elle ne l'est pas du tout.

Lorsque l'on considère comment sont faites toutes les ceintures exposées dans les vitrines de tous les bandagistes, aussi bien dans les vitrines des plus modestes fabricants que dans les étalages de ceux qui sont les plus renommés, voici ce que l'on constate invariablement : les ceintures présentent toutes une convexité très prononcée en avant, et, en arrière, une concavité non moins prononcée. Dans cette concavité se loge la convexité du ventre ; or la convexité du ventre étant reçue dans une surface, dans une sorte d'enveloppe concave, ne peut être, par conséquent, l'objet d'une compression, puisqu'elle s'étale et se développe tout à son aise dans cette surface creuse ; donc ces ceintures ne remplissent jamais l'indication qu'elles doivent remplir, c'est-à-dire qu'elles sont impuissantes à exercer, au-dessus du pubis, la pression de relèvement nécessaire pour soutenir l'utérus, pour le remonter, et pour rétablir dans la région hypogastrique le point d'appui qui manque, par suite de l'abaissement utérin. Ces sortes de ceintures sont donc de la plus complète inutilité. Elles masquent souvent leur inutilité sous les dehors séduisants de l'élégance ; elles sont bordées de peluche rose ou blanche ; elles sont faites de velours ou de satin ; mais tout cela, tout ce luxe n'est qu'un trompe-l'œil, et les médecins qui les prescrivent donnent, par cela même, la mesure de leur ignorance absolue.

Quelques ceintures, il est vrai, portent à leur partie inférieure et antérieure une sorte de petit tampon, formé en croissant, mou, sans résistance, ainsi qu'une lanière fixée sur ce petit croissant, et bouclée en arrière, de manière à exercer, par le fait de ce petit tampon, une pression sus-pubienne ; mais ce petit tampon est toujours insuffisant par lui-même, et la concavité de la ceinture, augmentant encore cette insuffisance, le rend inutile ; ainsi comprise, et ainsi confectionnée, cette ceinture est donc défectueuse et incapable de remplir les indications pour lesquelles elle est faite.

Il y a d'autres ceintures conçues et exécutées dans le même esprit, mais en tissu de caoutchouc ; il n'en faudrait pas davantage pour que nous les rejetassions comme mauvaises, et cela pour deux raisons : 1° parce que le caoutchouc étant élastique et se prêtant, en vertu même de son élasticité, à tous les changements de volume que subit le ventre, rétractions et ampliations, ne peut pas, par conséquent, exercer sur l'abdomen une pression fixe, permanente et régulière, dont est seul capable un tissu inextensible ; 2° parce que le caoutchouc, étant imperméable à la perspiration cutanée sensible et insensible, concentre sur la peau, sans les transmettre aucunement au dehors, une chaleur toujours considérable, pouvant devenir pour la peau une cause d'irritation, et une couche toujours humide, provenant des sécrétions cutanées, causant par sa stagnation à la surface de la peau une sensation désagréable, gênante et quelquefois même dangereuse.

Il y a enfin une autre espèce de ceinture : c'est la ceinture à clef ou à crémaillère ; elle est composée d'un tampon épais, large et fort, fixé sur un cercle métallique, convenablement garni, lequel fait le tour du corps. Le tampon est mobile, et pivote sur ce cercle; au moyen d'une sorte de clef, on lui donne différents degrés d'inclinaison, qui, en le poussant plus ou moins fortement contre la peau, augmentent ou diminuent le degré de pression et de relèvement qu'il exerce. Cette ceinture est peut-être la moins défectueuse de celles que nous avons passées en revue; mais elle est loin encore de remplir toutes les conditions désirables. Ainsi le tampon se déplace à gauche ou à droite, en bas ou en haut, car il n'est pas assez solidement, ni assez invariablement fixé par la tige ou cercle métallique qui fait le tour du corps. Ce cercle métallique lui-même manque de fixité, et laisse à désirer sous tous les rapports : si le ventre est très plat et les épines iliaques très saillantes, il exerce, sur celles-ci, une pression douloureuse, et en même temps il se déplace, en déplaçant le tampon. Si au contraire le ventre est très développé, il ne peut, en aucune manière, le soutenir, et il est poussé de haut en bas, par le poids des bourrelets graisseux qui le recouvrent et pèsent sur lui ; cette ceinture est donc défectueuse.

De ce qui précède il résulte : 1° que, dans le plus grand nombre de cas, les médecins prescrivent une ceinture hypogastrique d'une manière légère, inconsciente, sans se rendre compte de ce que doit être cette ceinture, relativement aux indications qu'elle doit remplir, sans se préoccuper de mettre la matière et le confectionnement de cette ceinture en rapport avec les anomalies qu'elle est appelée à corriger, et enfin, sans examiner la ceinture et sans la voir à l'œuvre ; 2° de toutes les considérations précédentes, il résulte encore que si la prescription est mal faite, sans précision, sans règle scientifique, de façon à laisser voir soit la négligence et l'incurie, soit l'ignorance du médecin, la chose prescrite est tout aussi mauvaise et tout aussi défectueuse. C'est pourquoi, le plus souvent, dans l'immense majorité des cas, la ceinture hypogastrique, quand elle est prescrite, ne produit aucun effet salutaire, n'empêche ni les pesanteurs, ni les tiraillements, ni les faiblesses, ni les fatigues dans la marche et dans la station verticale, ni les douleurs lombaires, ni aucun des accidents, des abaissements et des déviations de l'utérus.

Si, comme nous l'avons démontré, il y avait à s'occuper de la question du diagnostic, il n'y avait pas moins à faire pour la question thérapeutique, nous l'avons compris, après la tâche que nous nous sommes efforcé d'accomplir. Après avoir mis en lumière tout ce qui pouvait mettre sur la voie du diagnostic, faire soupçonner, et établir l'existence d'un abaissement utérin, il fallait bien songer à le guérir, ou du moins à l'empêcher de devenir plus grave, incurable, et la cause des plus sérieux mécomptes pour les malheureuses femmes; il fallait parer à tous les inconvénients, à tous les troubles fonctionnels qu'il entraîne, et dont il est le principe; il fallait mettre les malades à l'abri des déboires, des souffrances, et des dégoûts du pessaire. Les différentes espèces de ceintures hypogastriques étaient défectueuses, incapables de détruire les accidents auxquels elles étaient appelées à remédier, il fallait donc chercher quelque chose de mieux; c'est ce que nous avons fait, et les heureux résultats que nous obtenons en si grand nombre, depuis plus de vingt ans, nous permettent de dire que nous l'avons trouvé. Ce quelque chose de mieux, nous osons même dire ce quelque chose de très bon, d'excellent dans les résultats, est une ceinture confectionnée de la manière suivante :

Le corps de la ceinture, depuis la région lombaire jusque sur les régions latérales de l'abdomen, a 6 centimètres environ, en dehors de la ligne médiane, de chaque côté, est en coutil blanc ou gris. Nous faisons coudre dans l'épaisseur de ce coutil, en avant, et de chaque côté, une petite baleine, afin qu'il n'y ait pas de froncements, de plissements, et que les côtés de la ceinture conservent toute leur largeur. La partie médiane de la ceinture, dans une largeur de 7 à 12 centimètres, suivant les cas, est un tissu d'un tricot solide, et à claire voie, de manière à être perméable à l'air, et à faciliter l'évaporation de la transpiration; ce tissu de tricot à claire voie, fixé, de chaque côté, au coutil, a donc l'avantage de ne pas concentrer de la chaleur sur le ventre, et d'entretenir la fraîcheur de la peau. La ceinture a, suivant la taille des malades, et suivant la protubérance du ventre, de 10 à 20 centimètres de hauteur. Elle est attachée en arrière, à la région lombaire, par deux ou trois pattes, suivant sa hauteur, fixées par autant d'ardillons, ses bords sont garnis de peau de daim, ou de peluche.

A son bord inférieur, et sur la ligne médiane, la ceinture porte un tampon, semi-lunaire, convexe, épais, doux, bien que résistant, ce tampon est couvert de peau de daim; son bord inférieur est convexe, son bord supérieur concave, il se présente sous forme d'un croissant; son épaisseur est, suivant les cas, de 2 à 4 centimètres; son grand diamètre, sa longueur, qui se place dans le sens transversal, est, suivant les cas, de 8 à 12 ou 14 centimètres; la hauteur du tampon est de 4 à 7 centimètres environ. Il est solidement fixé au bord inférieur de la ceinture, par sa face externe qui est plane, métallique, consistant en une lame d'acier. Sa face interne ou postérieure est convexe, directement en rapport avec la peau, et couverte de peau de daim. A la partie inférieure du tampon est fixée une bande de caoutchouc, de 2 à 3 mètres de largeur ; cette bande, convenablement attachée, se dirige obliquement, d'avant en arrière, de bas en haut, le long des parois de la ceinture, et ses deux extrémités se rejoignent et se bouclent, soit en arrière, au niveau même des boucles de la ceinture, soit latéralement, au-dessus de la crête de l'os iliaque. Le tampon se place sur la ligne médiane, immédiatement au-dessus du bord supérieur du pubis. Le bord inférieur du tampon doit descendre jusqu'au bord du pubis, mais rester au-dessus de ce bord, et n'avoir avec lui aucun contact. Il doit être solidement maintenu à cette place, afin qu'il y reste fixé, pendant qu'on attache la ceinture en arrière, à la région lombaire. Quand les deux ou trois pattes sont bouclées, le bord inférieur de la ceinture dirigé horizontalement en arrière, en passant sur les hanches, alors on fixe les sous-cuisses ; ce sont deux bandes en tissu de tricot, se boutonnant en avant, au bord inférieur de la ceinture, de chaque côté de la ligne médiane, en dehors de la vulve, au niveau des plis génito-cruraux. Ces sous-cuisses sont ramenés en arrière, chacun de leur côté dans le pli de la fesse correspondant, et fixés par un bouton, au bord inférieur de la ceinture, en arrière des hanches. Les sous-cuisses étant ainsi boutonnés, on boucle la grande bande de traction oblique, et la ceinture est placée. Telle est la ceinture hypogastrique, telle que nous l'employons ; voyons maintenant quel est son mode d'action.

Le tampon, au bord inférieur duquel est fixée la grande bande de traction oblique qui se dirige de bas en haut, d'avant en arrière, pour se boucler sur un plan supérieur de 4 à 5 centimètres, à son point d'attache, représente la puissance qui soulève la région hypogastrique, en la comprimant d'avant en arrière; les sous-cuisses, qui passent sous les ischions, représentent la résistance; ils fixent la ceinture d'une manière invariable, de telle sorte que la puissance exercée sur elle par la bande de traction oblique ne puisse pas, en la tirant en haut, la faire remonter, mais qu'elle concentre et limite toute son action sur la région occupée par le tampon. Celui-ci, d'après la direction de la bande de traction, fixée à son bord inférieur, comprime et élève en même temps la région hypogastrique. Une large et solide bande transversale cousue des deux côtés, au niveau de son bord supérieur, et parallèlement à ce bord supérieur qu'elle recouvre, l'empêche de céder au poids du ventre qui pèse sur lui, et de basculer en avant et en dehors; elle le maintient appliqué par toute sa surface, sur l'hypogastre. Ainsi, d'un côté, l'action de compression d'avant en arrière, et en même temps de relèvement de la région hypogastrique, de la part du tampon et de la bande de traction oblique, et de l'autre côté, l'action de résistance de la part des sous-cuisses: telle est la théorie de notre ceinture.

Ses heureux effets sont immédiats, et sont ressentis aussitôt qu'elle est appliquée; la malade se trouve tout de suite soulagée de la pesanteur qu'elle éprouvait, des tiraillements dont elle avait à souffrir dans les deux flancs, et qui retentissaient jusqu'à la région épigastrique; elle sent que la force qu'elle avait perdue lui est rendue ; elle peut facilement rester debout et marcher, ce qu'elle ne pouvait pas faire l'instant d'auparavant. Quand elle était debout, quand elle marchait, il lui semblait que tout son ventre tombait, la moindre marche, la moindre fatigue excédaient ses forces ; elle ne pouvait pas soulever le plus petit fardeau, elle se sentait épuisée, défaillante, comme anéantie ; et voilà que par l'effet de la ceinture, cet état de malaise indéfinissable cesse, comme par enchantement, et qu'elle retrouve son entrain et sa vigueur !

Qu'on ne croie pas que nous exagérons, non, nous n'exagérons pas ; le tableau que nous venons de faire n'est aucunement surchargé ; nous ne saurions dire combien de fois nous avons été témoin de cette transformation subite survenue chez les malades ; combien de fois nous les avons entendues nous exprimer leur étonnement, et leur joie du bien-être qu'elles éprouvaient si subitement et si complètement, et combien de fois aussi ultérieurement, à une époque plus ou moins éloignée, elles nous ont dit que leur ceinture leur avait rendu la vie, et qu'elles ne pouvaient plus s'en passer. Les faits que nous relatons sont, nous le répétons, des faits parfaitement authentiques, des faits cliniques et de la plus rigoureuse exactitude ; nous les constatons tous les jours, nous en avons observé, depuis plus de vingt ans, un nombre si considérable, que nous pouvons à peine les compter, et il n'est pour ainsi dire pas de jour, que de nouveaux faits semblables ne s'offrent à nous. Comment donc expliquer ces phénomènes si remarquables, et, nous ne saurions trop le redire, d'une incontestable vérité ?

Comment nous en rendre compte ? Il y a en thérapeutique de nombreux faits que nous ne pouvons pas expliquer, et qu'il faut bien admettre cependant, puisque nous les voyons, or celui-là est-il du nombre de ces faits, dont l'évidence et la réalité éclatent à tous les yeux, mais qui se dérobent à toute explication, qu'il faut bien admettre puisqu'on les voit, mais dont le mode d'action et la raison d'être sont encore à trouver?

Non certes, il n'en est pas ainsi, et si nous constatons les excellents résultats de la ceinture hypogastrique, telle que nous venons de la décrire, nous pouvons en même temps les expliquer, et en donner une interprétation à la fois anatomique et physiologique.

Le tampon, placé immédiatement au-dessus de la symphyse des pubis, produit un double résultat, et agit de deux manières différentes : 1° par la compression qu'il excerce d'avant en arrière, parallèlement aux os pubiens, à la partie la plus inférieure de la région hypogastrique dans laquelle il s'enfonce, il offre aux muscles le point d'appui fixe et solide, dont ils ont besoin pour se contracter, et produire un effort quelconque. Ce point d'appui indispensable à toute contraction musculaire leur manquait, ainsi que nous l'avons dit, par suite de l'abaissement utérin ; or le tampon remplace, sous ce rapport, l'utérus et leur rend ce point d'appui ; 2° par la pression qu'il produit de bas en haut sur l'hypogastre, pression non pas seulement passive, antéro-postérieure et de soutien, mais encore active et de relèvement ; il soulève, il remonte l'utérus par une double action qui se produit à la fois et sur son corps et sur ses ligaments suspenseurs.

Voilà comment nous pouvons nous expliquer le bien-être immédiat qui résulte de l'action de la ceinture ; cette explication nous semble parfaitement logique, et conforme aux données de l'anatomie et de la physiologie. Mais elle fait surgir une autre question, dont l'importance n'échappera à personne ; cette question est celle-ci :

La ceinture hypogastrique produit un résultat merveilleux, des plus satisfaisants, cela est incontestable, mais ce résultat peut-il devenir durable et permanent, sans la ceinture ? L'utérus poussé de bas en haut, soulevé, replacé plus ou moins complètement à sa hauteur normale, et maintenu à cette hauteur par la ceinture, ne retombe-t-il pas, aussitôt que la ceinture est supprimée ? En d'autres termes, l'indication d'une ceinture est-elle une indication perpétuelle, indéfinie et pour toute la vie ?

A cette question répondent des faits, un nombre considérable de faits scrupuleusement observés et recueillis par nous, depuis plus de vingt ans. Un très grand nombre de femmes auxquelles nous avons prescrit une ceinture, qui éprouvaient le besoin de cette ceinture, et qui en ont ressenti le soulagement le plus complet, au bout d'un certain temps n'ont plus éprouvé le besoin de cette ceinture, et ont acquis la conviction que cette ceinture leur était devenue inutile. Elles ont porté leur ceinture pendant un an, deux ans, trois ans ; pendant tout ce temps-là elles sentaient que la ceinture leur était indispensable, que sans la ceinture elles pouvaient à peine marcher, et se tenir debout, que tout était pour elles fatigue et épuisement ; or, après avoir porté cette ceinture pendant un temps plus ou moins long, elles sentent qu'elles peuvent s'en passer, et qu'elles sont redevenues fortes, actives et vigoureuses sans leur ceinture. Combien de fois n'avons-nous pas entendu des femmes nous dire ceci : « Pendant six mois, pendant un an, deux ans, quatre ans, nous avons toujours porté notre ceinture, nous ne pouvions rien faire sans elle ; mais maintenant nous n'en avons plus besoin, elle nous a guéries, et depuis un an, deux ans, quatre ans, nous ne la portons plus, car tous nos malaises d'autrefois ont disparu. » Et en pratiquant le toucher nous constations en effet que l'utérus était remonté. De ces faits très nombreux, il faut nécessairement conclure que l'utérus relevé, remis à sa place et maintenu d'une manière fixe à cette place par la ceinture, pendant un temps suffisamment long, y retrouve ses conditions normales de soutien, et que désormais, pouvant se soutenir par lui-même, par ses ligaments suspenseurs, il n'a plus besoin du secours de la ceinture.

Donc, la ceinture hypogastrique, non seulement remédie aux accidents d'abaissements utérins, mais encore elle guérit ces abaissements ; le soutien mécanique et matériel qu'elle donne à l'utérus permet à cet organe de reprendre, de lui-même, par ses propres forces, par la seule action de ses ligaments, sa situation normale. Ne peut-on pas comprendre, en effet, que les ligaments utérins dont le décollement, dont le relâchement avaient laissé tomber l'utérus se soient rétractés, raccourcis, aient repris leurs anciennes adhérences, pendant tout le temps que le tampon hypogastrique, en relevant, et en soutenant l'utérus, les avait soulagés de son poids, et avait ainsi favorisé le resserrement de leurs fibres et le rétablissement de leur élasticité ? Mais il est bien entendu que, pour que cet heureux résultat puisse se produire, il ne faut pas, quand on applique la ceinture, que l'utérus soit tout à fait tombé, car alors il n'y aurait que peu ou pas du tout d'espoir de guérison. Moins l'abaissement est prononcé, et plus on peut espérer sa guérison; moins l'abaissement est prononcé, et plus vite s'obtient la guérison, et moins longtemps doit être portée la ceinture ; de là, par conséquent, la nécessité de bien connaître les signes, les symptômes de l'abaissement utérin ; de là l'indication de pratiquer le toucher afin de constater l'abaissement dès son origine, quand il peut encore être guéri, afin de ne pas l'abandonner à lui-même, et de ne pas le laisser arriver à un point qui nécessiterait l'usage de la ceinture hypogastrique pendant un temps très long, et peut-être définitif, si l'abaissement était devenu trop considérable pour pouvoir être guéri.

Telles sont les indications, et telle est la manière d'agir de la ceinture hypogastrique, telle que nous la prescrivons ; mais il ne faut pas croire que cette prescription soit toujours la même, et que toutes les ceintures, confectionnées sur un modèle identique, ne présentent entre elles aucune variété, aucune dissemblance. Les ceintures doivent varier, d'abord suivant le degré de l'abaissement ; plus l'abaissement est considérable, et plus la ceinture doit avoir de force de compression et de relèvement pour la région hypogastrique ; or ce degré de force se mesure par le plus ou moins de force et d'épaisseur du tampon, qui représente, avec la bande de traction dont il est pourvu, la puissance comprimante et relevante ; c'est le toucher qui, déterminant le degré de l'abaissement, déterminera par conséquent la force qu'il faudra donner au tampon. Dans les degrés d'abaissement les plus simples, un simple petit croissant de consistance molle sera suffisant ; dans les abaissements très prononcés, au contraire, il faudra un tampon solide, résistant, à charpente métallique, et de 3 à 5 centimètres d'épaisseur.

Les ceintures varient encore suivant la taille plus ou moins grande des malades, et suivant leur embonpoint : aux petites femmes à ventre plat, une ceinture à deux pattes, et de 8 à 10 centimètres de hauteur sera suffisante; aux grandes femmes, il faudra une ceinture à trois pattes et de 12, 15, 17 centimètres de hauteur.

Si le ventre est très gros, très gras et tombant comme un tablier de graisse, son poids entraînerait la ceinture, et d'autre part, si ce poids abdominal est une charge, une gêne pour la marche, il y a lieu d'en soulager la malade ; or la ceinture telle que nous l'avons décrite serait insuffisante ; dans ce cas, il faut aider la malade à soutenir et à porter son ventre par une ceinture large, au bord supérieur de laquelle nous attachons, par trois boutons en patte d'oie, une bande de tricot de 4 à 5 centimètres de largeur, qui, montant entre les deux seins, arrive ainsi jusqu'à la partie supérieure du sternum; là cette bande se bifurque, chacune de ses divisions passe comme une bretelle sur l'épaule correspondante et, se croisant au milieu du dos, vient se boutonner en arrière des hanches, au bord supérieur de la ceinture. La ceinture, prenant ainsi son point d'appui solide sur les épaules, soulève et supporte parfaitement le poids du ventre. Les bretelles et les sous-cuisses représentent deux puissances opposées, agissant en sens inverse et se faisant équilibre, l'une tirant la ceinture par en haut, l'autre par en bas, et tenant par conséquent la ceinture dans une fixité parfaite. Combien de fois, par un semblable appareil, avons-nous pu rendre l'agilité à de malheureuses femmes polysarciques, chez lesquelles l'abaissement utérin, et la chute de la paroi abdominale, tombant lourdement jusque sur les cuisses, constituaient une double cause d'irrésistible pesanteur, d'énervante débilitation, d'obstacle à la marche et à la station verticale!

La ceinture hypogastrique doit donc être modifiée d'après toutes ces considérations, et quand nous la prescrivons, nous avons bien soin d'indiquer par écrit comment, dans quelles proportions, avec quelles variétés elle doit être confectionnée. Pour être utile, il faut qu'elle soit parfaite; si elle ne remplit pas toutes les conditions de perfection désirables, elle n'est d'aucune utilité, elle peut même être nuisible ; il faut donc qu'elle soit faite sur mesure, et d'après les indications spéciales données par le médecin.

Les conditions qu'elle doit remplir, et sans lesquelles elle est de nulle valeur, sont les suivantes : les deux premières sont tout à fait opposées l'une à l'autre, semblent s'exclure réciproquement, et pourtant elles sont compatibles. Il faut d'abord que la ceinture soit légère et souple, pour se mouler sur le corps, pour ne donner lieu à aucune gêne, pour se prêter à tous les mouvements; mais il faut en même temps qu'elle soit forte, pour relever, par une pression énergique, l'utérus qui tombe, et souvent aussi le ventre qui tombe en même temps. Si la ceinture n'est que souple et légère, et qu'elle ne relève rien, elle est inutile; c'est là le cas de toutes les ceintures convexes et concaves, qu'on achète toutes faites, et sans en avoir pris mesure ; elles ne gênent pas, mais elles ne soutiennent, elles ne relèvent rien; donc elles ne sont d'aucune utilité. Si au contraire la ceinture est forte, si elle produit le soutien et le relèvement qu'elle doit produire, mais, en même temps, si elle gêne les mouvements, si elle cause quelque douleur, alors on ne peut pas la porter. La première difficulté est donc qu'elle soit à la fois et très légère et très forte; très souple et très légère, pour ne donner lieu à aucune gêne ; très forte, pour exercer un relèvement énergique, par la convexité, par la saillie que forme au niveau du tampon sa face postérieure, laquelle, nous le répétons, doit représenter une saillie, une convexité, condition nécessaire et indispensable à la production d'une force compressive et relevante, sur la région hypogastrique.

Une autre condition que doit remplir la ceinture hypogastrique, c'est une fixité absolue; il faut qu'une fois placée elle ne bouge pas, et qu'elle reste invariablement fixe, et sans déplacement aucun, dans la situation où elle a été mise. Qu'arriverait-il en effet si, dans la marche, et dans les divers mouvements auxquels se livre la malade, le tampon descendait sur les pubis, ou déviait dans un sens quelconque? Il ne correspondrait plus à l'utérus, n'aurait plus d'action sur cet organe et causerait, en même temps, de la gêne et de la douleur.

Ainsi donc, souplesse et légèreté pour ne rien gêner; force pour comprimer, relever l'hypogastre et soutenir les reins ; fixité absolue, quels que soient les mouvements du corps : telles sont les conditions qu'il faut exiger de la ceinture. Or, comme elles ne sont pas faciles à réaliser, le médecin a le devoir, s'il ne veut pas faire une prescription de nulle valeur, d'y apporter la plus sérieuse, la plus minutieuse attention. Convaincu de la très grande difficulté que présente le confectionnement de cette ceinture, nous avons l'habitude de proposer aux malades de voir, d'examiner leur ceinture avant qu'elle leur soit livrée, et cet examen, nous le faisons en présence de la personne qui a fabriqué la ceinture. Nous plaçons la ceinture nous-même, et nous profitons de cette occasion pour indiquer à la malade la manière de mettre sa ceinture. Nous la plaçons donc nous-même ; nous faisons marcher, asseoir, courber, accroupir la malade ; nous constatons si, dans ces différents mouvements, la ceinture ne s'est pas déplacée. Nous pratiquons le toucher pour savoir si l'utérus est relevé d'une manière appréciable ; nous interrogeons la malade sur les effets qu'elle ressent ; la ceinture lui est-elle douloureuse, ou simplement gênante ? lui fait-elle éprouver, au contraire, une sensation immédiate de soulagement, d'allégement ? La marche est-elle plus facile ? la vigueur est-elle revenue !... La malade se sent-elle plus légère et en même temps plus forte ? Et si, à toutes ces questions, la réponse n'est pas satisfaisante, nous en concluons que la ceinture est défectueuse, et nous ne l'acceptons pas. Voilà quelle est notre pratique relativement à la ceinture hypogastrique ; et nous le déclarons, il n'y en a pas d'autre, si l'on veut véritablement rendre service aux malades, remédier à leur infirmité, les en guérir, et si, en même temps, on a sérieusement étudié cette question de thérapeutique, en apparence si simple, mais en réalité si délicate, si difficile, et qui exige tant de soins et de précautions.

Une ceinture hypogastrique étant indiquée, combien de temps cette ceinture devra-t-elle être portée ? — Telle est la question qu'on nous adresse invariablement, chaque fois que nous en faisons la prescription. — A cette question, voici notre réponse : il est impossible de spécifier combien de temps l'usage de la ceinture sera nécessaire; cela dépend du degré de l'abaissement, de la régularité avec laquelle sera portée la ceinture, du degré de perfection de cette ceinture; ce que l'on peut dire, d'une manière générale, c'est que la ceinture devra être portée tant qu'on en éprouvera du bien-être, tant et aussi longtemps que sa suppression momentanée sera marquée par une sensation plus ou moins vague de malaise; on ne devra la quitter qu'après avoir, à différentes reprises, constaté que sa suppression n'occasionne pas le plus petit malaise, et qu'avec, ou sans ceinture, il n'y a pas la moindre différence dans les sensations de bien-être, ou de malaise. Quand on n'éprouve plus la privation de la ceinture, c'est qu'elle est devenue inutile, et alors on peut la quitter, sauf à la reprendre de temps en temps, dans un jour de voyage, ou de fatigue, par exemple.

La ceinture doit être quittée tous les soirs; nous recommandons à la malade de faire alors une grande toilette, de promener une éponge imbibée d'eau froide alcoolisée, ou aromatisée, sur toutes les parties avec lesquelles la ceinture est en contact, et qu'elle comprime; le lendemain matin, avant sa réapplication, une seconde toilette semblable doit être faite; c'est le moyen de conserver à la peau ses propriétés physiologiques.

Dans les cas graves d'abaissement, quand l'utérus est tout à fait tombé, ce n'est plus le cas d'une ceinture, nous l'avons déjà dit; le pessaire est devenu un mal nécessaire; il faut bien y avoir recours; lui seul peut avoir prise sur l'utérus, et le maintenir relevé à sa hauteur normale; mais le pessaire n'a, et ne peut avoir aucune prise, aucune action sur le ventre, sur la paroi abdominale. Et si cette paroi est tombante, si elle forme ce tablier graisseux qui descend sur les cuisses, et pèse d'un poids si lourd et si fatigant pour la malade, alors dans ce cas il faut, indépendamment du pessaire, prescrire une ceinture pour relever le ventre. Le poids du ventre est quelquefois si considérable, qu'il faut adapter des bretelles à la ceinture, qui, sans le secours des bretelles, serait impuissante à le soutenir. Il faut avoir bien soin, en appliquant la ceinture, de relever le tablier graisseux et de placer le tampon hypogastrique pardessous; sans cette précaution, le tampon placé sur la paroi abdominale tombante ne pourrait, en la comprimant, dans le sens de sa chute, que la faire tomber davantage. L'action combinée du pessaire et de la ceinture est indiquée dans des cas semblables, et produit le meilleur effet. Nous y avons eu recours bien des fois, et toujours avec un plein succès.

Nous avons, il nous le semble du moins, traité avec tous les détails qu'elle comporte la question si importante de l'abaissement utérin; mais nous n'avons rien dit encore du traitement des déviations utérines; nous les avons signalées et décrites plus haut, il nous reste maintenant à dire comment elles doivent être traitées.

Il y a, nous l'avons indiqué, quatre déviations utérines, deux dans le sens antéro-postérieur, l'antéversion et la rétroversion; et deux, dans les sens latéraux, les latéroversions gauche et droite.

TRAITEMENT DES DÉVIATIONS UTÉRINES.

Antéversion; rétroversion.

Ce sont les déviations les plus fréquentes et les plus importantes : aussi M. Valleix s'en était-il préoccupé tout particulièrement, et il avait imaginé, pour y remédier, un instrument fort ingénieux, qu'il avait appelé *sonde intra-utérine*. C'était une tige métallique recourbée, concave en avant; l'une de ces extrémités était mousse et arrondie, et l'autre adaptée à un manche portant un anneau. S'agissait-il d'une antéversion? la sonde intra-utérine était portée en arrière et introduite par le museau de tanche, dans l'intérieur de l'utérus. Une fois introduite, son extrémité opposée était ramenée en avant, ce qui, par un mouvement de bascule, faisait pivoter le corps de l'utérus, le portait en arrière, et le replaçait ainsi dans sa direction normale. Alors la sonde était abandonnée dans la cavité utérine, l'anneau de son manche était fixé à une lanière attachée à une ceinture, et l'utérus, ainsi redressé et maintenu plusieurs jours de suite dans sa direction normale, y contractait des adhérences qui se chargeaient ensuite de l'y laisser définitivement. La sonde était retirée après être restée en place, un plus ou moins grand nombre de jours. Telle était la théorie de la sonde intra-utérine, qui donna quelques heureux résultats; elle nous en donna à nous-même : mais elle donna aussi à son auteur les plus désastreux accidents; sa présence, dans la cavité utérine, y détermina une inflammation de l'utérus; l'inflammation gagna le péritoine, et des malades succombèrent, en quelques jours, à une métro-péritonite. Cette méthode de traitement, toute simple, toute rationnelle qu'elle était, fut donc abandonnée; l'utérus, organe doué d'une irritabilité très grande, ne se prêtant pas au séjour d'un corps étranger dans son intérieur.

Ce que nous venons de dire pour l'antéversion s'applique à la rétroversion. Dans ce dernier cas, le bec de la sonde intra-utérine allait chercher, pour l'y introduire, le museau de tanche en haut derrière les pubis, et l'extrémité opposée de la sonde, étant ramenée en bas et en arrière, vers la fourchette vaginale, imprimait, par cela même, au corps utérin, un mouvement de bascule en sens inverse qui le faisait remonter d'arrière en avant, le replaçait dans sa situation normale, où il était maintenu par la sonde, fixée, comme nous l'avons dit. Dans l'un et l'autre cas, cette pratique séduisante, au premier abord, fut mise de côté à cause de ses dangers.

A quel traitement faut-il donc avoir recours pour l'antéversion, compliquée ou non d'abaissement? Disons-le tout de suite : à la ceinture hypogastrique, qui agit merveilleusement en pareil cas; on pourrait même dire qu'elle semble faite tout spécialement pour combattre l'antéversion. En effet, la pression du tampon au-dessus des pubis, s'exerçant d'avant en arrière, repousse en arrière le corps de l'utérus, et par conséquent, ramenant le col en avant, fait cesser l'antéversion. Or, après un certain temps de cette pression, continuée incessamment, à l'exception de la nuit, l'utérus, replacé dans sa direction normale, y contracte des adhérences qui l'y maintiennent définitivement. L'antéversion est donc le triomphe de la ceinture hypogastrique.

La rétroversion est d'un traitement plus difficile et moins efficace. Nous ne dirons rien de certains moyens ridicules et impraticables qui ont été proposés, de l'introduction, à demeure, de corps étrangers volumineux dans le rectum, avec l'idée de rejeter en avant le corps utérin; de la prescription, plus bizarre encore, qui consistait à laisser, pendant des journées entières, les malades couchées sur le ventre, dans l'espoir que cette situation entraînerait en avant le corps de l'utérus, le ferait basculer dans ce sens par son propre poids, et le replacerait ainsi, à la longue, dans sa direction normale; tout cela évidemment n'est pas sérieux.

Si la rétroversion est compliquée d'abaissement, la ceinture hypogastrique est encore indiquée; en relevant l'utérus abaissé, elle diminuera déjà, par cela seul, les accidents, elle apportera une grande amélioration, et, tout en remontant l'utérus, elle pourra en même temps le redresser. Ce que nous disons là n'est point une vue spéculative, non, c'est le résultat de très nombreuses observations. Nous avons soigné et guéri, nous le répétons, par la ceinture hypogastrique, un nombre très considérable de rétroversions, compliquées d'abaissement.

S'il y a rétroversion sans abaissement, l'utérus étant resté absolument à sa hauteur normale, mais ayant basculé complètement en arrière, le col étant en haut tout à fait derrière les pubis, et le corps tout à fait en arrière dans la concavité du sacrum, alors, pour ramener celui-ci en avant, pour lui faire décrire un arc de cercle d'arrière en avant, qui, par un mouvement de bascule et en faisant pivoter l'utérus sur lui-même, le ramène dans sa direction normale, en relevant le corps en avant, et en abaissant le col en arrière, voici quel est le moyen à employer. Il faut introduire, dans le cul-de-sac rétro-utérin, de gros bourdonnets de charpie sèche, bien serrés avec un fil de lin, ou des éponges préparées; ces corps étrangers en se gonflant, en devenant plus volumineux par l'absorption qu'ils feront du mucus vaginal, exerceront une pression d'arrière en avant, qui poussera et maintiendra dans cette direction le corps utérin. Quelques tampons de charpie placés au-dessous et à l'entrée du vagin les maintiendront à leur place; on les y laissera vingt-quatre, ou quarante-huit heures. Pour les enlever, on tirera les fils qu'on y avait attachés, et qu'on avait laissés pendre en dehors du vagin; d'autres bourdonnets seront mis à la place des premiers, et cela pendant un temps variable (de quinze jours à un ou deux mois), suivant le degré de la rétroversion, et les progrès plus ou moins lents ou rapides de la guérison.

Ce procédé d'action, qui nous appartient, pour redresser l'utérus, nous semble infiniment préférable au pessaire ovalaire en caoutchouc durci, employé et recommandé par Kœberlé. En effet, d'après Kœberlé lui-même, l'introduction de ce pessaire est assez difficile pour ne pas blesser l'utérus et le vagin; il doit être assez volumineux, assez épais, pour repousser le corps de l'utérus en avant; et il peut rester en place plusieurs mois, une année même et au delà, sans qu'on soit obligé de l'extraire ou de le changer.

Or, il est impossible que ce corps étranger, dur, exactement adapté à la capacité du cul-de-sac rétro-utérin, assez considérable pour opérer le basculement en avant du corps utérin, ne produise pas une gêne considérable, une irritation dans la muqueuse vaginale et des douleurs pelviennes.

Nos bourdonnets de charpie, au contraire, sont en quelque sorte élastiques, d'un tissu doux; on peut les imbiber d'un mucilage émollient, qui empêche l'inflammation d'atteindre les tissus; de plus, les irrigations vaginales faites chaque fois qu'on change les bourdonnets sont essentiellement antiphlogistiques, et enfin on peut accroître progressivement le nombre, ou l'épaisseur des bourdonnets, à mesure que la muqueuse est accoutumée à leur contact, et que s'opère le redressement utérin. Quant aux éponges préparées, par leur gonflement lent et progressif, elles opèrent ce redressement d'une manière progressive aussi, et surtout exempte de toute violence, et par conséquent de tout danger.

LATÉROVERSIONS.

Le même procédé sera applicable au redressement de l'utérus, incliné dans le sens latéral. S'il y a abaissement, en même temps que latéroversion, la ceinture hypogastrique seule suffira ; en relevant l'utérus, elle le redressera en même temps. Mais s'il y a latéroversion gauche ou droite, sans abaissement, c'est-à-dire, si l'utérus, sans s'être abaissé, s'est incliné, soit à gauche, soit à droite, de manière à représenter dans sa direction une ligne, sinon tout à fait transversale, du moins oblique de haut en bas et de gauche à droite, ou de droite à gauche, alors il faudra placer les bourdonnets de charpie, ou des fragments d'éponges préparées, dans le cul-de-sac latéral occupé par le corps de l'utérus, de manière à le relever, et à le ramener petit à petit sur la ligne médiane. La latéroversion gauche étant plus fréquente que la latéroversion droite, c'est, par conséquent, dans le cul-de-sac latéral gauche que les bourdonnets doivent être placés le plus souvent, pour opérer le redressement de l'utérus.

DE L'ATRÉSIE DU MUSEAU DE TANCHE. DES ABAISSEMENTS DE L'UTÉRUS COMME CAUSES DE STÉRILITÉ. FÉCONDATION ARTIFICIELLE.

Nous avons examiné les divers degrés de l'abaissement de l'utérus, et les différentes déviations, relativement aux accidents et aux troubles fonctionnels, qui en sont la conséquence; mais nous n'en avons rien dit encore par rapport à la fonction si importante de la fécondation. Nous n'avons point à faire ici un exposé physiologique des diverses causes de stérilité, dépendantes, les unes de l'homme, les autres de la femme. Nous ne voulons nous occuper que de l'utérus seulement, et que des obstacles qu'il apporte à la fécondation par son atrésie et par ses situations vicieuses; en d'autres termes, nous ne voulons parler que des causes matérielles et organiques, dépendantes de l'utérus, qui, chez la femme, s'opposent à la fécondation, et auxquelles il nous est possible de porter un remède efficace.

Nous désignons, sous le nom d'atrésie utérine, l'ouverture insuffisante que présente le col de l'utérus. Il y a des cas dans lesquels l'orifice utérin est d'une étroitesse excessive; c'est un petit trou presque imperceptible. Or, on conçoit très bien que cette disposition soit une cause de stérilité : cet orifice, en effet, est tellement étroit, que la liqueur séminale n'y peut trouver accès; la fécondation, par conséquent, ne peut pas s'opérer.

En pareil cas, le traitement est celui-ci : il faut dilater cet orifice trop peu ouvert : nous avons plusieurs fois, et avec succès, pratiqué cette opération; elle est très simple : la malade étant couchée sur le dos, et le col utérin placé dans le champ du spéculum, on introduit dans l'orifice utérin une bougie d'un calibre en rapport avec celui de l'orifice; on laisse cette bougie quelques instants dans l'orifice; on lui imprime un mouvement de vrille, de rotation sur elle-même, après quoi on la retire; on prescrit un bain, et des injections émollientes pour prévenir tout développement inflammatoire. Les jours suivants, on renouvelle la même opération, en augmentant progressivement le calibre des bougies, et quand on a obtenu une notable dilatation, on prescrit le coït immédiatement après le retrait de la bougie, pendant que l'orifice utérin est encore béant, et avant qu'il ait eu le temps de se resserrer.

FÉCONDATION ARTIFICIELLE.

Le cas d'atrésie utérine est un de ceux dans lesquels on peut trouver l'indication de la fécondation artificielle. Le désir de la procréation est quelquefois si grand; quelquefois aussi, il faut bien le dire, à la procréation d'un enfant se trouvent attachés de tels intérêts, qu'un mari et une femme ne reculent devant aucun sacrifice, pour obtenir un résultat, d'où dépend souvent le bonheur de leur vie, et des avantages matériels trop importants pour être négligés. Lors donc que l'on se trouve en présence d'un de ces cas, lorsqu'on a acquis, par un examen microscopique, la preuve que la liqueur spermatique, a toutes les qualités voulues pour être fécondante, lorsqu'elle renferme des animalcules spermatiques dans l'état le plus physiologique, et que, par conséquent, il est démontré que la cause de la stérilité est inhérente à la femme, lorsque le col utérin est vicieusement conformé, quand il est très petit, très pointu, très conique, et que, malgré l'introduction de plusieurs bougies, et même de petits cylindres d'éponges préparées, laissés à demeure dans la cavité du col, plusieurs heures de suite, lorsque, dans ces conditions, la stérilité persiste, il est alors permis de céder à des instances auxquelles le devoir médical prescrit de se rendre, et de pratiquer l'opération de la fécondation artificielle.

Cette opération très délicate en elle-même, et dont la description minutieuse et détaillée le serait encore davantage, a été pratiquée un assez grand nombre de fois; M. Salmont, de Chartres, est un des premiers, croyons-nous, qui l'ait faite; M. le professeur Pajot l'a faite plusieurs fois; nous l'avons pratiquée quatre fois, et voici avec quel instrument : nous nous sommes servi d'une sonde en argent, dont le calibre est exactement rempli par un piston occupant toute la capacité de la cavité de la sonde, et fixé à une tige, au moyen de laquelle il est promené dans toute la longueur de la sonde. Cette sonde est donc une véritable pompe aspirante et foulante.

La femme étant couchée sur le dos, les membres inférieurs élevés et fortement écartés, le spéculum est appliqué; on s'assure très exactement de la situation du col utérin. La sonde ayant été mise dans l'eau chaude, de manière à lui donner une température en rapport avec la température de la liqueur spermatique, on place son bec dans cette liqueur, aussitôt qu'elle a été obtenue du mari. Le piston élevé fait le vide dans l'intérieur de la sonde; la liqueur spermatique attiédie y pénètre et en remplit le calibre. Alors la sonde est introduite par le museau de tanche, dans la cavité du col. Quand on s'est parfaitement assuré qu'elle y est bien réellement, alors, en pressant la tige, on fait descendre le piston. La pompe qui avait été *aspirante*, pour faire monter la liqueur spermatique dans sa cavité cylindrique, devient alors *foulante*, et pousse cette liqueur dans l'intérieur de l'utérus. Après qu'on a retiré la sonde, on voit toujours quelques gouttes spermatiques sortir, s'écouler par le museau de tanche. On est donc bien sûr que la liqueur fécondante a pénétré dans la cavité utérine, et que, par conséquent, cette condition indispensable de la fécondation a été remplie. On a soin que la femme reste un certain temps couchée, afin de favoriser, le plus possible, le séjour du sperme dans la cavité utérine, et de l'empêcher d'en sortir.

La fécondation artificielle a été, plusieurs fois, suivie du succès qu'on en attendait. Le meilleur moment pour la pratiquer est celui qui suit immédiatement l'époque menstruelle. Cette opération peut être pratiquée plusieurs fois, mais pas de suite; il faut toujours attendre, pour la pratiquer, une seconde ou une troisième fois, qu'une époque menstruelle ait eu lieu, car, sans cela, dans le cas où elle aurait réussi à opérer la fécondation, l'introduction de la sonde serait non seulement inutile, mais encore dangereuse : elle courrait le risque de porter atteinte à l'intégrité de l'œuf, de le perforer, et de produire ainsi un avortement, en détruisant le succès de la première opération. Il faut donc, avant de tenter une seconde opération, toujours attendre que la prochaine époque menstruelle soit passée ; l'apparition ou la suppression des règles indiquera le succès, ou l'insuccès de la première opération, et, par conséquent, l'indication ou la contre-indication d'une seconde opération.

Les déviations utérines peuvent être aussi, on le comprend facilement, causes de stérilité, et cela, de la même manière que l'atrésie du col. En effet, par le fait même de l'une, ou de l'autre de ces déviations, l'orifice du col est inaccessible à la liqueur spermatique. S'agit-il d'une antéversion ? Le col est profondément enclavé en arrière, dans la concavité du sacrum, et quand l'éjaculation se produit, elle se fait sur le fond de l'utérus, sur la face antérieure du corps utérin, où elle se perd. Une ceinture hypogastrique très bien faite, en remédiant à l'antéversion, en rejetant le corps utérin en arrière, en ramenant le col en avant, en plaçant par conséquent l'utérus dans une situation favorable à la pénétration du sperme dans sa cavité, peut suffire à remédier à la stérilité. Il faut même, dans ce cas, recommander que le coït soit pratiqué pendant que la ceinture, étant très serrée, tient, par cela même, le col en avant, et présente ainsi son orifice à l'ondée spermatique. Nous avons obtenu, dans le cas particulier d'antéversion, et par le moyen de la ceinture, plusieurs succès, dans des cas où la stérilité s'était prolongée pendant plusieurs années depuis le mariage, et semblait devoir être irrémédiable.

Mais si, malgré l'application de la ceinture hypogastrique, la grossesse ne peut avoir lieu, on peut supposer que la direction vicieuse de l'utérus n'a pas pu être assez complètement corrigée, et que le col étant resté trop en arrière n'a pas pu être atteint par la liqueur fécondante ; dans ce cas, la ceinture étant insuffisante, et la cause du défaut de conception pouvant être attribuée à l'impossibilité où a été la ceinture de placer le col dans une direction favorable à la pénétration spermatique, alors on est autorisé à recourir à la fécondation artificielle ; c'est encore un cas où cette opération est indiquée, et peut être pratiquée avec succès. Il est en effet toujours possible, par l'application du spéculum, de ramener le col en avant, et de faire pénétrer dans le museau de tanche la sonde qui contient la liqueur spermatique ; quand la sonde sera introduite dans la cavité utérine, sous l'action propulsive du piston, le sperme jaillira par l'ouverture pratiquée à son extrémité, et se répandra dans cette cavité.

Tout ce que nous venons de dire relativement à l'antéversion de l'utérus, comme cause de stérilité, s'applique, en tout point, à la rétroversion et aux latéroversions gauche et droite. Il est bien facile de comprendre que, dans certains cas, la stérilité peut et doit être attribuée à la direction vicieuse de l'utérus. Or il sera toujours permis de supposer qu'en redressant l'utérus dévié, et en le plaçant dans une situation à le rendre accessible à la liqueur fécondante, la fécondation pourra, par cela même, être produite ; et si elle ne se produit pas naturellement, le redressement de l'utérus n'ayant pu être obtenu d'une manière assez complète, ce sera encore le cas d'avoir recours à la fécondation artificielle.

Donc, un cas de stérilité se présentant, lorsque l'utérus est dans l'une ou l'autre des directions vicieuses susdites, il faut d'abord remédier à ces directions vicieuses, par les procédés que nous avons indiqués, comme traitement des déviations utérines et ensuite, en cas d'insuccès, pratiquer la fécondation artificielle.

Un abaissement complet de l'utérus, son prolapsus, et, à plus forte raison, sa précipitation, en dehors de l'ouverture vaginale, sont encore une cause de stérilité; le pénis ne pouvant pas pénétrer dans le vagin, fermé par l'utérus tombé, l'éjaculation se fait au dehors, et en pure perte, sur la vulve et dans les plis génito-cruraux; pour la rendre fécondante, il faut remonter l'utérus, et le maintenir à une hauteur qui permette l'introduction du pénis et l'éjaculation intravaginale. Si l'abaissement est trop considérable pour qu'une ceinture hypogastrique soit encore indiquée, il faut, de toute nécessité, s'adresser au pessaire, et préférablement à l'anneau d'aluminium de Marion Sims. Cet anneau étant très léger, ayant des bords très minces, ne tient que très peu de place dans le vagin, et, par conséquent, n'empêche pas le coït. Nous le répétons, l'anneau d'aluminium de Marion Sims, étant en place, le coït est parfaitement praticable; nous connaissons plusieurs cas, à l'appui de ce que nous avançons; nous connaissons même un mari qui use, depuis longtemps, de ses droits conjugaux sans s'être jamais aperçu que sa femme porte un anneau, habilement dissimulé, par elle et à son insu, dans les profondeurs du vagin.

Après avoir passé en revue tout ce qui a trait aux abaissements et aux déviations de l'utérus, étudions maintenant les altérations organiques que subit cet organe : nous les décrirons au point de vue clinique, et avec tout le soin dont nous sommes capable, en raison de leur fréquence et de leur importance, car nous tenons essentiellement à ce que notre livre soit utile et pratique.

DE LA MÉTRITE. — DE L'OVARITE

Dans son acception la plus générale, la métrite peut être définie l'inflammation de l'utérus. L'inflammation peut affecter à la fois le corps et le col ; mais le col en est plus souvent le siège, car il est, plus que le corps, accessible à tout ce qui peut déterminer un état phlegmasique. La métrite est dite *profonde* ou *parenchymateuse*, quand l'inflammation atteint tout ce qui constitue l'utérus, son parenchyme en entier ; elle est dite *superficielle* quand elle reste localisée à son revêtement muqueux. Elle est *simple*, quand elle reste localisée soit dans le col seul, *métrite du col*, soit dans le corps, *métrite du corps*, soit dans la totalité de l'utérus, sans se propager au delà de cet organe ; elle est *compliquée*, quand elle s'étend au delà de l'utérus, par voisinage, par continuité, ou contiguité de tissu. Ainsi l'inflammation s'étend très souvent aux deux ligaments larges, ou à l'un des deux seulement ; elle gagne souvent tout le feuillet péritonéal qui revêt l'utérus, et, de ce feuillet de revêtement extérieur, elle s'étend à toute la zone péritonéale pelvienne, et même abdominale : on dit alors qu'il y a une *métro-péritonite*.

La métrite est *tantôt aiguë*, *suraiguë* même, et *tantôt chronique* ; elle est quelquefois *grave*, et quelquefois *légère*.

Localisée dans la muqueuse qui tapisse le col utérin, et qui revêt sa surface, l'inflammation ne pénétrant pas plus profondément reste souvent confinée dans les follicules mucipares si nombreux, qui sont logés dans l'épaisseur de cette muqueuse ; elle congestionne, elle hypertrophie ces follicules, elle en fait un foyer de suppuration, elle les ulcère ; c'est la *métrite granuleuse du col;* elle est ainsi nommée, car les follicules enflammés forment autant de petites tumeurs visibles à l'œil sous forme de granulations, et appréciables au doigt, sous la forme d'une multitude de petites bosselures, dont les saillies sont séparées par de *légères dépressions*, ou *anfractuosités*. Cette forme de métrite est une des plus fréquentes.

D'autres fois, l'inflammation, sans prendre un caractère aigu, a gagné le parenchyme du col, elle y a entretenu un état fluxionnaire habituel, une véritable congestion permanente, qui, entretenant dans le tissu utérin une quantité de sang plus considérable que normalement, ramollit, par conséquent, ce tissu, en fait un tissu remarquablement mou, n'ayant plus la densité ferme du tissu utérin, à l'état sain, se rapprochant, au contraire, de la mollesse du tissu de la rate : c'est *la métrite congestive, avec ramollissement du col.*

Cet état congestionnel se prolongeant, devenant chronique, amène l'hypertrophie, et l'on trouve souvent le col démesurément gros, doublé, triplé de volume; c'est *la métrite [congestive hypertrophique* . L'hypertrophie porte le plus souvent sur *le volume du col*, qui, dans certains cas, emplit le calibre du vagin. *Plus rarement l'hypertrophie produit l'allongement du col*, que nous avons vu quelquefois faire, dans le vagin, une saillie si longue, tombant si bas, qu'au premier abord, cet allongement hypertrophique pouvait en imposer pour un corps étranger, pour un fibrome.

De l'état congestionnel fluxionnaire habituel de l'utérus, de son ramollissement, avec ou sans hypertrophie, résulte très souvent une disposition hémorrhagique, facile à comprendre, puisque l'utérus n'est congestionné et ramolli, qu'en raison du molimen, de l'afflux sanguin qui s'y produit ; or, de l'état congestif à l'état hémorrhagique, il n'y a qu'un pas : aussi dans cette forme de métrite, on constate souvent des métrorrhagies, quelquefois très abondantes, et dangereuses par leur durée, par leur intensité, par leur récidivité, en un mot, par la quantité de sang qu'elles font perdre aux malades : c'est *la métrite congestive à forme hémorrhagique*.

L'inflammation aiguë ou chronique ne ramollit pas toujours le col utérin, quelquefois elle l'indure, elle lui donne une consistance comme cartilagineuse ; c'est *la métrite avec induration*, qui pourrait en imposer au premier abord, pour une dégénérescence carcinomateuse, si l'on ne considérait que l'état d'induration du tissu, sans tenir compte des autres symptômes.

Ce simple énoncé des différentes formes de la métrite suffit pour faire voir combien ce sujet est vaste, complexe, et difficile à traiter, en raison de l'infinie variété de détails qu'il comprend. Tâchons d'en simplifier, autant que possible, l'exposé, en le débarrassant de tout ce qui n'est pas clinique, essentiellement pratique, et nécessaire à l'intelligence des faits ; n'ayons toujours que deux objectifs : le diagnostic et le traitement.

Les symptômes de la métrite, si variables, si nombreux, suivant les différentes formes de la maladie, se divisent en deux catégories bien distinctes : 1° les symptômes subjectifs, c'est-à dire ceux qui sont fournis par le sujet lui-même ; ce sont des symptômes généraux, réactionnels des troubles fonctionnels, généraux et locaux ; 2° des symptômes, ou signes tirés de l'examen direct de l'organe malade, et consistant dans la constatation des différentes modifications que subit cet organe, par le fait de la maladie dont il est atteint.

1° SYMPTOMES GÉNÉRAUX ET LOCAUX DE LA MÉTRITE.

Ces symptômes varient suivant les différentes formes de métrite. Le premier de tous, celui qui existe toujours, mais avec une intensité des plus variables, c'est le phénomène *douleur*. La douleur est constante ; son siège est le siège même de l'utérus, c'est-à-dire la région hypogastrique. Cette douleur est sourde, obtuse, constante, permanente, accompagnée d'une sensation de chaleur et de tension ; la pression sur l'hypogastre l'exagère et la rend souvent intolérable. Ces seuls caractères de la douleur mettent déjà sur la voie du diagnostic, et permettent d'éliminer toute idée de névrose, de névropathie ; la douleur nerveuse étant aiguë, lancinante, intermittente, périodique et régulière quelquefois, dans ses manifestations, et soulagée, supprimée même par la pression.

La douleur de la métrite est tout à fait locale, limitée à la place occupée par l'utérus, si l'utérus seul est le siège de l'inflammation. Mais si l'inflammation s'est étendue aux ligaments larges, à l'un, ou à l'autre des ligaments, ou aux deux ligaments à la fois, alors la douleur irradie dans la direction, et suivant le trajet de ces ligaments, c'est-à-dire dans les deux flancs, vers les deux fosses iliaques. La douleur est unilatérale, si l'inflammation n'existe que d'un côté ; elle est bilatérale, si elle existe des deux côtés. Elle se généralise, elle remonte vers les régions supérieures du ventre, vers l'ombilic, avec tension, ballonnement du ventre, exaspération à la moindre pression, si l'inflammation s'est généralisée dans le péritoine. La douleur est, quelquefois, si peu développée que c'est à peine si la malade la ressent ; pour s'assurer qu'elle existe bien réellement, il faut exercer une pression, ou bien il faut que la malade fasse un effort, qu'elle marche, que l'utérus subisse un contact, le contact d'une canule à injection, par exemple, ou le contact du pénis dans le coït ; ce n'est qu'alors souvent, et que par le fait d'une action, que la douleur se révèle, tandis que, dans d'autres cas, elle est assez vive, assez intense, assez largement répandue, pour constituer, par elle-même, un phénomène très important, perturbateur et même dangereux.

La métrite, dans ses formes les plus bénignes, est compatible avec la vie habituelle, avec l'exercice des fonctions physiologiques ; elle n'amène, quelquefois, qu'une simple gêne, qu'un peu de fatigue ; souvent même elle ne se révèle que dans les cas où l'utérus entre en action, comme dans le coït, et subit un contact, un choc direct ou indirect. Mais dans ses formes plus aiguës, plus graves, dans la métrite parenchymateuse, et quand il y a complication d'accidents péritonéaux, alors des phénomènes, des troubles généraux se manifestent ; de la fièvre, une fièvre intense, quelquefois, se déclare, tout travail est impossible, l'appétit est supprimé, les forces sont prostrées, le facies est grippé, la langue sèche et saburrale, des vomissements se déclarent. Si l'époque menstruelle intervient, son approche signale un redoublement dans l'intensité des accidents; quand elle est établie, si elle s'accomplit avec une abondance relative, ces mêmes accidents locaux et généraux en sont notablement diminués ; il s'opère, par le fait des règles, une sorte de saignée locale déplétive, qui amène un véritable dégorgement, et par suite un soulagement réel. Dans ces cas graves, la position horizontale est seule possible, le séjour au lit est indiqué et indispensable, tout mouvement augmentant la douleur, et la station verticale ne pouvant pas être gardée ; il y a en général de la constipation, les urines sont rouges et sédimenteuses, bien qu'une soif plus ou moins ardente, appelle l'ingestion de boissons abondantes.

La métrite congestive, à forme hémorrhagique, n'est pas douloureuse, ou du moins, elle ne l'est que très peu; elle se caractérise par des écoulements sanguins, qui se produisent de deux façons : tantôt c'est un suintement peu abondant, mais continuel, et qui épuise progressivement les forces par sa durée, par sa permanence ; tantôt c'est une véritable métrorrhagie, c'est un flot de sang qui s'écoule en nappe, assez abondant pour inonder les vêtements, les membres inférieurs, le lit, ou, si la malade est levée, debout et en marche, pour tomber à terre et laisser, derrière elle, une traînée qui permette de la suivre à la trace.

Cette forme de métrite est quelquefois des plus redoutables par l'abondance des hémorrhagies qu'elle produit. Nous avons vu des malades tout à fait exsangues, d'une pâleur cadavéreuse ; on sentait que, chez elles, le système sanguin était tout à fait épuisé ; leurs forces étaient anéanties, et quand, dans cet état de débilitation excessive, survenait une nouvelle hémorrhagie, il semblait que le peu de vie qui leur restait encore allait s'échapper. Nous avons eu, tout dernièrement, à l'hôpital Saint-Louis, salle Henri IV, n° 66, un cas semblable ; c'était une jeune fille de dix-huit à vingt ans. Sa peau, ses lèvres, ses paupières, sa langue, sa vulve, étaient de la plus effrayante décoloration, et d'une teinte uniforme, d'une pâleur absolue et vraiment cadavéreuse. L'écoulement sanguin, chez elle, ne s'arrêtait pas ; mais il s'opérait lentement et goutte à goutte. L'état de cette malade était des plus alarmants ; il était la conséquence de l'onanisme ; nous avons été assez heureux pour la guérir.

Mais la mort est quelquefois la conséquence de ces accidents métrorrhagiques. La matrice est devenue comme un corps spongieux, vers lequel le sang afflue incessamment, par des excitations sans cesse renouvelées, et à travers lequel il s'écoule et se perd incessamment aussi, jusqu'à l'épuisement complet, jusqu'à la mort de la malade. Nous avons observé, il y a quelque temps, un cas de ce genre, dont nous allons rapporter brièvement l'intéressante observation.

C'était une belle grande femme, d'une trentaine d'années, habitant un village du département de l'Aube. Elle vivait seule avec une de ses amies, du même âge environ. La conduite de ces deux demoiselles était, en apparence, des plus régulières, irréprochable et aussi honorable que possible : elles habitaient le même appartement, sortaient toujours ensemble, n'avaient aucune fréquentation suspecte ; aucun soupçon de conduite légère ne les atteignait, jamais elles n'avaient donné lieu à la moindre médisance ; elles étaient comme deux sœurs inséparables et tendrement unies.

L'une de ces deux demoiselles fut prise d'accidents métrorrhagiques, de véritables pertes, qui se produisaient à flots abondants, et qui bientôt amenèrent une visible et rapide détérioration dans sa santé, qui, jusque-là, avait toujours été bonne, bien que la constitution fût très nerveuse. Le médecin du village fut impuissant à prévenir le retour de ces métrorrhagies, qui se produisaient à intervalles peu éloignés, épuisaient sa malade, et dont il ne pouvait pas s'expliquer la cause. C'est alors que, très inquiet sur la santé et même sur la vie de sa cliente, il se décida à nous l'envoyer.

Nous nous trouvâmes en présence d'une femme pâle comme une morte, amaigrie, défaillante, sans force et les yeux éteints. Elle nous raconta que, depuis plus d'un an, elle avait, à intervalles plus ou moins éloignés, et spécialement aux époques menstruelles, des pertes sanguines effroyables, se produisant au moment où elle s'y attendait le moins, et si abondantes, que son vase de nuit en était presque rempli. Le ventre était parfaitement plat, sans aucune tuméfaction appréciable ; nous éloignâmes, par cela même, l'idée d'un corps fibreux en formation dans la cavité utérine, et nous pensâmes immédiatement que nous avions affaire à une métrite congestive à forme hémorrhagique, consécutive à des excès vénériens probables. Questionnée à ce sujet par nous, la malade nous affirma être parfaitement vierge, et n'avoir jamais eu, avec un homme, un rapport quelconque.

Peu confiant dans la sincérité de cette déclaration, nous pratiquâmes le toucher, qui nous fit découvrir et constater deux choses : d'abord la destruction et la disparition complètes de la membrane hymen, ensuite une hypertrophie énorme avec ramollissement du col, transformé en un tissu mou, sans consistance, ou plutôt de consistance fongoïde ; il y avait une véritable transformation du col, qui, de lisse, doux et uni comme il l'est, dans son état normal, était devenu bourgeonnant, inégal dans ses contours, et d'une consistance molle comme la consistance de la rate. Ces constatations nous fortifièrent dans notre premier diagnostic, porté d'emblée, à priori, et avant tout examen ; alors, pressée de questions, accablée et confondue par une évidence indéniable, la malade nous fit les aveux suivants : Jamais elle n'avait vu d'homme, mais elle s'était éprise d'un amour insensé, d'une passion irrésistible pour la femme, avec laquelle elle habitait. Pendant plus de six mois consécutifs, elle s'était livrée avec elle, et cela plusieurs fois chaque jour et chaque nuit, à tout le dévergondage, à toutes les excentricités que peut inspirer la passion la plus violente et la plus désordonnée. Ces scènes échevelées de l'amour le plus éhonté se passaient dans le tête-à-tête, dans le secret de leur appartement, sans que jamais personne ait pu en avoir la moindre idée. Au bout de six mois de cette vie, dans laquelle ses forces s'épuisaient, apparurent les premières métrorrhagies ; elles se répétaient, et devenaient de plus en plus abondantes, à mesure que se répétaient les scènes de cet amour contre nature, honteux et impudique héritage des femmes de l'antique Lesbos. Bientôt tout rapport, tout contact entre ces deux femmes devint absolument impossible : le moindre attouchement de l'une suffisait pour déterminer chez l'autre, un écoulement sanguin ; bientôt même, à la seule présence de son amie, à sa vue seule, au son de la voix, le même accident se produisait, avec des conséquences d'affaiblissement de plus en plus prononcées. C'est alors que les deux amies sentirent la nécessité d'une séparation, et que la malade se décida, suivant le conseil de son médecin, à venir nous consulter. Malgré son excessive faiblesse, elle fit seule le voyage de Paris, sentant bien que si son amie l'y accompagnait, elle y perdrait, avec la vie, ses dernières gouttes de sang.

Tel est, en substance, le récit que nous fit cette malade ; pendant deux ou trois mois, elle resta à Paris, soumise à nos soins, soustraite, autant que possible, à toutes les influences qui lui avaient été si désastreuses. Son amie, plus vigoureuse, moins nerveuse et moins impressionnable, mais cependant possédée du même amour, avait mieux résisté à tout ce débordement de fureur utérine ; sa santé n'en avait subi que de faibles atteintes ; d'après nos conseils, sa correspondance avec notre malade était rare, et dépourvue de tout caractère érotique. Placée chez des parents, dans un milieu calme et honorable, docile à toutes les exigences d'un traitement dont nous parlerons plus loin, l'état si grave de la malade ne tarda pas à s'améliorer ; les métrorrhagies devinrent de plus en plus rares, de moins en moins abondantes, puis elles cessèrent tout à fait ; le col utérin reprit, petit à petit, sa consistance normale ; les forces revinrent, la pâleur de mort fit place à quelques couleurs rosées ; c'était le retour de la santé, et la guérison. Mais alors il nous fut impossible de garder la malade plus longtemps ; elle fut sourde à toutes nos instances, à toutes nos annonces de rechute ; elle n'écouta que la pensée de son amie et sa passion ; elle repartit ; les métrorrhagies ne tardèrent pas à se reproduire, avec leur désespérante abondance ; et peu de temps après, le médecin du pays, avec lequel nous avions dû garder le silence, lié que nous étions par le secret médical, nous annonçait la mort de cette intéressante et digne demoiselle, qui avait, nous disait-il, succombé à des hémorrhagies inexplicables, car sa conduite, au su et vu de tout le village, était d'une honnêteté irréprochable.

Voilà un exemple de ce que peut devenir, dans les cas les plus graves, la métrite congestive hémorrhagique. Cette forme de métrite n'est pas rare : nous en avons observé des cas nombreux, soit à l'hôpital Saint-Louis, soit dans notre clientèle. Ce qui attire le plus l'attention des malades, c'est la perte de sang, car, en général, les douleurs sont peu prononcées, quelquefois même à peine sensibles ; il n'y a guère, à la région hypogastrique, qu'une vague sensation de chaleur et de pesanteur. L'hémorrhagie, continuelle quelquefois, n'a lieu, souvent aussi, qu'après le coït, de sorte que tout rapprochement sexuel devient impossible. Une fatigue, une marche un peu prolongée, quelques efforts pour porter, ou seulement soulever un fardeau, suffisent aussi pour la produire. Cette affection, toujours très désagréable, devient quelquefois aussi très grave, par sa durée, par sa ténacité, par ses récidives, en un mot par les pertes sanguines considérables qu'elle occasionne.

Les symptômes de la métrite varient donc, suivant la forme que revêt la métrite, et suivant ses complications. Nous avons parlé de ses complications péritonéales, les plus fréquentes et les plus sérieuses, quand elles sont un peu étendues. Leur fréquence s'explique très bien, puisque l'utérus est revêtu, dans la plus grande partie de son étendue, par un feuillet péritonéal, puisque même la cavité utérine communique avec le péritoine par l'intermédiaire des trompes, exemple unique dans l'économie, de la communication de deux cavités, tapissées, l'une par une membrane muqueuse, et l'autre par une membrane séreuse. Il est donc facile de comprendre que l'inflammation, quand elle est aiguë et vive surtout, de la muqueuse utérine chemine tout le long des trompes, et s'étende, par continuité de tissu, au péritoine.

OVARITE.

On comprend, de même, les complications de la métrite avec l'ovarite. Les ovaires situés sur les côtés de l'utérus, dans l'épaisseur des ligaments larges, sont comme ses annexes, ses acolytes, intimement liés, ainsi que lui, à l'exercice des grandes fonctions physiologiques de la menstruation et de la fécondation ; tout ce qui touche l'utérus a son retentissement dans les ovaires; aussi l'ovarite est-elle une complication fréquente de la métrite. Elle s'annonce par un point douloureux situé en dehors de l'utérus, et correspondant à l'ovaire. Ce point douloureux est d'une intensité variable ; il s'exaspère à la pression, comme tout ce qui a le caractère phlegmasique. Quelquefois, sous l'influence phlegmasique dont il est le siège, l'ovaire est gonflé, et assez augmenté de volume pour former une petite tumeur, appréciable au toucher, quand la paroi abdominale est mince et dépourvue de graisse. L'inflammation d'un ovaire ou des deux ovaires est donc une complication de la métrite, et l'on est autorisé à dire que cette complication existe, lorsqu'on constate, dans les deux flancs, ou dans l'un des deux flancs seulement, suivant que l'ovarite est simple ou qu'elle est double, une douleur fixe, ayant un caractère d'acuité, et augmentant à la pression.

Mais l'ovarite n'existe pas toujours comme complication de la métrite : elle se manifeste souvent seule, de prime abord ; en d'autres termes, un ovaire seul, ou les deux ovaires peuvent devenir le siège d'une inflammation aiguë, ou chronique, avec ou sans fièvre, l'utérus restant exempt de toute atteinte phlegmasique. Il y a des femmes, chez lesquelles, à chaque époque menstruelle, une douleur vive se manifeste dans un ovaire, ou dans les deux ovaires : cette douleur est due à la congestion active et inflammatoire dont ces organes deviennent le siège pour l'accomplissement physiologique de leur participation à la fonction menstruelle. Cette forme d'ovarite est assez douloureuse souvent, pour nécessiter la cessation de tout travail, un repos absolu, et la position horizontale. Il y a des femmes qui, à chaque époque menstruelle, sont obligées de garder le lit, pendant un, ou deux jours, par le fait de cette forme d'ovarite, qui ne dure pas plus d'un jour ou deux, habituellement, et se termine quand l'écoulement des règles, s'étant bien établi, au bout de vingt-quatre ou quarante-huit heures, opère, relativement aux ovaires, une sorte de saignée déplétive, de dérivation et de dégorgement, qui les débarrasse du molimen congestif douloureux qui s'était opéré en eux, au moment et par le fait de l'ovulation.

La métrite et l'ovarite ne s'observent guère que pendant la durée de la puberté. Avant cette époque, chez la petite fille, l'utérus et l'ovaire n'existent qu'à l'état rudimentaire ; ces organes n'ont aucune fonction à remplir ; ils sont comme s'ils n'étaient pas ; par conséquent, ils ne sont exposés à aucune congestion, qui puisse être le principe d'une inflammation ; d'autre part, ils ne reçoivent le contre-coup d'aucune excitation qui puisse déterminer, en eux, un état d'éréthisme, principe aussi trop souvent, de l'inflammation.

Après la ménopause, quand la femme cesse, en quelque sorte, d'être femme, quand les ovaires et l'utérus ne peuvent plus rien pour la fécondation, leur rôle étant fini, ils se retirent de la scène, s'atrophient, et en perdant leur vitalité, perdent en même temps toute disposition phlegmasique ; la femme sur le retour de l'âge ne connaît plus ni la métrite ni l'ovarite ; si l'utérus et l'ovaire présentent chez la femme au déclin, quelques anomalies, ces états pathologiques n'ont plus rien d'aigu, ils sont empreints de chronicité ; ce sont, le plus souvent, des legs morbides qui viennent de l'époque de la puberté; ce sont des altérations organiques qui se sont formées pendant la période de vitalité de l'appareil génital; ce sont des productions fibromiques, des dégénérescences carcinomateuses, des kystes, d'origine plus ou moins ancienne, et dont l'évolution plus rapide, pendant la période d'activité génitale, s'est ralentie, et reste même, quelquefois, comme indéfiniment stationnaire, depuis que cette période d'activité est passée. En faisant des autopsies de vieilles femmes, quand nous étions à la Salpêtrière, nous avons eu plusieurs fois la surprise de rencontrer dans les ovaires et dans l'utérus, des noyaux cancéreux et des fibromes, qui existaient comme à l'état latent, que ni la malade ni les médecins n'avaient soupçonnés, parce que leur existence, vraisemblablement très ancienne, ne s'était révélée depuis longtemps par aucun trouble fonctionnel ; la vieillesse, en dépouillant de leur vitalité les organes qui en étaient le siège, comme l'hiver dépouille les arbres de leur sève et de leurs feuilles, avait, par cela même, arrêté leurs progrès, et les avait, en quelque sorte, momifiés.

La métrite et l'ovarite, maladies à type inflammatoire, plus ou moins aigu, et à évolution variable dans sa rapidité, comme elle est variable dans ses caractères d'intensité, appartiennent donc à la femme pubère, et surtout à la première période de la puberté, de seize à trente-cinq ans ; de trente-cinq à cinquante ans, on les trouve sans doute encore, mais plus rarement ; ce que l'on constate, le plus ordinairement, dans cette deuxième période de la puberté, ce sont les proliférations fibromiques, polypeuses, et les dégénérescences. Il y a des kystes ovariens, dont l'origine est un état phlegmasique, qui sont communs dans la première période de la puberté, et qui arrivent rapidement à un état de développement considérable. Nous en avons observé deux cas, tout dernièrement, l'un chez une jeune fille de dix-neuf ans, opérée avec un plein succès par notre éminent collègue et ami, M. Péan ; l'autre chez une jeune fille de vingt-deux ans, dont nous avons perdu la trace. Ces cas étant plus spécialement du domaine de la chirurgie, nous nous contenterons de les mentionner, sans y insister davantage.

CAUSES DE LA MÉTRITE ET DE L'OVARITE.

La métrite et l'ovarite étant deux maladies souvent connexes, se manifestant par les mêmes symptômes, aux mêmes époques de la vie, et se développant sous l'influence des mêmes causes, nous les réunirons dans l'exposé étiologique que nous allons faire. Ainsi que nous l'avons dit, elles appartiennent à l'âge de la puberté, c'est-à-dire à l'époque de l'activité et de la puissance génitales, de seize à cinquante ans environ ; mais si elles se produisent dans tout ce laps de temps, il est plus habituel de les observer de seize à trente-cinq ans que de trente-cinq à cinquante ans. C'est, en effet, dans cette première période que l'on constate le plus grand nombre des causes auxquelles elles doivent être attribuées.

D'une manière générale, on peut dire que la métrite et l'ovarite, étant des maladies congestives et inflammatoires, sont la conséquence de tout ce qui congestionne l'utérus et les ovaires. Or, au premier chef, nous trouvons, comme produisant cette congestion, les excès vénériens de toutes sortes.

La métrite et l'ovarite sont fréquentes, avec ou sans complications péritonéales, et à des degrés d'intensité variables, au commencement du mariage. L'utérus et les ovaires n'étant pas encore habitués à la vie conjugale, en supportent mal, très souvent, les premières atteintes. Ce défaut de tolérance, de la part de ces organes, n'est que trop facile à comprendre ; d'une part l'accoutumance pour eux n'existe pas encore ; la transition entre le lit de la jeune fille et le lit nuptial s'est faite brusquement, sans préparation, au milieu de préoccupations, d'agitations, de fatigues et d'émotions, qui déjà, pourraient être considérées comme étant des conditions fâcheuses, et même comme des causes prédisposantes à un développement phlegmasique. D'autre part, c'est précisément à ce moment de transition brusque, où ce que nous appelons l'accoutumance n'a pas encore eu le temps de se produire, où les organes ne sont pas encore faits à une fonction nouvelle pour eux, c'est précisément à ce moment, que cette fonction s'exerce avec le plus de fréquence. Or, la conséquence n'est pas difficile à prévoir :

des douleurs surviennent dans la région hypogastrique, douleurs peu vives d'abord, mais qui le deviennent davantage, si les causes qui les ont amenées persistent. Ces douleurs s'exaspèrent, deviennent même intolérables, sous l'action actuelle de la même cause ; de la courbature, du malaise, de la fièvre, un état général mauvais se déclarent, et on ne tarde pas à observer tous les accidents locaux et généraux de la métrite.

La métrite ou la métro-ovarite est donc fréquente chez les jeunes femmes nouvellement mariées ; si les excitations qui l'ont causée sont continuées, alors elle peut prendre des proportions considérables ; des complications péritonéales peuvent se produire, des métrorrhagies, avec toutes leurs conséquences débilitantes, peuvent avoir lieu, et les premiers temps de la vie conjugale, loin d'être ce que le langage vulgaire appelle *la lune de miel,* sont au contraire des jours assombris par la souffrance.

La métrite, pour se développer, n'attend pas toujours l'exercice des droits du mariage ; on la trouve chez les jeunes filles adonnées à l'onanisme ; dans ce dernier cas, malheureusement trop fréquent, elle se produit de deux manières. Tantôt ce sont les excitations digitales clitoridiennes, qui, se renouvelant sans cesse, déterminent, dans toute la zone génitale, et, en particulier, dans l'utérus, un molimen congestif, précurseur de l'inflammation ; tantôt ce sont des corps étrangers, qui, introduits dans le vagin, et pénétrant jusqu'au col utérin, l'irritent, le heurtent, le convulsionnent, et produisent, même quelquefois, un véritable traumatisme et y développent, par conséquent, un état inflammatoire.

Parmi les causes de métrite, nous devons mentionner, d'une manière toute spéciale, le contact du col utérin avec un corps étranger, et en particulier, avec le pénis. Le col utérin, dans son état de quiétude normale, n'est pas douloureux au toucher; le doigt peut se promener à sa surface sans y éveiller le phénomène douleur; bien plus, on peut le cautériser avec le nitrate d'argent, avec le fer rouge, l'inciser, le couper, le scarifier, sans y produire aucune sensation douloureuse; il est donc *analgésique;* mais quand il se trouve sous l'influence de l'orgasme vénérien, alors il devient le siège d'une sensibilité douloureuse très vive, et le moindre contact lui est insupportable; c'est là une des causes qui, pour tant de femmes, rendent le coït si douloureux et si dangereux. Les unes ont un abaissement utérin, plus ou moins prononcé, et alors l'utérus n'étant plus à sa hauteur normale, le pénis le heurte, le frappe, et chacun de ces contacts y produit une sensation de douleur très vive. Chez les autres, l'utérus est à sa place, mais quoiqu'à sa hauteur normale, il n'en est pas moins exposé au contact pénien, par la raison que le pénis est très long, trop long, d'une longueur disproportionnée à la longueur du vagin. Dans l'un et l'autre de ces deux cas, le même inconvénient se produit, les deux organes génitaux se rencontrent, se touchent, et ce contact, toujours douloureux pour l'utérus, ne tarde pas à y déterminer une congestion permanente, une irritation plus ou moins intense, et bientôt un état inflammatoire. Voilà comment il se fait que le coït, quand il n'est pas pratiqué avec les précautions convenables, devient, pour tant de femmes un véritable supplice, une cause de souffrances sans cesse renouvelées, dont les conséquences persistent, souvent, pendant plusieurs jours, et deviennent quelquefois une véritable maladie, une métrite. Il y a des femmes qui sont dans la nécessité, après chaque coït, de garder le lit pendant un ou plusieurs jours, en raison de la courbature, des douleurs abdominales et lombaires, et du malaise général qu'elles éprouvent. Il y a des métrites graves, aiguës ou subaiguës, des engorgements du col, des ramollissements, des ulcérations, avec ou sans granulations, qui n'ont pas d'autre cause que celle-là ; des coïts douloureux, soit par le fait d'un abaissement utérin, soit par le fait d'un membre viril démesurément long, qui, sans que l'utérus soit abaissé, arrive jusqu'à lui, et le frappe, pendant qu'une sensibilité toute spéciale est excitée en lui par l'orgasme vénérien.

La métrite franchement inflammatoire, ou avec ramollissement, et à forme congestive-hémorrhagique, résulte encore de l'abus des plaisirs vénériens. On conçoit très bien que des excitations très souvent répétées, et portées au dernier paroxysme, appellent sur l'utérus, et y entretiennent un *molimen hemorrhagicum* permanent; or l'utérus, devenant ainsi l'affluent habituel d'une quantité de sang excessive, s'engorge, se ramollit ; ses vaisseaux sanguins trop distendus, se rompent, ou laissent filtrer le sang à travers leurs interstices, et l'hémorrhagie se produit. La métrite hémorrhagique est la forme de métrite la plus commune chez les jeunes femmes nouvellement mariées, et chez toutes celles qui, d'une manière ou d'une autre, se livrent avec excès aux plaisirs de l'amour.

Des grossesses trop répétées, un accouchement long et laborieux, des soins mal compris après l'accouchement; se lever dès les premiers jours qui suivent l'accouchement, sont encore des causes de métrite. Il en est de même de certains travaux, dont nous avons parlé déjà, à propos de l'abaissement utérin, tels que le frottage des appartements, la mise en mouvement de la machine à coudre. L'abaissement lui-même, et, à lui tout seul, par la stase sanguine dont il est la cause, par l'engorgement qu'il entretient dans le tissu utérin, peut encore être la cause d'une métrite. Notons aussi la suppression, plus ou moins brusque, du flux menstruel. Lorsque, sous une influence quelconque, morale ou autre, l'écoulement des règles se trouve tout à coup arrêté, le tissu utérin étant par cela même congestionné, et ne se débarrassant plus du sang, dont l'exhalation et l'élimination ne peuvent plus se faire, devient le siège d'un gonflement, d'un empâtement plus ou moins considérables ; de là à l'inflammation, il n'y a qu'un pas, et, en effet, la métrite avec toutes ses conséquences de douleur, de pesanteur dans l'hypogastre, d'irradiations douloureuses dans les lombes, dans les cuisses, et de malaise général, en est souvent la conséquence. Signalons encore, parmi les causes de la métrite, certains traumatismes, dont la matrice peut être l'objet de la part de corps contondants ou piquants, introduits dans le vagin, dans des accès d'érotomanie, ou dans un but criminel d'avortement. En voilà assez sur les causes ; occupons-nous maintenant du traitement de la métrite.

TRAITEMENT DE LA MÉTRITE ET DE L'OVARITE.

Il varie suivant l'intensité, et suivant les différentes formes que revêt la maladie ; mais quelles que soient ces formes et cette intensité, il y a deux indications qu'il ne faut jamais manquer de remplir : 1° supprimer l'action des causes sous l'influence desquelles la maladie s'est développée ; ainsi quand ce sont, ce qui est le plus fréquent, les excès vénériens, ou des rapports sexuels douloureux, en raison d'une situation vicieuse de l'utérus, ou d'un défaut de proportion entre les organes, faire cesser avant tout, ces excès et ces rapports, et laisser les parties malades dans le repos le plus complet ; 2° placer ces parties malades, c'est-à-dire toute la zone génitale, dans la situation horizontale ; prescrire le séjour au lit, l'immobilité, la cessation de tout mouvement, de manière que l'utérus et les ovaires, sièges de l'état phlegmasique, ne soient point dans une situation déclive, comme ils s'y trouvent dans la station assise et dans la marche, la résolution d'un état congestif et inflammatoire ne pouvant pas s'opérer, quand les organes malades sont dans la déclivité ; de manière encore que ces organes soient soustraits à tous les ébranlements, à tous les frottements, à toutes les contractions musculaires dont ils reçoivent l'atteinte directe ou indirecte, dans la marche et dans tous les mouvements qui se produisent. Donc, toujours et avant tout, le repos, la position horizontale et l'immobilisation.

Mais, ces conditions quelque indispensables qu'elles soient, ne suffisent pas. Dans la métrite aiguë, intense, avec ou sans ovarite, avec ou sans complications péritonéales, lorsqu'il y a une douleur vive, continue, s'exaspérant par la pression à la région hypogastrique, lorsque le doigt, introduit dans le vagin, perçoit, au contact de l'utérus, une sensation de chaleur plus que normale, une hyperthermie, signe de l'inflammation, et lorsque la constitution de la malade le permet, il faut prescrire une ou plusieurs saignées locales déplétives, une ou plusieurs applications de sangsues, ou de ventouses scarifiées à la région hypogastrique; des cataplasmes émollients arrosés de laudanum, en permanence sur cette région. Si la douleur n'a pas cédé à l'emploi de ces premiers moyens, il ne faut pas hésiter à recourir à l'action énergiquement révulsive des vésicatoires. Nous avons vu constamment, de grands vésicatoires placés en travers, entre l'ombilic et le mont de Vénus, et d'une crête iliaque à l'autre, produire les meilleurs effets, et être suivis du soulagement le plus prononcé. Il ne faut pas craindre de revenir, plusieurs fois de suite, à l'emploi de ce moyen, car, à chaque nouveau vésicatoire, on constatera toujours un degré de plus, dans l'atténuation de la douleur locale et des symptômes généraux.

Nous préférons de beaucoup la médication antiphlogistique et révulsive locale, aux applications permanentes de glace. Sans doute ces applications ont quelquefois de bons effets, que nous avons été à même d'observer; mais en outre qu'elles sont gênantes, et péniblement supportées, elles peuvent causer, pour d'autres organes, les accidents dont la réfrigération n'est que trop souvent la cause. Nous aimons encore moins les applications de sangsues sur le col utérin, opération très longue, très désagréable, à tous égards. Aux sangsues sur le col, nous préférons les scarifications faites avec une lancette ou un bistouri, bien que toute saignée locale pratiquée sur cet organe, soit quelquefois suivie d'un écoulement sanguin trop abondant, trop long, et qu'il est difficile d'arrêter.

Les grands bains émollients, les bains de son, d'amidon, de tilleul, plus ou moins répétés et prolongés, suivant les cas, sont encore un excellent moyen qu'il ne faut pas négliger. Nous avons l'habitude de prescrire des injections vaginales, qui sont prises avec l'eau du bain, et pendant sa durée, en nombre plus ou moins considérable, au moyen d'un clysopompe, ou d'un irrigateur placé entre les jambes de la malade, et d'une canule introduite dans le vagin. Il s'établit ainsi dans l'intérieur du vagin, et au contact de l'utérus, un double courant ascendant et descendant, dont l'action locale ne peut que s'ajouter aux effets bienfaisants du bain général. Les bains de siège, suivant les cas, peuvent être donnés à la place des grands bains, ou peuvent être alternés avec eux. En dehors des bains, il ne faudra pas négliger les injections émollientes, tièdes toujours, d'eau de guimauve, d'eau de pavot, d'eau de lin, de lait, d'eau amidonnée; la malade devra prendre ces injections, étant couchée sur le dos; un bassin plat placé sous les fesses, recueillera l'eau, à sa sortie du vagin; il en restera toujours dans l'intérieur de cet organe, ce sera pour l'utérus comme un bain continué et permanent.

Des purgations plus ou moins énergiques, et plus ou moins répétées suivant les cas, établiront du côté de l'intestin une révulsion salutaire, et comme un courant de dérivation, qui diminuera d'autant le foyer inflammatoire utérin et ovarien. Les eaux minérales purgatives, et, en particulier, les eaux françaises de Châtel-Guyon, de Montmirail-Vauquéiras, l'huile de ricin, rempliront parfaitement, sous ce rapport, les indications. Des boissons délayantes et diurétiques, les décoctions de chiendent, de queues de cerises, d'uva ursi, additionnées de nitrate de potasse (un gramme par litre), les infusions de pervenche, de pensées sauvages, etc., seront également utiles, par la diurèse révulsive qu'elles produiront, et par les éléments émollients et dépuratifs qu'elles introduiront dans l'économie. Les lavements émollients et laxatifs ne devront point être négligés ; on administrera avec profit, par les voies inférieures, des décoctions de racine de guimauve additionnées de glycérine, de miel, de mercuriale, de gros miel, d'huile d'amandes douces. Ces colonnes liquides, indépendamment de l'action intestinale qu'elles stimuleront, en stagnant dans l'intestin, seront pour l'utérus, comme une sorte de rafraîchissement, dont les effets émollients se transmettront jusqu'à lui, à travers l'épaisseur des tuniques intestinales.

Toute cette médication antiphlogistique sera employée avec une vigueur et une intensité proportionnelles à l'intensité de la maladie, au degré de son caractère inflammatoire, et à ses complications de voisinage. C'est au tact médical, au discernement clinique du médecin, qu'il appartiendra de faire les prescriptions, d'après la gravité que lui présenteront les désordres locaux et généraux.

Lorsqu'on est en présence de la métrite à forme congestive hémorrhagique, c'est surtout à combattre le symptôme ou accident hémorrhagique, qu'il faut s'attacher : d'abord, et avant tout, supprimer les causes de la maladie, tenir la malade dans l'éloignement le plus absolu de tout ce qui, de près ou de loin, directement ou indirectement, pourrait être un principe, une occasion d'excitation sensuelle, et par conséquent, de congestion utérine ; s'il s'agit d'une femme nouvellement mariée, et d'une nature ardente, prescrire, pour quelque temps, la séparation de corps ; s'il s'agit d'habitudes onanistes, en signaler avec énergie tous les dangers, effrayer la malade, lui faire voir l'abîme qu'elle creuse sous ses pas, frapper vivement son imagination, par le tableau de toutes les dégradations physiques et morales qu'elle va rendre irremédiables, et qui vont amener sa perte définitive, si elle ne met pas un terme à des manœuvres aussi honteuses que désastreuses, et dont la continuation rendrait toute médication de la plus complète inutilité.

En même temps que seront employés ces moyens moraux, la malade sera tenue au lit, dans l'immobilité la plus complète, et soumise à l'usage de tous les hémostatiques locaux et généraux : boissons froides acidulées, glacées ; potions avec 3 ou 4 grammes d'eau de Rabel, édulcorées, avec le sirop de ratanhia ; potions avec 40, 50, 60 gouttes de la solution normale de perchlorure de fer ; ou bien avec 2, 3 grammes d'ergotine. Application permanente de glace sur le ventre ; injections répétées dans le vagin d'eau froide, additionnée de perchlorure de fer, dans la proportion de trois quarts d'eau pour un quart environ de perchlorure de fer ; laisser, à demeure, dans le vagin, et au contact du col utérin, sur lequel ils y seront fortement appliqués, de manière à le comprimer, des bourdonnets de charpie bien serrés, liés avec un fil qu'on laissera pendre en dehors de la vulve, pour en faciliter l'extraction, et imbibés de la même solution, ou bien d'une solution concentrée d'alun (sulfate double d'alumine et de potasse). Injections hypodermiques répétées deux ou trois fois par jour, avec la seringue de Pravaz, de quinze à vingt gouttes chaque fois d'ergotine Bonjean, ou d'ergotine Yvon ; lavements d'eau froide pour entretenir la liberté du ventre. En pareil cas, nous avons obtenu quelquefois de bons résultats, de bains chauds simples, salins ou alcalins; ces bains produisent en effet sur toute la peau, sur toute la surface du corps une action rubéfiante, congestive et révulsive, qui déplace le molimen sanguin, dont l'utérus était l'unique affluent, l'attire et l'éparpille sur toute la surface du tégument externe.

Si la métrite revêt la forme granuleuse, les granulations seront utilement traitées par deux ou trois cautérisations avec le nitrate d'argent; ces cautérisations produiront sur les follicules mucipares hypertrophiés, suppurés et ulcérés, une action profondément modificatrice, qui ne tardera pas à détruire leur processus morbide, et à ramener leur vitalité déviée à son état normal. Après deux ou trois cautérisations, les granulations habituellement sont nivelées, les ulcérations superficielles, qu'elles avaient laissées après elles, sont en pleine cicatrisation, et la muqueuse du col reprend son état physiologique, son aspect lisse, uni et rosé.

Dans le ramollissement fongueux du col, on se trouvera bien de l'introduction dans le vagin, et de la mise au contact du col, de tampons de charpie imbibés d'une solution concentrée d'alun ou de tannin, ou d'une solution très étendue de sulfate de fer ou de perchlorure de fer, ou de sulfate de cuivre ; pour simplifier les choses autant que possible, ces tampons pourront être introduits et poussés jusqu'au col utérin avec le doigt, sans qu'il soit nécessaire de recourir à l'emploi du spéculum. Les malades peuvent faire, elles-mêmes, cette introduction; les tampons resteront en place pendant vingt-quatre heures, et seront ensuite remplacés par d'autres; au défaut de ces tampons, ou dans les cas où ils seraient mal supportés, on pourrait, au moyen du spéculum, et d'un simple tube, insuffler, de manière à ce qu'elles restent adhérentes au col, quelques poudres astringentes, telles que les poudres d'alun, de colophane, de tannin ; ces insufflations de poudre seraient renouvelées tous les jours, après une ou plusieurs injections d'eau froide. On pourrait encore se contenter de badigeonner le col avec un pinceau imbibé des mêmes solutions astringentes de tannin, d'alun, de perchlorure, de sulfate de fer ou de cuivre. Si, malgré l'emploi successif et suffisamment prolongé de ces différents topiques astringents et cathérétiques, le col restait gros, mou et fongueux, il ne faudrait pas hésiter à pratiquer une ou deux cautérisations avec le fer rouge, ou le thermo-cautère de Paquelin ; ces cautérisations ne doivent jamais être pratiquées sans un spéculum de bois, qui, étant mauvais conducteur du calorique, met les parois vaginales à l'abri de toute irradiation, dont la température leur serait dangereuse. Après la cautérisation, il ne faudra pas manquer d'emplir, plusieurs fois de suite, le spéculum d'eau froide, afin que l'effet de la cautérisation se trouve exactement limité au col, et qu'aucune irradiation n'en soit transmise dans les culs-de-sac vaginaux ambiants.

Dans les mêmes cas de ramollissement fongueux du col, nous recommandons encore les bains sulfureux, et surtout les bains salins au sel marin, ou aux sels de Salies de Béarn (4 à 5 kilogrammes de sel pour chaque bain). Nous avons l'habitude de prescrire, pendant la durée du bain, une série d'injections vaginales avec l'eau du bain. Ces injections se font très facilement, et peuvent se répéter, un grand nombre de fois à volonté, au moyen d'un irrigateur, ou d'un clysopompe placé entre les cuisses de la malade, et d'une canule introduite dans le vagin. On comprend facilement quel effet salutaire astringent, tonique et résolutif, doit produire sur le col ramolli et engorgé, ce jet, ce courant ascendant et descendant d'eau minérale douée de ces propriétés. Sans doute, ces bains par eux-mêmes, produisent un effet général tonique et résolutif; mais, quand à leur action extérieure sur la peau, on joint par les injections, une action intérieure et directe sur le col utérin, il en résulte évidemment un effet tonique et résolutif local, qui s'ajoute à l'effet général, pour en doubler les heureuses conséquences.

Une saison balnéaire prise à Néris, à Saint-Sauveur, et surtout à Salies de Béarn, exerce cette même action tonique et résolutive sur le col utérin; ces eaux minérales naturelles, prises sur place en bains et en injections, produisent souvent sur cet organe, les plus salutaires effets ; elles le raffermissent et en font disparaître l'engorgement. En le rendant moins volumineux et moins pesant, en déterminant sur ses ligaments suspenseurs et sur sa muqueuse vaginale une action stimulante et astringente, elles peuvent, en opérant le resserrement et la rétraction de ces organes, opérer en même temps, et par cela même, le relèvement de l'utérus abaissé, et le faire ainsi remonter progressivement à sa hauteur normale. C'est surtout dans ce sens, qu'agissent ces eaux minérales, auxquelles on a raison d'envoyer les malades; elles en reviennent souvent améliorées à un point très appréciable.

N'oublions pas que parmi les causes des ramollissements, et des engorgements du col, figurent les abaissements utérins; nous nous sommes suffisamment expliqué, à ce sujet, dans le chapitre consacré aux abaissements, nous avons dit avec assez de détails, comment l'abaissement utérin peut amener, et amène en effet, l'engorgement du col, pour que nous n'ayons pas besoin d'y revenir ici ; or si l'abaissement est une des causes de l'engorgement et du ramollissement, il est évident qu'on remédiera à ces états pathologiques, en remédiant à l'abaissement. Il y a donc des états fongueux du col qu'on ne guérira, qu'en maintenant l'utérus relevé, et replacé à sa hauteur normale, soit par la ceinture hypogastrique, soit par un anneau d'aluminium, soit par l'opération chirurgicale dont nous avons déjà parlé, et qui consiste, comme nous l'avons dit, à pratiquer l'ablation d'une certaine zone du vagin, dans le sens de sa longueur, de manière à diminuer d'autant son calibre intérieur, de manière surtout à rétrécir son orifice vulvaire. En enlevant une bande longitudinale du vagin, et en comprenant dans cette bande son orifice vulvaire, en rapprochant l'un de l'autre les deux bords de la plaie, après ablation de cette portion de muqueuse, et en les maintenant par des points de suture dans un contact immédiat, afin de presser leur adhérence intime et cicatricielle, il est clair qu'on produit un rétrécissement de l'orifice du vagin et de son calibre intérieur, égal à la largeur de la bande muqueuse excisée ; or, de ce rétrécissement, de ce resserrement du vagin et de l'orifice du vagin, résultent pour l'utérus un soutien et un obstacle à ce qu'il s'abaisse de nouveau, quand une fois il a été relevé au-dessus du point rétréci ; mais nous l'avons dit aussi, cette opération est infidèle dans ses résultats.

Il ne faut donc jamais manquer, en cas d'engorgement, et de ramollissement du col utérin, de constater s'il existe un abaissement, car dans le cas où il y aurait abaissement, cet abaissement pourrait être considéré comme étant la cause du ramollissement et de l'engorgement, et alors le traitement se trouverait tout dicté ; il faudrait, par l'un ou l'autre des moyens que nous avons prescrits, relever l'utérus, et ce relèvement pourrait suffire pour mettre fin à l'engorgement. Il faudrait bien, en pareil cas, se garder d'imiter la conduite inepte ou criminelle de ces médecins ignorants ou indélicats, qui pratiquent cautérisations sur cautérisations du col, et cela pendant un temps indéfini, pendant des mois et des années même, comme si les cautérisations pouvaient relever l'utérus ; les cautérisations tout à fait inutiles et dangereuses même par leur multiplicité, ne peuvent avoir qu'un double résultat : enrichir le médecin, en appauvrissant le malade.

FIBROMES OU CORPS FIBREUX.

POLYPES MUQUEUX ET FIBREUX DE L'UTÉRUS.

KYSTES OVARIENS.

Une suractivité vitale développée dans l'utérus, un état congestif habituel de cet organe, un molimen nerveux et sanguin qui s'y produit d'une manière continue et répétée, par les différentes causes que nous avons indiquées (accouchements, excès de fatigues, excès vénériens, travaux ayant un retentissement spécial sur le système utérin), toutes ces causes ne déterminent pas seulement une inflammation, un foyer hémorrhagique, un engorgement, un ramollissement, une hypertrophie avec induration ; elles peuvent encore avoir d'autres conséquences. Sous leur influence, certaines parties constituantes, intégrantes de l'utérus deviennent le siège d'une prolifération toute spéciale, d'un processus morbide, en vertu desquels ces parties prennent un accroissement excessif, et deviennent le siège d'une sorte de végétation, de développement hypertrophiques, s'effectuant, tantôt aux dépens de la muqueuse utérine seule, et tantôt aux dépens du parenchyme même du tissu fibroïde qui le constitue. Ces proliférations, ces productions anormales sont donc de deux espèces, les unes sont purement muqueuses, les autres purement fibreuses. Examinons-les chacune en particulier, et successivement.

Les proliférations ou végétations muqueuses constituent les *polypes muqueux*.

POLYPES MUQUEUX. — SIGNES ET DIAGNOSTIC. — MÉTRORRHAGIE.

Les polypes muqueux utérins se développent, le plus souvent, à la surface de la muqueuse qui tapisse la cavité du col ou cavité cervicale. Le trouble fonctionnel le plus important, le plus grave et le plus constant que déterminent ces végétations, ou polypes muqueux, ce sont des pertes sanguines. Ces pertes se produisent de deux manières différentes : tantôt c'est un suintement continuel et qui ne cesse pas, la malade est continuellement mouillée, elle perd très peu à la fois, mais elle perd incessamment, et cette perte devient plus abondante par l'excitation du coït, ou toute autre cause de congestion utérine. Les règles ne sont que l'exagération de cet écoulement sanguin, et quand elles sont passées, le suintement reparaît, et persiste jusqu'à l'époque menstruelle suivante.

Cette perte sanguine, si peu abondante qu'elle soit, finit cependant, en raison de sa continuité, par fatiguer et affaiblir la malade; en même temps, elle est la cause d'une gêne, d'un ennui, d'un agacement, et souvent aussi d'inquiétudes et de préoccupations, que l'on comprend trop bien, et sur lesquels nous n'avons pas besoin d'insister.

Tantôt la perte sanguine constitue une véritable métrorrhagie; le sang s'écoule à flots, quelquefois d'une manière inopinée, au moment où on s'y attend le moins, il tombe jusqu'à terre, la malade, en marchant, en laisse des traces faciles à voir et à suivre ; quelquefois même c'est une véritable mare, une flaque de sang qui inonde le sol, ou le lit, et qui amène, chez la malade, une pâleur et une émotion syncopales. Le plus habituellement, ces pertes coïncident avec l'époque menstruelle, dont elles ne sont que l'exagération, au double point de vue de la durée et de l'abondance; les règles, au lieu de durer trois, quatre ou six jours, se prolongent pendant dix, quinze jours et même davantage. Il y a des femmes qui n'ont de libres que huit ou dix jours par mois. D'autres fois, ce n'est pas au point de vue de sa durée, mais de son abondance que la métrorrhagie se fait sentir ; le sang s'écoule en si grande quantité, que la malade est forcée de rester étendue, et de garder le lit; une partie de ce sang, avant de sortir par la vulve, stagne, soit dans la cavité utérine même, soit dans le vagin, il s'y concrète, de sorte que la malade le perd, sous la forme de caillots, souvent très volumineux.

La métrorrhagie sous l'une ou l'autre des formes que nous venons de décrire, à des degrés d'abondance et de durée plus ou moins considérables, avec toutes ses conséquences d'affaiblissement, de prostration des forces, de désordres fonctionnels, de ruine de la santé, de troubles dans la vie conjugale et domestique comme dans la vie sociale, est donc un des symptômes les plus constants, et les plus graves de l'existence des polypes muqueux de l'utérus; il y a même des cas où la persistance et l'abondance de la métrorrhagie est telle, que la mort peut s'ensuivre, par le complet épuisement du système sanguin.

En même temps que la métrorrhagie, on observe des

maux de reins, des pesanteurs de bas-ventre, une sensation de chaleur, d'embarras, de plénitude dans les régions lombaire et hypogastrique, et très souvent des irradiations douloureuses dans toute la zone génitale.

En présence de ces accidents, le toucher doit être pratiqué, pour éclairer et fixer le diagnostic. Les métrorrhagies à elles seules, suffisent pour éveiller l'idée, et faire naître le soupçon de quelques productions polypeuses, mais il est indispensable de ne pas rester dans le vague, et de bien déterminer la cause exacte de la métrorrhagie, qui pourrait résulter, aussi bien d'une métrite congestive à forme hémorrhagique, que de l'existence d'un produit de formation nouvelle.

Or, dans le cas de polype muqueux, le doigt constate des productions de consistance molle, de dimensions variables, de formes diverses. Ces productions font une saillie plus ou moins accentuée, en dehors de l'utérus sur le col, et jusque dans le vagin ; elles émergent entre les lèvres du museau de tanche, le doigt les suit jusque dans la cavité du col, les circonscrit, se promène tout à l'entour, en suivant une sorte de sillon, dont les bords sont formés en dehors, par la face interne des lèvres du col, et en dedans, par les végétations muqueuses elles-mêmes. Ces végétations se présentent au doigt, tantôt comme des tumeurs multiples, aplaties ou arrondies, qui font saillie entre les lèvres du museau de tanche, et tantôt comme un seul développement muqueux, sorte de crête de coq, de végétation implantée dans la cavité du col, et apparaissant à travers son orifice dilaté. Quelquefois les proliférations muqueuses forment comme de longues ramures, comme des filaments, qui, sortant du museau de tanche, descendent dans le vagin, au milieu duquel on les sent flotter, le doigt les suit facilement, depuis leur extrémité libre, jusqu'à leur implantation sur le col, ou dans la cavité du col, dans laquelle il peut pénétrer à travers le museau de tanche dilaté.

La constatation de ces faits ne laisse aucun doute sur l'existence d'un, ou de plusieurs polypes muqueux. Cependant l'application du spéculum ne doit pas être négligée; il faut, autant que possible, se servir de l'instrument qui, produisant la plus large dilatation vaginale, isole le mieux, par conséquent, le col utérin, en permette la plus complète inspection, et facilite la vue des productions morbides qui y ont pris racine. On emploiera donc, soit le spéculum bivalve, se prêtant à un large écartement, soit le spéculum à quatre valves, dont l'écartement, forme un cylindre complet plus ou moins large, suivant l'écartement des valves, et ne laissant point la muqueuse vaginale, en faisant hernie à travers l'écartement des valves, oblitérer le champ visuel. On pourra aussi se servir du spéculum cylindrique du calibre le plus large, et du spéculum à bec de canard de Cusco; à l'aide de l'un ou de l'autre de ces instruments, l'œil verra ce que le doigt avait déjà vu, senti et parfaitement constaté, c'est-à-dire les productions polypeuses, qui apparaîtront dans le champ du spéculum, avec leur coloration rougeâtre, leur forme spéciale, leur développement plus ou moins considérable, et leur point d'implantation, soit sur la surface du col, soit dans sa cavité. Le diagnostic des polypes muqueux se trouvera ainsi parfaitement confirmé; l'œil aura constaté, contrôlé ce que le doigt avait déjà trouvé, établi de la manière la plus positive, et de la science la plus certaine. Aussi, dans l'immense majorité des cas, le spéculum est, en quelque sorte, affaire de luxe, une véritable superfétation; le toucher à lui seul, suffit pour établir le diagnostic, sans qu'il soit besoin de recourir à un instrument, dont l'application est toujours pénible et désagréable à supporter.

FIBROMES PÉDICULÉS ET NON PÉDICULÉS. — SIGNES ET DIAGNOSTIC — MÉTRORRHAGIE. — KYSTES OVARIENS.

Mais, ainsi que nous l'avons dit en commençant ce chapitre, les produits anormaux de formation nouvelle ne sont pas toujours des végétations de la membrane muqueuse utérine; aussi souvent, et plus souvent certainement, ce sont des proliférations appartenant au tissu parenchymateux de l'utérus lui-même, ayant la même constitution anatomique, et par conséquent, étant de nature fibroïde ou fibromateuse. Lors donc que l'on a constaté les métrorrhagies, et les autres accidents utérins et péri-utérins, dont nous avons parlé, on peut tout aussi bien soupçonner l'existence de proliférations fibreuses que de proliférations muqueuses ; c'est le toucher qui déterminera la nature de ces productions nouvelles, et qui fixera le diagnostic.

Tantôt le doigt constatera une augmentation plus ou moins considérable de l'utérus, augmentation portant le plus souvent sur le corps utérin, que l'on trouvera globulisé, emplissant plus ou moins la cavité pelvienne, et formant une tumeur solide, dure, lisse au toucher, sans inégalités, comblant les culs-de-sac péri-utérins, enclavée dans le petit bassin, et ne permettant plus le basculement en battant de cloche de l'utérus, devenu plus lourd, et immobile, par le fait de l'augmentation de son volume. Le col restant dur, sans augmentation de volume, et sans que le museau de tanche soit dilaté, on diagnostiquera l'existence dans la cavité utérine, dans la cavité du corps, ou dans l'épaisseur des parois de cette cavité, d'un produit fibreux, d'une hypertrophie du tissu utérin, hypertrophie s'étendant sur une surface plus ou moins large de la substance utérine, formant une saillie, une tumeur plus ou moins considérable, et constituant ce que l'on a désigné sous le nom de *fibrome*, de *corps fibreux*, ou de *tumeur fibreuse* ou *fibromateuse*.

Le volume considérable de la tumeur, sa surface dure, lisse, sans inégalités et surtout sans ulcérations, sans anfractuosités ulcéreuses, empêcheront de la prendre pour un cancer utérin. L'absence d'écoulement de ce liquide *sui generis*, muco-purulent, teinté de sang, désigné sous le nom d'ichor, remarquable par sa fétidité repoussante toute spéciale et pathognomonique, et par sa couleur brunâtre, éloignera encore l'idée du cancer. Enfin la conservation de la santé générale, de l'appétit, de l'embonpoint, des fonctions physiologiques, indiquera qu'il s'agit d'une tumeur fibreuse, exempte de tout caractère malin, ulcératif, et non point d'une dégénérescence organique de mauvaise nature, symptomatique de la diathèse cancéreuse.

N'oublions pas que le cancer de l'utérus, quelle que soit sa forme, squirrhe ou épithélioma, se caractérise surtout au toucher, par des productions dures, végétantes, marronnées, à pans aigus, et séparées par des parties ulcéreuses. Leur contact est bien différent du contact lisse des fibromes, et du contact doux et tomenteux des granulations du col, ulcérées et non ulcérées, dans la métrite granuleuse.

Les fibromes utérins sont de deux espèces : les uns

font corps avec l'utérus, ce sont des épaississements, des hypertrophies de son tissu, comprenant, soit la totalité du corps utérin, soit une seule de ses parois, sa paroi postérieure le plus souvent, mais ne pouvant pas en être séparés, et formant partie intégrante de l'organe. Les autres se détachent en quelque sorte de l'utérus, ils n'y adhèrent que par un point, par une surface rétrécie, étranglée, espèce de col qu'on appelle un pédicule. Quand les fibromes sont pédiculés, on les appelle des polypes.

Que les fibromes soient pédiculés ou non pédiculés, en d'autres termes, que ce soient des corps fibreux, ou des polypes fibreux, les troubles fonctionnels sont les mêmes : ce sont des pesanteurs de bas-ventre, ce sont des maux de reins, c'est une tuméfaction du ventre considérable, jusqu'à donner l'idée d'une grossesse de six à neuf mois, suivant le degré de développement de la tumeur ; celle-ci peut devenir énorme, former une voussure qui dépasse le nombril, et peser d'un poids si lourd que la malade a peine à porter son ventre, et en éprouve une fatigue excessive et continuelle. Cette tumeur occupe exactement la ligne médiane ; elle a commencé à se développer de bas en haut, en dépassant progressivement le bord supérieur de l'arcade pubienne, et en occupant toujours le milieu du ventre. Cette situation à la partie médiane du ventre dès son début, permet d'établir tout de suite le diagnostic entre un fibrome utérin, et un kyste de l'ovaire. Un fibrome utérin, nous le répétons, occupant l'utérus, se développe sur la ligne médiane de l'hypogastre, là où se trouve l'utérus, et ce n'est que plus tard, et à mesure qu'il prend de l'accroissement, qu'il déborde de cette ligne médiane et envahit les parties latérales du ventre; il s'y étend sur une surface égale, pas plus à gauche qu'à droite, son point central ne cessant pas d'être sur la ligne médiane, là où il a commencé à se former.

Le kyste de l'ovaire, au contraire, a commencé, en dehors de cette ligne médiane, dans un point correspondant à l'ovaire. La tumeur ovarienne n'a d'abord occupé que l'un des deux côtés de la région hypogastrique, le côté gauche, ou le côté droit, suivant que l'ovaire atteint, est le gauche ou le droit, et ce n'est que plus tard, et à mesure que la tumeur ovarienne s'accroît, qu'elle arrive sur la ligne médiane; ce n'est que plus tard encore qu'elle envahit le côté opposé à son point de départ et d'origine, et quand elle est devenue énorme, qu'elle occupe tout le ventre jusqu'à la région ombilicale, on constate presque toujours encore que la voussure est plus considérable du côté primitivement malade.

De plus, les tumeurs ovariennes sont habituellement moins dures, plus molles, fluctuantes même, et souvent d'une manière très sensible; on leur reconnaît des inégalités, des bosselures correspondant aux différents lobes qui les constituent. Les fibromes utérins, au contraire, sont essentiellement durs, égaux et lisses dans leurs contours; on n'y constate aucune anfractuosité, aucun enfoncement, la tumeur qu'ils forment présente partout la même surface unie et la même dureté.

Un des symptômes les plus constants des corps étrangers de l'utérus, des proliférations morbides qui s'y développent, nous l'avons dit à propos des polypes muqueux, c'est la métrorrhagie. Or, ce qui est vrai pour les polypes muqueux, l'est encore davantage pour les corps fibreux, pédiculés ou non pédiculés; la métrorrhagie, avec les différentes formes que nous avons indiquées, à propos des polypes muqueux, est un des signes, un des accidents les plus constants de l'existence des fibromes utérins ; la métrorrhagie ne manque jamais de se produire, et par conséquent, elle en devient un des symptômes principaux. Elle est quelquefois si abondante qu'elle constitue un danger des plus sérieux, non pas seulement pour la santé, pour l'état général des forces, mais encore pour la vie même des malades, qu'elle finit par compromettre de la manière la plus grave et la plus inquiétante. L'abondance des pertes sanguines est habituellement en rapport avec le degré de développement des fibromes. Or, la métrorrhagie, ce signe révélateur si important, si pathognomonique de l'existence des corps étrangers, et notamment des fibromes utérins, fait défaut dans les kystes ovariens. Le développement des tumeurs ovariennes ne semble pas avoir une influence bien marquée sur le système circulatoire de l'utérus ; ces tumeurs n'y déterminent pas un molimen, un afflux sanguin et congestif, et par conséquent, ne sont pas la cause de ces pertes sanguines, si remarquables par leur constance et leur abondance, qui dénotent la formation et l'existence des fibromes utérins. La métrorrhagie est donc un signe des plus précieux, pour le diagnostic différentiel des fibromes utérins et des kystes ovariens, puisqu'elle ne manque jamais dans les premiers, tandis qu'on ne la trouve pas dans les seconds.

Le toucher est, par excellence, le moyen de diagnostic des fibromes utérins ; si le corps fibreux développé dans l'utérus est pédiculé, si son développement, au lieu de se faire en surface largement étalée et inséparable dans toute son étendue du tissu utérin, auquel il reste indissolublement uni, et avec lequel il forme un seul et même tout, si son développement, au lieu de se faire ainsi, se produit au contraire comme en dehors de l'utérus, et suivant une sorte de diverticulum, d'appendice détaché de l'utérus, comme la branche est détachée du tronc de l'arbre, si la prolifération morbide pousse, en se séparant de l'utérus, auquel elle ne reste unie que par une sorte de racine, alors cette poussée, s'opérant sous la forme d'une sorte de tige, dilate, pour se développer, le museau de tanche, écarte ses lèvres, entre lesquelles elle se développe, entre lesquelles elle fait, pour ainsi dire, hernie ; elle apparaît au-dessous de la surface du col, et, en continuant à se développer, elle descend dans le vagin, dont elle remplit souvent, plus ou moins, le calibre.

Le doigt constate dans ce cas, une tumeur dure, arrondie, solide, lisse, unie dans son pourtour. Suivant qu'elle est plus ou moins considérable, cette tumeur tantôt ne forme qu'une saillie peu prononcée, de la grosseur d'une noisette ou d'une noix, entre les lèvres de l'ouverture utérine qu'elle a dilatée ; le doigt peut alors suivre cette tumeur jusque dans la cavité du col ; il la circonscrit, il en fait le tour, en passant dans une sorte de rainure qu'elle laisse entre elle et les parois internes du museau de tanche. Si la tumeur a acquis un grand développement, et qu'elle soit descendue dans le vagin, le doigt constate qu'à sa partie supérieure et dans une étendue plus ou moins considérable de sa longueur, le vagin est comme obstrué par une masse dure, lisse, arrondie, non douloureuse, laquelle sort de l'utérus, à l'intérieur duquel elle est attachée, et d'où elle est descendue. On sent parfaitement, en portant le doigt aussi haut que possible, que cette tumeur émerge du museau de tanche, dont on reconnaît les deux lèvres, entourant son point d'émergence. A ces caractères, on diagnostiquera un fibrome utérin pédiculé, en d'autres termes, un polype fibreux de l'utérus ; ces polypes sont quelquefois charnus, et, bien que restant attachés à l'utérus, leur masse emplit quelquefois la capacité du vagin, ne laissant que peu d'espace pour glisser le doigt dans son pourtour, entre sa circonférence et les parois vaginales.

Si le fibrome n'est pas pédiculé, si ce n'est pas un polype, mais un corps fibreux, masse hypertrophique du tissu utérin; en d'autres termes, s'il n'y a que le tissu utérin lui-même considérablement augmenté de volume, épaissi dans des proportions énormes, induré, transformé en une masse dure, d'une structure que l'on pourrait appeler *napiforme*, et constituant une tumeur plus volumineuse quelquefois que la tête d'un adulte, ou que le corps d'un fœtus à terme; si les choses sont ainsi, voici ce que le doigt constate : le col utérin est souvent normal, quant à son volume et à sa consistance; quant au corps de l'utérus, il est transformé en une tumeur arrondie, globuleuse, lisse, très dure, sans inégalités dans son pourtour, sans aucunes productions mamelonnées, sans aucune tendance au ramollissement et à l'ulcération. Cette tumeur, qui n'est autre que l'utérus lui-même, emplit absolument la cavité pelvienne ; elle y est enclavée, immobile, et sans qu'aucun mouvement dans un sens quelconque puisse lui être imprimé. L'examen de l'abdomen révélera un développement, une convexité analogues à ce que produit une grossesse plus ou moins avancée. On retrouve sur toute l'étendue de cette tuméfaction abdominale, cette même consistance dure, uniforme, que le doigt avait constatée dans le vagin. La tumeur intra-vaginale, oblitérant les culs-de-sac vaginaux, est bien la même que la tumeur abdominale ; c'est l'utérus contenant un corps fibreux, ou plutôt transformé en une masse fibreuse énorme qui remplit, à la fois, les cavités pelvienne et abdominale, et qui, s'élevant au-dessus et en dehors du petit bassin, insuffisant à la contenir, gagne et emplit les régions moyennes, supérieures et latérales du ventre.

A tous ces désordres fonctionnels, à tous ces signes, à tous ces caractères physiques, on diagnostiquera un fibrome, ou corps fibreux utérin.

DÉVELOPPEMENT, MARCHE, ÉVOLUTION ET TERMINAISON DES FIBROMES.

Les fibromes utérins, pédiculés ou non pédiculés, commencent le plus souvent, vers l'âge de trente à trente-cinq ans, quelquefois plus tôt. Le premier indice de leur existence, c'est la métrorrhagie, ce sont d'abord des pertes sanguines, dont la valeur séméiotique n'est pas soupçonnée ; ce sont des règles plus abondantes, plus longues que de coutume, avec émission de quelques caillots sanguins ; en même temps les malades éprouvent des maux de reins, des pesanteurs de bas-ventre, des envies d'uriner trop fréquentes, de la lassitude, du malaise, de la difficulté à se tenir debout, à faire une marche un peu longue.

L'évolution des fibromes se fait de deux manières bien différentes, et suivant deux marches, dont l'une serait la marche aiguë, grave et rapide, et l'autre, la marche lente, torpide, chronique.

Dans la marche aiguë le développement des fibromes est rapide ; leur accroissement se fait d'une manière continue, prompte et facilement appréciable, et la tumeur ne tarde pas à se prononcer sous un volume considérable; avec tout le cortège des malaises, des pesanteurs accablantes, des accidents, des désordres qu'elle entraîne avec elle. En même temps les métrorrhagies deviennent plus longues, plus répétées, plus abondantes ; elles durent quelquefois dix, quinze, vingt jours de suite, quelquefois même elles ne discontinuent pas ; ce sont des flots, de véritables rivières de sang que perdent les malades ; leur santé s'altère, leurs forces se détruisent, s'anéantissent, leur teint se décolore, devient d'une pâleur cadavérique, le séjour au lit est indispensable, et les métrorrhagies se répétant avec une ténacité désespérante, les malades meurent dans le marasme et dans l'épuisement.

Dans des cas heureux, mais rares, lorsque les fibromes sont pédiculés et qu'ils ne tiennent au tissu utérin, que par une sorte de racine ou de collet mince, étranglé, il s'opère des contractions utérines, sous l'influence, sous l'effort desquelles ce pédicule, ce collet se trouve brisé et détaché de l'utérus ; alors la masse fibreuse, polypeuse, est poussée hors de l'utérus et du vagin, par de véritables contractions expulsives ; les malades accouchent de leur polype, et sont ainsi guéries par un simple effort de la nature.

Dans leur marche chronique, et dans leur forme qu'on pourrait appeler bénigne, les fibromes se comportent tout autrement ; leur développement est lent, torpide, insensible, et rarement ils acquièrent un volume tel, que la locomotion en soit très notablement gênée, et à plus forte raison, rendue impossible. Il y a bien une gêne, une pesanteur de bas-ventre, un malaise, mais dans des conditions supportables et compatibles avec la vie active et la santé ; il y a bien des pertes sanguines, des métrorrhagies, mais en quantité peu considérable, et nullement inquiétante, ce sont des règles trop abondantes plutôt que de véritables pertes. Les choses se passent, se traînent ainsi pendant de longues années, pendant un temps indéfini, les pertes sanguines continuent après l'âge de la ménopause, mais toujours peu abondantes, quelquefois ne se reproduisant qu'à de longs intervalles, quelquefois existant sans interruption, et sous forme d'un simple suintement, de telle sorte que l'existence des malades peut ne pas paraître sensiblement abrégée par le fibrome, qui permet à la vie de se prolonger jusqu'à son terme normal. Il peut même arriver qu'après la ménopause, et à cette époque de la vie qui est pour l'utérus une époque d'atrophie, les fibromes s'atrophient eux-mêmes, comme l'utérus tout entier ; il peut arriver qu'ils deviennent le siège d'une sorte de résorption, d'une intussusception interstitielle, qui diminue leur volume et leur fait subir un dépérissement, une atténuation de vitalité et une atrophie semblable à l'atrophie de l'utérus tout entier. Alors on peut apprécier, soit par le toucher vaginal, soit par la palpation abdominale, la diminution progressive de leur volume, en même temps que diminuent et disparaissent progressivement aussi, les accidents métrorrhagiques, et les autres désordres inhérents à ces tumeurs. Le fibrome subit le sort de l'utérus auquel il est attaché, et s'atrophie, en même temps que l'organe dans lequel il avait pris naissance ; il y acquiert, en quelque sorte, droit de domicile, il s'y momifie, s'y ratatine, et perd toute influence congestive, dans un organe, qui, lui-même, a perdu toute sa vitalité. En faisant, à la Salpêtrière, des autopsies de vieilles femmes, nous avons trouvé plusieurs fois, des fibromes utérins, qui depuis de longues années, avaient passé inaperçus, sans avoir aucunement attiré sur eux l'attention du médecin, et qui sans doute, existaient à l'insu même des malades qui en étaient atteintes.

TRAITEMENT DES POLYPES MUQUEUX.

Lorsqu'il s'agit de polypes muqueux, il faut au plus vite, en débarrasser les malades, c'est le seul moyen de les soustraire à tous les inconvénients de ces productions anormales, et surtout aux métrorrhagies, qui en constituent l'accident le plus grave et le danger le plus sérieux ; il faut donc pratiquer l'ablation de ces polypes. Cette opération est facile, nous l'avons faite plusieurs fois; il y a deux procédés : l'excision et l'arrachement. La malade est couchée sur le dos, les cuisses fortement écartées, les jambes fléchies sur les cuisses, et solidement maintenues dans cette situation ; un spéculum est appliqué de manière à produire la dilatation vaginale la plus large possible, et à fournir, par conséquent, la plus grande liberté d'action au manuel opératoire. Le col utérin étant isolé, placé dans le champ de l'instrument, parfaitement visible ; on reconnaît le point d'implantation, ou d'émergence des polypes, leur nombre, leur volume, leur longueur. Pour en opérer l'arrachement, on les saisit l'un après l'autre avec une pince à longue tige, et quand ils sont saisis dans les mors de la pince, on exerce sur eux un double mouvement de traction et de torsion, de manière à les déraciner, et à les enlever ainsi tout entiers : on agit sur ces polypes comme on le fait sur les polypes des fosses nasales ; comme ils sont très mous, sans consistance solide, et qu'ils se déchirent avec une grande facilité, il faut n'exercer sur eux que des mouvements très doux et très modérément conduits ; malgré cette précaution, il arrive très souvent qu'ils ne résistent pas à l'effort, et à la pression de la pince : ils se brisent, s'écrasent, et ne se détachent que par fragments et par lambeaux ; on est donc souvent obligé d'appliquer la pince, plusieurs fois, sur chaque polype, avant de l'extraire en entier.

L'excision se fait de la manière suivante : d'une main armée de la pince à longue tige, on saisit successivement chaque polype, et de l'autre main, au moyen de ciseaux à longues tiges aussi, on les coupe le plus près possible de la racine. Cette opération, quel que soit le procédé employé, n'est pas douloureuse, mais elle peut être suivie d'accidents ; or, l'accident le plus fréquent, c'est l'hémorrhagie. Après l'ablation des polypes muqueux, il y a souvent des métrorrhagies, aussi abondantes que tenaces, et persistantes ; ces hémorrhagies pourraient devenir un danger sérieux, ou tout au moins un sujet d'inquiétude. Pour les arrêter ou les prévenir, il faut avoir soin, après l'extirpation, ou la section du polype, de pratiquer une cautérisation ; on pourra se servir du nitrate d'argent, mais quelque vigoureux et prolongé que soit son contact, son effet peut ne pas être assez profond ; alors on emploie, soit le fer rouge, le thermo-cautère, soit un acide énergiquement caustique, tel que l'acide chromique, l'acide sulfurique, le nitrate acide de mercure. Ces cautérisations, en outre qu'elles arrêteront l'écoulement du sang, auront encore l'avantage d'opérer une destruction plus profonde du polype à son lieu d'implantation, d'atteindre sa racine, et, par conséquent, d'empêcher sa repullulation. La cautérisation bien qu'utile, n'est cependant pas toujours indispensable ; on pourrait la remplacer par des applications de tampons de charpie imbibée d'une solution étendue de perchlorure de fer ou d'alcool, et on n'aurait recours à la cautérisation, que si ces tampons n'avaient pas suffi à arrêter l'écoulement sanguin. Les repullulations sont malheureusement assez fréquentes ; il faut, dans certains cas, renouveler plusieurs fois l'opération, en s'efforçant de la rendre plus complète, car les polypes repoussent d'autant mieux qu'ils ont été moins complètement enlevés.

Après l'opération, il faut tenir pendant plusieurs jours la malade au lit, lui prescrire, deux ou trois fois par jour, des injections phéniquées ou alcoolisées, afin de prévenir des accidents inflammatoires, et même comme nous l'avons observé dans différents cas, des accidents infectieux, pyogéniques, analogues aux accidents puerpéraux. Après l'opération, il faudra donc exercer sur la malade la surveillance la plus attentive, au triple point de vue de la métrorrhagie, d'un développement inflammatoire ou infectieux, et d'une repullulation.

TRAITEMENT DES FIBROMES PÉDICULÉS ET NON PÉDICULÉS.

Lorsqu'il s'agit de polypes fibreux, l'opération est également indiquée, car de même que dans les cas de polypes muqueux, c'est le seul moyen de mettre fin aux pertes sanguines toujours si débilitantes, et quelquefois si compromettantes pour la vie. Quand le polype a fait hernie en dehors de l'utérus, et qu'il fait plus ou moins saillie dans le vagin, la malade étant placée dans la situation indiquée tout à l'heure, et le speculum étant appliqué convenablement, on saisit le polype avec une pince à griffes, on essaie de lui imprimer des mouvements combinés de torsion et de traction, dans l'espoir de rompre le pédicule, et de détacher ainsi d'un seul coup le polype. Si le pédicule résiste, alors on exerce, au moyen de la pince à griffes, une vigoureuse traction sur le polype, tandis que de l'autre main on le coupe, le plus près possible du pédicule, soit avec des ciseaux, soit avec un bistouri à longue tige. Après la section opérée, il sera bon de pratiquer une cautérisation, soit avec le fer rouge, soit avec le thermocautère, soit avec un acide, dans le double but, en rendant plus profonde la destruction de tissu, d'empêcher une repullulation toujours à craindre, et en même temps d'arrêter ou de prévenir une métrorrhagie. Consécutivement à l'opération, on devra, pendant plusieurs jours, soumettre la malade aux mêmes soins et aux mêmes précautions qu'après l'ablation des polypes muqueux.

Si le fibrome n'est pas pédiculé, s'il fait avec l'utérus un seul et même corps inséparable, indivisible ; s'il reste enfermé dans le corps utérin, le col conservant son état normal, le museau de tanche étant fermé, ne subissant aucune dilatation, il est bien évident que dans ce cas il ne peut être question d'aucune opération ; la seule chose à faire c'est de remédier, autant que possible, aux accidents produits par le polype : prescrivez une ceinture hypogastrique, pour soutenir le ventre, et l'empêcher de peser d'un poids qui souvent excède les forces de la malade ; éloignez, avec le plus grand soin, toutes les causes susceptibles de déterminer une congestion vers l'utérus, et, par conséquent, de provoquer, d'entretenir et d'augmenter un flux métrorrhagique, dont la continuité, les fréquents retours et l'abondance constituent un véritable danger ; le danger en effet est beaucoup moins dans la tumeur en elle-même, dans le développement souvent énorme du ventre qu'elle occasionne, dans la gêne, dans la fatigue qui en sont la conséquence, que dans les hémorrhagies qu'elle détermine, par suite du molimen sanguin et de la congestion permanente qu'elle produit dans l'utérus. Ces hémorrhagies sont le vrai point noir, le vrai péril ; trop souvent elles résistent à tous les moyens hémostatiques que nous avons énumérés, à propos de la métrite congestive hémorrhagique : il ne faut pas s'en étonner, puisque ces divers agents hémostatiques n'ont aucune prise sur la cause du mal, laquelle reste en dehors de toute atteinte ; sa persistance entretient l'accident hémorrhagique, et rend inutile tous les moyens indirects dirigés contre lui. C'est lorsqu'on voit les forces de la malade s'en aller avec les flots de sang qu'elle perd ; c'est lorsqu'on se trouve en présence de menaces sérieuses pour la vie, et qu'on se sent impuissant à conjurer la catastrophe, c'est alors, mais alors seulement, qu'il est permis de songer à la grande et radicale opération qui consiste à enlever la tumeur, en enlevant l'utérus tout entier, dont elle est inséparable.

Cette opération a été pratiquée avec un plein succès dernièrement, à notre demande, par notre savant collègue et ami, M. Péan, sur une de nos malades. C'était une femme de 35 à 36 ans environ ; sa tumeur utérine était énorme; elle avait le ventre d'une femme sur le point d'accoucher. Le fibrôme était hors de toute atteinte; il n'était pas pédiculé; il faisait corps avec l'utérus; le col était dur et son ouverture non dilatée rendait impossible toute exploration intérieure. Les pertes sanguines étaient continuelles et d'une abondance excessive; elles avaient résisté à tout ce que nous avions pu faire pour les arrêter. Tous les agents hémostatiques étaient restés inefficaces; les forces s'épuisaient, la vie était sérieusement menacée. C'est alors que nous pensâmes que la médecine étant impuissante, le moment était venu pour la chirurgie, d'intervenir, et que son rôle devait commencer. M. Péan fut d'avis, comme nous, que l'hystérotomie était le seul moyen de sauver cette malade, et il voulut bien se charger de cette difficile et redoutable opération, qu'il pratiqua avec l'habileté qui lui est propre; nous en suivîmes tous les détails. L'utérus fut enlevé en entieravec tous ses annexes, ovaires et ligaments; il n'y eut aucun accident inflammatoire du côté du péritoine; la malade guérit parfaitement; elle reprit ses forces et son embonpoint, et même elle engraissa beaucoup. Elle avait conservé son vagin dans toute sa longueur, mais n'ayant plus ni matrice, ni ovaires, elle n'eut plus de règles; la suppression complète de la menstruation fut donc pour elle un des résultats de l'opération, mais cette suppression ne nuisit aucunement à sa santé qui se fortifia rapidement, et devint florissante. L'hystérotomie étant du domaine exclusif de la haute et grande chirurgie, nous ne croyons pas devoir nous étendre davantage sur cette belle et hardie opération. Contentons-nous de dire qu'en raison de son excessive et incontestable gravité, il ne faut y avoir recours qu'après avoir inutilement épuisé tous les moyens médicaux, et, en quelque sorte, en désespoir de cause. L'hystérotomie ne doit être que l'*ultima ratio* du traitement des fibromes utérins.

Devons-nous citer, comme moyen thérapeutique, destiné à faire cesser les métrorrhagies et, par suite, à amener la rétrocession des fibromes utérins, l'ablation des ovaires ? Cette opération, pratiquée pour la première fois par Battey, en 1872, fut faite en France en 1879 et 1883, pour la première fois, par M. Duplay ; les résultats qu'il en a obtenus furent très satisfaisants. Sans doute, cette opération est moins dangereuse que l'hystérotomie, et cette dernière ne devrait être tentée que si l'autre n'avait pas réussi : mais l'ablation des ovaires est encore de date trop récente, elle n'a pas encore été pratiquée assez de fois pour que son efficacité puisse être suffisamment établie ; nous nous contenterons de la mentionner. sans oser la conseiller, ne nous trouvant pas suffisamment édifié sur sa valeur réelle, comme sur son innocuité.

CATARRHE UTÉRIN

On désigne sous le nom de catarrhe utérin, toute sécrétion de mucus, de muco-pus, ou de pus, se produisant dans la cavité utérine, à la surface de la muqueuse qui tapisse cette cavité, et se faisant jour par le museau de tanche. Le catarrhe utérin varie suivant la nature, ou la qualité du liquide qui le constitue, et suivant la quantité de ce liquide ; il varie encore suivant ses causes.

Le liquide provenant de la cavité utérine et constituant le catarrhe utérin est toujours glutineux, albuminoïde, colant, épais, adhérant à tout ce qui est à son contact. Par cette manière d'être et par ses qualités physiques, il se distingue tout de suite du liquide provenant du vagin, sécrété à la surface de la muqueuse vaginale, et constituant le catarrhe vaginal ; ce dernier liquide, en effet, manque de consistance : il est diffluent, lactescent quand il est pur ; grisâtre, jaunâtre ou verdâtre quand il est purulent ; mais il est toujours diffluent, ce qui ne permet pas de le confondre avec le catarrhe utérin.

Le catarrhe utérin, quand il est exempt de tout caractère inflammatoire, exclusivement muqueux, se présente sous la forme d'un liquide incolore diaphane, d'une pureté, d'une transparence cristallines, semblable à l'humeur vitrée du globe oculaire, ou à l'albumine d'un œuf parfaitement frais. S'il est peu abondant, on le voit perler, comme une goutte de rosée, entre les lèvres du museau de tanche, à la surface du col. S'il est plus abondant, il s'écoule le long des parois vaginales, et arrive à la vulve, sur laquelle il reste adhérent. On trouve, dans ce cas, entre les lèvres vulvaires, et à l'entrée du vagin, un liquide albuminoïde, incolore, transparent, adhérant intimement aux parties avec lesquelles il est en contact, et se laissant détirer comme en longs filaments glutineux ; plus abondant encore, il apparaît sous forme de flaques, de bavures visqueuses en dehors de la vulve, à la face externe des grandes lèvres, au milieu du système villeux qu'il agglutine, dans les plis génito-cruraux, sur la face interne des cuisses et sur le linge, où il se dessèche, en formant des surfaces dures, visqueuses, incolores et comme empesées ; il ressemble, comme aspect, comme consistance et comme viscosité, à la liqueur spermatique et au mucus glutineux et filant sécrété dans les fosses nasales, auquel on a donné le nom de morve. Tel est le catarrhe utérin, dans toute sa pureté, et sans aucune atteinte d'inflammation de la muqueuse utérine.

Quand il est ainsi et peu abondant, il peut être considéré comme un des attributs du lymphatisme et comme une des conséquences de l'anémie ; mais plus abondant, il constitue un véritable flux, une sécrétion morbide de la muqueuse utérine ; il indique que cette muqueuse est dans un véritable état pathologique, et qu'elle est le siège d'une hypersécrétion analogue à celle qui se produit, soit dans d'autres muqueuses, soit dans des appareils glandulaires spéciaux, hypersécrétion variable quant à son siège, à son aspect et à sa composition, et qui constitue le coryza, la séborrhée, la diaphorèse, ou sueurs colliquatives, le flux muqueux intestinal, le catarrhe vaginal leucorrhéique, le catarrhe bronchique.

Ses effets, ses conséquences, ses inconvénients, ne sont pas difficiles à comprendre. Si la constitution de la malade est lymphatique et pauvre de sang et de forces, il l'appauvrit encore; car, par sa continuité et par son abondance, il devient une cause nouvelle d'affaiblissement et d'épuisement. Cette sécrétion perpétuelle, sans interruption, et dont l'abondance augmente encore à chaque époque menstruelle, ne peut s'opérer qu'au détriment de la vitalité générale; c'est une véritable source dont l'écoulement intarrissable contribue à épuiser l'économie. Les femmes le sentent bien; elles accusent une faiblesse, des tiraillements d'estomac, des courbatures, des maux de reins, sur la cause desquelles elles ne se trompent pas, dont elles constatent l'intensité plus grande, correspondant à l'intensité plus considérable du catarrhe utérin, et qu'elles attribuent par conséquent, et avec raison, au catarrhe utérin lui-même.

Si le catarrhe utérin est une cause de fatigue et d'affaiblissement, il est encore une cause d'ennuis, et nous dirions presque de dégoûts. Les femmes se sentent continuellement mouillées; malgré de minutieux soins de propreté, et de fréquentes toilettes, la zone génitale ne cesse pas d'être inondée d'une humidité visqueuse et glaireuse qui agglutine leur chevelure, et suinte dans les plis génito-cruraux, à la surface interne des cuisses qu'elle irrite, où elle détermine un érythème intertrigineux et des gerçures qui rendent la marche très douloureuse par le contact et le frottement des parties malades, les unes sur les autres Si les choses sont ainsi chez les femmes soigneuses d'elles-mêmes, quel ne doit pas être le désordre produit chez celles qui, par incurie, par excès de travail, par défaut d'habitudes hygiéniques, négligent les soins de propreté toujours indispensables, mais surtout quand existe un catarrhe utérin; chez celles-là, toute la zone génitale n'est plus qu'une sorte de marécage infect et impénétrable, dont les émanations nauséeuses se répandent à travers les vêtements, et entretiennent, tout autour de la malade, comme une atmosphère impure, dont les exhalations fétides se sentent à distance.

Si les femmes sont à elles-mêmes et pour elles-mêmes un objet de dégoût, ne le sont-elles pas bien plus encore pour leurs maris ? Combien le catarrhe utérin n'apporte-t-il pas de froideur au foyer domestique ! Et combien d'hommes, par son fait, ne voient plus dans leurs femmes que des objets d'éloignement et de répugnance, au lieu d'y trouver les plus aimables attraits !

Mais ce n'est pas tout, si le catarrhe utérin devient trop souvent, dans le mariage, une cause de désunion, il est encore pour la femme une cause de stérilité. On comprend, en effet, que les alentours du col utérin, et que le museau de tanche étant obstrués par un liquide épais et visqueux, ferment le chemin à la liqueur séminale, et l'empêchent de pénétrer dans la cavité utérine, pour y opérer la fécondation.

Le catarrhe utérin, même quand il est pur de tout mélange purulent, de tout caractère inflammatoire et contagieux, est donc, dans bien des cas, une affection sérieuse par ses conséquences graves à divers égards ; mais combien il le devient davantage quand il est purulent, et le résultat d'un principe morbide, phlegmasique et virulent !

Le catarrhe utérin purulent se présente sous la forme d'un liquide épais, visqueux, glaireux, opaque, et de couleur jaune blanchâtre, ou jaune verdâtre. Il est grisâtre, louche et opalin quand le mucus est simplement mélangé de quelques globules de pus; il est jaune ou verdâtre quand il est tout à fait purulent. Par ses propriétés âcres, il rubéfie, il irrite les parties génitales, il y détermine une véritable inflammation, un érythème intertrigineux, des excoriations, une sensation de chaleur et une douleur qui devient très vive dans la marche. En mouillant le linge et en s'y desséchant, il y laisse des tâches d'un jaune verdâtre, à surfaces rugueuses, colées et empesées.

Le catarrhe utérin est purulent dans trois cas : 1° sous l'influence d'une métrite : lorsque la muqueuse utérine est le siège d'une inflammation provenant d'une cause interne, d'une disposition morbide, que cet état phlegmasique réside dans la muqueuse seule, ou en même temps dans le parenchyme utérin, qu'il s'y soit développé à la suite d'un accouchement, d'un traumatisme quelconque, ou de tout autre principe inflammatoire, tel qu'un refroidissement; que ce principe inflammatoire ait pris naissance primitivement dans la muqueuse utérine, ou bien qu'il ne s'y soit manifesté que secondairement, par continuité, ou contiguité de tissu, et par propagation, peu importe : dès lors que cette muqueuse n'a plus sa vitalité normale, elle produit une sécrétion qui n'est pas normale non plus, et qui, provenant de follicules mucipares enflammés, contient ce que donnent des corps emflammés, c'est-à-dire des globules de pus.

2° Le catarrhe utérin peut devenir purulent, de simple et de muqueux qu'il était, à la suite d'excès vénériens.

Ne comprend-on pas que des excitations du sens génésique trop répétées, trop vives, trop violentes, entretiennent dans la muqueuse utérine un état congestif, limitrophe de l'inflammation, et que dans cet état de surexcitation habituelle, la sécrétion de cette muqueuse s'altère et devienne purulente? Voilà ce que l'on observe fréquemment dans les premiers temps d'un mariage, ou à toute autre époque de la vie conjugale, lorsque les organes génitaux sont tenus dans un état d'excitation sans cesse répétée. Il se passe là un fait qui mérite d'être signalé, et que nous avons été à même d'observer plusiers fois. La femme, dans ces conditions de nervosisme aphrodisiaque, est affectée d'un catarrhe utérin puriforme; le mari n'en pratique pas moins avec la même ardeur le coït, il ne se contamine aucunement; son urèthre reste indemne de toute inflammation catarrhale; il ne cesse pas d'être parfaitement sain. — Un autre homme, un intrus, se glisse illégitimement dans le lit conjugal, et il en sort avec une blennorrhagie ! Ce fait s'explique facilement. Le mari était habitué à l'atmosphère de sa femme; bien que le milieu ne fût pas pur, il y avait une accoutumance réciproque, un acclimatement des parties sexuelles l'une pour l'autre; mais l'étranger, le nouveau venu, qui se croyait parfaitement en sûreté, est contaminé, parce qu'il n'était pas fait à un milieu, dont l'habitude n'avait pas annulé, pour lui, les dangereuses influences. « Monsieur, nous disait dernièrement un de ces hommes peu scrupuleux et peu délicats, comment se fait-il que j'aie pu contracter une blennorrhagie avec la femme d'un de mes amis que je sais pertinemment être parfaitement sain, bien qu'il ait, lui, tous les jours, un rapport avec sa femme? » — L'explication de ce fait, qui, au premier abord, semble étrange, nous venons de la donner.

3° Le catarrhe utérin est purulent quand il est blennorrhagique, quand il est le résultat d'une inoculation, d'un contact direct du museau de tanche avec du pus blennorrhagique, à la suite et par le fait d'un coït pratiqué par un homme affecté de blennorrhagie. Le catarrhe utérin blennorrhagique est purulent, d'un jaune verdâtre, épais, visqueux ; il adhère aux lèvres du col, dont il enflamme et excorie la muqueuse. Sous son influence, à son contact, et par le fait de ses propriétés irritantes, le col utérin devient d'un rouge vif; la muqueuse qui le tapisse est inégale, granuleuse, ulcéreuse et secrète un muco-pus épais et jaunâtre : c'est la blennorrhagie du col. Ce catarrhe est essentiellement virulent, contagieux, inoculable et transmissible par le contact. Si le catarrhe utérin simple et muqueux est susceptible, dans certains cas, soit par le fait des règles, soit par le fait d'excitations génésiques excessives, de contracter un principe âcre et irritant, capable, dans le coït, de produire une uréthrite, et une véritable blennorrhagie à des degrés d'intensité variables, à plus forte raison le catarrhe utérin blennorrhagique résultant d'une inoculation directe est-il contagieux, inoculable et transmissible par le contact.

TRAITEMENT DU CATARRHE UTÉRIN.

Le traitement du catarrhe utérin varie, suivant l'espèce, la forme, ou la nature de ce catarrhe. Quel qu'il soit, simple, exclusivement muqueux, opaque, puriforme ou purulent, il est toujours très tenace, long et difficile à guérir; cela se conçoit, car la muqueuse utérine se dérobe, sinon tout entière, au moins dans la plus grande partie de son étendue, à une action thérapeutique locale et directe. Nous n'avons de prise sur elle que dans sa partie cervicale ou du col; nous ne pouvons pas l'atteindre dans le reste de sa surface : aussi les modificateurs locaux ne pouvant l'atteindre que partiellement, et leur action restant limitée à une seule de ses parties, il n'est pas étonnant qu'elle conserve, avec une ténacité désespérante, le principe morbide dont elle est devenue le siège.

Le catarrhe utérin simple, muqueux, incolore, diaphane comme une particule de rosée, et peu abondant, n'est souvent que l'expression et qu'un des symptômes de l'anémie. C'est donc par un traitement général, tonique, reconstituant, qu'il faut surtout l'attaquer, d'autant plus que, chez les jeunes filles vierges, l'existence de la membrane hymen empêche toute intervention directe sur l'utérus. Le fer, le quinquina, le phosphate de chaux, les poudres de sang et de viande, une alimentation succulente, l'exercice, la campagne, seront prescrits avec avantage; les bains sulfureux, gélatineux, salins, les bains de mer, les eaux d'Uriage, de Saint-Sauveur, de Salins du Jura, de Salins de Moutiers, de Salies de Béarn, les douches froides, l'hydrothérapie, la toilette à l'eau froide alcoolisée, et fortement aromatisée, seront recommandés. Si l'état de la membrane hymen le permet, prescrivez aux malades d'avoir, avec elles, au bain, leur instrument à injections, et de prendre des injections avec l'eau du bain, en sorte que l'eau sulfureuse saline, alcaline, projetée dans le vagin, arrose le col utérin, baigne le museau de tanche, et modifie l'état de la muqueuse qui pénètre entre ses deux lèvres. Nous insistons sur l'utilité de cet arrosement du col, par l'eau minéralisée du bain ; sans l'appareil à injection, dont l'emploi est si facile, pendant une partie plus ou moins longue de la durée du bain, l'eau n'eût agi sur l'utérus que d'une manière très indirecte et très éloignée ; elle n'aurait pas pénétré dans les voies génitales ; avec l'appareil à injections, au contraire, elle y est poussée, et y fait un double courant ascendant et descendant, qui baigne le col utérin, l'arrose, le modifie dans son innervation, et, par conséquent, exerce une incontestable action sur la sécrétion de la muqueuse, pour la modérer et la ramener à ce qu'elle doit être normalement, c'est-à-dire à une proportion presque inappréciable, à une sorte d'enduit invisible, parce qu'il est incolore, et disposé en couche très mince, enduit lubrificateur, destiné à faciliter divers glissements, divers contacts, tels que le passage du sang des règles à la surface de la muqueuse.

La médication complexe, *intùs et extrà*, que nous venons d'exposer suffit pour guérir le catarrhe utérin, dans les cas ordinaires. Mais il y a des cas où ce catarrhe est tellement abondant, où la muqueuse épaisse, ramollie, comme fongueuse, est le siège d'une telle sécrétion, qu'une action plus directe et plus énergique sur cette muqueuse est nécessaire. Dans ces cas, nous introduisons, aussi loin que possible, et dans toute l'étendue où elle est pénétrable, un crayon de nitrate d'argent dans la cavité utérine, et nous renouvelons ces cautérisations à diverses reprises. M. Huguier combinait l'action de ces cautérisations avec l'action puissamment modificatrice et détersive de scarifications qu'il pratiquait, en introduisant, par le museau de tanche, un bistouri spécial à lame très étroite; il scarifiait ainsi, en rayons, en étoile, la muqueuse utérine, et, immédiatement après ces scarifications, il introduisait le crayon de nitrate d'argent, de manière à ce que son action caustique pénétrât profondément, et se fit sentir dans toute l'épaisseur de la muqueuse. Nous avons employé, plusieurs fois, ce traitement énergique, avec succès, et sans en avoir éprouvé d'accident.

Nous avons aussi retiré de bons résultats de l'introduction, dans la cavité utérine, de diverses poudres astringentes, résineuses, et cathérétiques, telles que la poudre d'alun (sulfate double d'alumine et de potasse), la poudre de colophane, la poudre de sulfate de cuivre, ou de sulfate de fer, la poudre de tanin; l'introduction de ces poudres est facile et n'offre aucun danger. Le speculum étant appliqué, et le museau de tanche débarrassé des productions catarrhales qui l'obstruaient, on y introduit un pinceau, sec ou mouillé, de blaireau ou de charpie, chargé de l'une ou de l'autre de ces poudres; cette introduction, qui exerce sur la muqueuse utérine, une action très active et très énergiquement modificatrice, peut être sans inconvénient renouvelée plusieurs fois, plusieurs jours de suite.

On a conseillé aussi des injections intra-utérines; mais quels que soient les liquides injectés, ils sont dangereux, car ils peuvent par les trompes pénétrer dans la cavité péritonéale, et y déterminer des accidents de péritonite suraiguë; il y en a eu des exemples. Nous repoussons donc les injections intra-utérines comme pouvant être suivies des accidents les plus redoutables.

Tout ce que nous venons de dire relativement au

traitement de la forme grave du catarrhe utérin, grave par son abondance et par sa ténacité, s'applique au traitement du catarrhe utérin blennorrhagique; nous n'avons donc pas à y insister davantage; disons seulement que ce catarrhe étant très contagieux, l'inoculation rend la femme d'un contact dangereux ; nous ne parlons ici, bien entendu, que du contact sexuel; disons encore que par ses propriétés âcres et irritantes, il détermine la rubéfaction, le gonflement, l'ulcération, non pas seulement des lèvres du museau de tanche et du col utérin, sur lequel il reste collé, agglutiné, mais encore des parties du vagin, de la vulve et des cuisses, auxquelles il adhère : c'est donc une affection assez sérieuse pour n'être pas négligée, et pour mériter les soins les plus assidus et les plus persévérants. Le traitement doit toujours être long, car, par elle-même, l'affection est tenace. Chaque époque menstruelle est signalée par une exacerbation dans son intensité, ce qui se comprend facilement, puisque chaque époque amène dans l'utérus un molimen congestif. La durée, l'intensité du catarrhe utérin, trouvent donc, dans la menstruation, un aliment, une cause de redoublement et de prolongation, et de plus, chaque époque impose l'interruption du traitement. Ainsi, d'une part, aggravation du catarrhe, quant à son abondance, quant à ses caractères inflammatoires et virulents, et, d'autre part, arrêt forcé du traitement, tant que durent les règles; voilà comment chaque époque menstruelle aggrave et prolonge le catarrhe utérin; voilà comment cette affection est toujours d'une durée à lasser la patience de la malade et du médecin. Quand on croit toucher à la guérison, quand il semble que le catarrhe est enfin à peu près tari, surviennent les règles qui remettent tout en question, et quand elles sont terminées, on trouve qu'au point de vue de la guérison, un terrain considérable a été perdu ; il en est ainsi, du reste, de toutes les affections, de tous les états pathologiques, non pas seulement de l'utérus et du vagin, mais encore de toute la zone génitale.

La guérison du catarrhe utérin blennorrhagique s'annonce de trois manières : 1° diminution dans son abondance ; 2° teinte plus pâle, d'une coloration moins foncée du museau de tanche et du col ; 3° aspect de moins en moins purulent, jaune et verdâtre, et de plus en plus clair et transparent du liquide, qui, avant de disparaître tout à fait, perd progressivement ses qualités virulentes et inflammatoires.

CATARRHE VAGINAL

A l'état normal, le vagin est lubrifié par une sécrétion muqueuse que l'on pourrait appeler la *salive vaginale.* Cette sécrétion, peu abondante, incolore, forme sur toute la surface de la muqueuse vaginale une couche humide, perceptible au toucher, mais que l'œil ne distingue pas. Elle a pour but d'entretenir le vagin dans son degré de vitalité, d'élasticité normales, d'empêcher l'adhérence, l'agglutination de ses parois, leurs frottements réciproques trop intimes pendant la marche, de favoriser tous les contacts, tous les glissements et de les rendre faciles et inoffensifs. Mais que cette humidité soit secrétée en quantité plus que normale, et que le liquide, produit de cette hypersécrétion, inonde plus ou moins le vagin, la vulve et toute la zone génitale, alors on dit qu'il y a catarrhe.

Le catarrhe vaginal, ainsi que nous l'avons dit dans le précédent chapitre, est constitué par un liquide diffluent; ce liquide est tantôt blanchâtre, lactescent, rappelant la coloration et la consistance du lait, d'où les noms vulgaires de *pertes blanches*, de *flueurs blanches*, de *leucorrhée*, et tantôt plus épais, et d'un jaune verdâtre, mais toujours diffluent. Dans le premier cas, le catarrhe utérin est lié le plus souvent au tempérament lymphatique, strumeux et à l'anémie ; on peut même dire qu'il est un des symptômes du lymphatisme, de l'hydrohémie ; dans le deuxième cas, il est le signe d'une inflammation du vagin, inflammation qui peut être simple, résulter d'une disposition phlegmasique générale, ou d'une excitation locale exagérée, ou bien virulente, et constituer une blennorrhagie, ou catarrhe vaginal blenorrhagique. Dans l'un et l'autre cas, le liquide, purement muqueux de la leucorhée, ou purulent de la blennorrhagie, diffère du catarrhe utérin par sa coloration et sa consistance laiteuses, ainsi que par sa diffluence ; le liquide provenant de l'utérus étant, comme nous l'avons dit, tantôt diaphane et incolore et tantôt purulent, mais toujours visqueux, glutineux et albuminoïde ; ce dernier caractère le distingue essentiellement du catarrhe vaginal.

Le catarrhe vaginal simple, autrement dit la leucorrhée, les flueurs ou pertes blanches, étant, comme nous l'avons établi, le symptôme de l'anémie, doivent être combattus par une médication tonique, reconstituante : le fer, le quinquina, le phosphate de chaux. Comme traitement local, il faut recommander la toilette à l'eau froide aromatisée, alcoolisée, deux fois par jour ; la toilette à l'eau tiède, comme la font quelques femmes, amollit les tissus, et, en les amollissant, augmente encore leur disposition à une sécrétion catarrhale leucorrhéique, puisque celle-ci est déjà la conséquence d'une atonie, d'une faiblesse générale et locale. L'eau froide, au contraire, resserre les tissus, développe leur vitalité, éveille en eux une réaction, une activité vitale qui ne peuvent que les ramener à leur état normal, et, par conséquent, à leur sécrétion physiologique. La leucorrhée est encore entretenue et favorisée par une hygiène malentendue, ainsi par l'habitude de porter des pantalons fermés, qui entretiennent, autour de toute la zone génitale, une atmosphère chaude, non renouvelée et amollissante, tandis que des pantalons ouverts, ou mieux encore, l'absence de pantalons, permettent à l'air de circuler librement autour des parties génitales, de les rafraîchir, et de les vivifier. L'habitation dans des appartements trop chauds, trop concentrés, où l'air n'est pas assez renouvelé, le défaut d'exercice, une vie trop molle, le séjour trop prolongé au lit, sont encore une cause de leucorrhée, ainsi qu'une nourriture insuffisante, défectueuse. Notons encore la constipation habituelle au tempérament lymphatique; elle est un signe non pas d'inflammation, suivant le dicton vulgaire, mais de faiblesse générale et locale, et spécialement de l'inertie de l'intestin, qui manque de la force nécessaire pour expulser, par ses contractions péristaltiques, les agglomérations fécales qui obstruent et encombrent son calibre.

Or ces agglomérations, par la compression qu'elles exercent sur le vagin, par la gêne qu'elles apportent à la circulation en retour, sont encore une cause de leucorrhée.

Puisque nous parlons d'habitudes, de manières de vie contraires aux lois de l'hygiène, pouvons-nous ne pas nous élever, avec toute l'énergie de nos convictions, contre les habitudes mondaines actuelles? contre cet usage insensé de faire de la nuit le jour, de passer les nuits entières dans des salons, où l'on respire un air dépourvu d'oxygène et surchauffé? et quand je pense que c'est dans cette atmosphère brûlante et viciée, que pendant toute la saison d'hiver, une foule de jeunes filles passent trop souvent, non pas seulement leurs soirées, mais encore leurs nuits, puis-je m'étonner de les voir si pâles, si chétives, si fanées avant l'âge, et si leucorrhéiques.

Avoir signalé ces causes de leucorrhée, c'est signaler en même temps les moyens de combattre cette anomalie, ce désordre souvent si fâcheux. Avant tout, il faut soumettre les personnes qui en sont atteintes, aux prescriptions de l'hygiène la mieux entendue : nourriture tonique, exercice, la campagne, l'air de la mer ou des montagnes, l'hydrothérapie, une saison à Salins du Jura ou de Moutiers, à Royat, à Saint-Gervais, à Uriage, à Salies de Béarn surtout, à Luxeuil; des bains sulfureux, salins, aux sels de Salies de Béarn, et si l'état de la membrane hymen le permet, des douches, des injections vaginales pendant une bonne partie de la durée du bain, avec l'eau du bain : des lavements froids, des douches froides ascendantes dans le rectum, destinées à ranimer l'action intestinale, et à faire cesser la constipation; tels sont les moyens à employer dans les cas de leucorrhée, en d'autres termes, de pertes blanches, dépourvues de tout caractère phlegmasique, d'une abondance peu considérable, continues ou intermittentes, avec augmentation habituelle après une fatigue, une émotion morale vive, et surtout à l'époque des règles.

Mais le catarrhe vaginal n'a pas toujours ce caractère de bénignité : il est grave et dangereux dans deux cas bien différents.

Dans le premier cas, ce qui le rend grave, c'est son abondance; sa composition chimique est toujours la même, c'est toujours le même liquide diffluent et blanchâtre, sans mélange de pus, sans caractère ni inflammatoire ni contagieux par inoculation et par contact, mais il est sécrété en telle quantité que les parties génitales, que les cuisses en sont baignées, que la chemise en est humide et maculée. Les malheureuses femmes sont obligées de prendre les mêmes précautions qu'aux époques menstruelles; en vain, font-elles plusieurs toilettes par jour, elles sont toujours inondées, elles se sentent affaiblies, épuisées par cet écoulement continuel qui leur enlève toute leur fraîcheur et qui les rend trop souvent un objet d'aversion et de dégoût.

Dans un deuxième cas, le catarrhe vaginal est grave par sa composition et par sa nature; la muqueuse vaginale a cessé d'avoir sa coloration normale, sa pâleur habituelle, et même sa teinte décolorée, qu'elle présentait dans la leucorrhée; elle est d'un rouge tantôt vif, tantôt violacé et framboisé; elle est comme tuméfiée; elle est le siège d'un véritable gonflement inflammatoire; ses plis sont, accusés par des reliefs, dont la saillie n'existe pas en dehors de l'état phlegmasique. Ses follicules mucipares, sous l'influence de l'inflammation qu'ils ont contractée, sont volumineux, hypertrophiés, et apparaissent, dans toute l'étendue de la surface vaginale, sous la forme de petites bosselures saillantes et arrondies. *(vaginite granuleuse)*. La malade éprouve dans toute la longueur du vagin une sensation de chaleur, de brûlure plus ou moins intense, qui rend douloureuse l'introduction du doigt, et à plus forte raison l'application du spéculum. La muqueuse qui revêt le col utérin est de la même teinte rouge violacée et habituellement excoriée sur la lèvre postérieure, où stagne le catarrhe utérin; les lèvres du museau de tanche sont entourées de granulations.

Dans cet état pathologique, la muqueuse vaginale et

celle qui se réfléchit sur le col utérin sécrètent un muco-pus, de couleur jaune verdâtre, qui émerge de tous les points de leur surface, se répand sur la vulve, entre les petites et les grandes lèvres, et de là, s'il est très abondant, s'écoule dans les plis génito-cruraux, le long des cuisses, qu'il excorie par ses propriétés âcres et irritantes, et mouille la chemise, sur laquelle il laisse, en se desséchant, des taches jaune-verdâtre qui durcissent et empèsent le linge. Tel est le catarrhe vaginal purulent.

Ce catarrhe est le plus souvent de nature blennorrhagique, et résulte du contact d'un pus de même nature qui a inoculé une inflammation semblable à celle de laquelle il procédait lui-même : résultat et produit d'une inoculation, cette blennorrhagie est elle-même inoculable, contagieuse par le contact. La fréquence de la blennorrhagie chez l'homme ne prouve que trop les propriétés inoculables et virulentes de la vaginite purulente blennorrhagique.

La vaginite purulente est donc le plus souvent blennorrhagique, virulente, et causée par le contact et l'inoculation, sur un des points de la muqueuse vaginale, d'un pus de semblable nature que le coït y a déposé. Cependant il y a des cas où la vaginite purulente ne relève d'aucune cause semblable, et ne peut pas être imputée à un coït infectant; elle peut se développer d'elle-même, sans aucune inoculation d'un pus virulent, sous l'influence d'excitations génésiques trop vives et trop répétées.

Ce fait pathologique, si important au point de vue de son étiologie, demande à être expliqué; voici dans quelles circonstances il peut se produire : Supposons une femme atteinte de leucorrhée simple; cette femme se livre avec une passion immodérée à toutes les excitations vénériennes, et à tous les excès des rapports sexuels les plus fréquents ; il en résulte, pour la muqueuse vaginale, un état d'éréthisme, de congestion intense et permanente. Les mêmes excitations continuant, cette muqueuse ainsi congestionnée ne les supporte pas, sans subir un degré de congestion de plus, c'est-à-dire un véritable état phlegmasique. Alors la sécrétion des follicules mucipares est altérée, non plus seulement dans sa quantité qui était exagérée, mais dans sa qualité, et de purement muqueuse qu'elle était, elle devient, ce que deviennent toutes les sécrétions muqueuses, quand elles procèdent de muqueuses enflammées, ce que devient en particulier, la sécrétion bronchique, quand la muqueuse bronchique n'est plus dans son état normal : elle devient altérée, épaisse et puriforme. Les follicules mucipares vaginaux n'étant plus dans leur état physiologique, ne secrètent plus un mucus pur de tout mélange. Cette forme de vaginite ou de catarrhe vaginal est assurément moins virulente, moins facilement inoculable, et moins contagieuse que le vrai catarrhe blennorrhagique, résultat lui-même d'une inoculation, mais elle est cependant contagieuse et inoculable, bien qu'à un faible degré. Engendrée par deux individus de sexe différent, primitivement sains l'un et l'autre, l'homme continuant à puiser à la même source, dont les excès ont altéré la pureté, peut subir lui-même les fâcheuses influences de cette source qu'il a rendue impure, et après avoir par ses excès, contaminé la femme, celle-ci le contamine à son tour. Voilà l'explication de ces vaginites et de ces uréthrites que l'on observe quelquefois dans les premiers temps du mariage. Le degré de virulence de ces catarrhes vaginaux, n'est pas considérable, et en vertu de l'acoutumance des parties, le mari peut rester absolument sain, et sans aucune contamination uréthrale, malgré la contamination de la femme; mais qu'un étranger survienne et se glisse subrepticement dans la couche conjugale, celui-là, pénétrant dans un milieu qui n'est pas pur, qui n'est pas le sien, et où il n'est pas acclimaté, en sortira contaminé. Voilà comment il se fait que la même femme contamine un homme accidentel et de passage, tandis que son mari ou son amant habituel, conserve, avec elle, son état sain dans toute son intégrité. Nous avons eu plusieurs fois l'occasion d'observer ce fait qui paraît étrange au premier abord, mais dont nous venons de donner l'explication.

Ce ne sont pas seulement les excès vénériens qui peuvent développer un catarrhe vaginal purulent, ou, pour parler autrement, transformer un catarrhe vaginal primitivement muqueux et simplement leucorrhéique, en catarrhe vaginal inflammatoire, purulent et dangereux au point de la contagion : des fatigues, un travail exagéré, un mauvais état de la santé générale, une grossesse, un accouchement, une menstruation difficile ou trop abondante, l'absence des soins de propreté, peuvent amener le même résultat. C'est donc toujours en courant un certain risque, que l'on s'adresse à une femme étrangère, et la considération que le mari, ou l'amant de cette femme est dans l'état le plus sain, n'est nullement une garantie de son innocuité, et de la sécurité absolue qu'elle peut offrir.

TRAITEMENT DU CATARRHE VAGINAL.

Les moyens de traitement que nous avons indiqués contre la leucorrhée, ou pertes blanches peu abondantes, dépendant d'un état général de lymphatisme et d'anémie, sont insuffisants lorsqu'il s'agit du catarrhe vaginal grave par son abondance, et cause par conséquent d'affaiblissement et d'épuisement pour la santé, ou quand il s'agit du catarrhe vaginal purulent blennorrhagique, grave par sa nature même, et par toutes ses conséquences contagieuses. Sans doute, les agents thérapeutiques dont nous avons parlé, à propos de la leucorrhée commune, les bains sulfureux, salins, astringents pris en injections, sont utiles contre le catarrhe vaginal muqueux, grave par son abondance et que nous pourrions appeler en raison même de cette abondance : *flux vaginal,* mais il ne sont pas assez puissants pour produire une action efficace ; ils pourront modérer la sécrétion, diminuer la quantité, par l'action astrictive qu'ils exerceront sur la muqueuse, mais ils n'en tariront pas la source ; ils ne pourront rien, ou presque rien dans cet état fongoïde de la muqueuse vaginale, devenue une sorte de filtre, à travers lequel s'écoule incessamment la partie séreuse du sang. D'un autre côté, s'il s'agit d'un catarrhe blennorrhagique inflammatoire, les bains sulfureux ainsi que les injections sulfureuses seraient mal supportés en raison de leurs propriétés irritantes, et les émollients en bains ou en injections resteraient absolument sans effet. Voilà ce qui explique, quand ils sont ainsi traités, la durée interminable, indéfinie de ces écoulements purulents qui, une fois contractés, ne finissent jamais, occasionnent tant de mécomptes à celles qui en sont atteintes, et sont causes de tant de blennorrhagies pour l'autre sexe. Nous avons donc recours, dans ces deux cas, dans le cas de catarrhe muqueux abondant (flux vaginal), et dans le catarrhe purulent blennorrhagique, à un traitement spécial qui se résume par un seul mot : *le tamponnement.* Voici l'esprit de ce traitement, et les indications qu'il doit remplir, pour être curatif.

DU TAMPONNEMENT.

1° Isoler les parties malades les unes des autres, les tenir éloignées les unes des autres, de manière à ce qu'elles n'aient aucun contact, à ce qu'elles n'exercent, les unes sur les autres, aucun frottement; 2° tenir à leur surface, un corps étranger doué de propriétés spéciales, dont la présence permanente modifie leur innervation morbide et déviée, exerce une action astringente et résolutive sur leur état de congestion passive ou inflammatoire, réprime leurs sécrétions vicieuses, et les ramène ainsi à leur vitalité physiologique et normale. Le tamponnement, tel que nous le pratiquons, remplit parfaitement ces indications; aussi, depuis vingt ans que nous l'employons, soit dans notre clientèle civile, soit à l'hôpital Saint-Louis, nous donne-t-il les plus merveilleux résultats. Voici comment nous opérons.

Nous commençons par prescrire une injection détersive pour nettoyer le vagin et le débarrasser des sécrétions muqueuses, ou purulentes qu'il contient; puis, la malade étant convenablement placée, nous appliquons le spéculum, et nous introduisons dans le vagin, au moyen d'une longue pince, quatre, cinq, six, sept gros bourdonnets de charpie, imbibés d'une solution concentrée de tanin, et liés, chacun, d'un long fil, dont les bouts pendent en dehors de la vulve, pour faciliter l'extraction des bourdonnets. Autant que possible, la malade doit rester au lit, immobile, afin que le vagin ne se trouve pas dans la situation déclive, condition toujours mauvaise, quand il s'agit de favoriser la résolution de la phlegmasie d'un organe, ou d'une région quelconque. La position horizontale et l'immobilité de la malade sont encore recommandées pour ne pas déranger le tamponnement et pour éviter tout frottement intérieur résultant de la marche. Le tamponnement est renouvelé toutes les vingt-quatre heures : la malade retire elle-même les tampons, elle prend une injection après laquelle le tamponnement est immédiatement renouvelé. La guérison est invariablement obtenue après sept, huit, neuf ou dix tamponnements au plus, c'est-à-dire au bout de sept à dix jours. Avant même ce laps de temps, et dès le quatrième ou le cinquième tamponnement, s'il s'agit d'un catarrhe blennorrhagique, on voit que la muqueuse vaginale n'a plus sa teinte rouge vif ou rouge violacé, que ses granulations se sont affaissées et sont moins apparentes, et que la sécrétion s'est déjà sensiblement modifiée, quant à sa nature et quant à sa quantité. Après le huitième ou neuvième tamponnement, toute sécrétion apparente a cessé, la muqueuse est parfaitement sèche, et de plus, elle a repris sa teinte d'un rose pâle normale. Ce que nous disons là avec tant d'assurance, relativement aux effets du tamponnement, nous l'avons constaté plus de cent fois, non pas seulement dans notre clientèle civile, mais à l'hôpital Saint-Louis, et notamment, à notre clinique du lundi, exclusivement consacrée aux maladies des femmes ; un nombre considérable de médecins et d'élèves, depuis vingt ans, l'ont constaté comme nous ; il nous est donc permis d'être affirmatif à ce point, puisque nos assertions reposent sur tant de faits et sur tant de témoins.

Le tamponnement, comme nous le pratiquons et tel que nous venons de le décrire, non seulement nous a toujours donné les résultats les plus prompts et les plus positifs, pour la guérison du catarrhe vaginal, qui traité par les moyens ordinaires, c'est-à-dire par les injections, est presque incurable, mais encore il n'a jamais occasionné les moindres accidents ; il n'est pas douloureux, et les malades le supportent tres facilemnnt ; jamais nous n'avons observé ces troubles nerveux, hystériformes, que lui attribuent quelques auteurs, Barras en particulier. Il constitue donc une méthode de traitement aussi sûre, aussi prompte dans ses heureux résultats, qu'elle est exempte d'inconvénients et de dangers ; son efficacité va de pair avec son innocuité, aussi nous ne saurions trop le recommander, surtout quand il s'agit d'une maladie virulente, dont la contagion se répand avec tant de facilité et de fréquence, d'un sexe à l'autre. Guérir le catarrhe vaginal blennorrhagique, le guérir sûrement et rapidement, en abréger le plus possible la durée, c'est un service rendu, non pas seulement à la personne qui en est atteinte, mais encore à la santé publique.

Après avoir indiqué d'une manière sommaire comment nous pratiquons le tamponnement, nous croyons devoir donner à son sujet quelques détails pratiques et importants.

Lorsque le catarrhe vaginal blennorrhagique est d'une

excessive acuité, quand l'inflammation de la muqueuse vaginale est extrême, tout contact à la surface de cette muqueuse serait douloureux, mal supporté, et pourrait amener quelques accidents : avant donc, dans ces cas, de pratiquer le tamponnement, il est bon, pendant quelques jours, de soumettre la malade à un traitement antiphlogistique et aussi émollient que possible : bains de siège, et grands bains très prolongés, d'eau de son, d'eau amidonnée, d'infusion de tilleul ; injections fréquentes et répétées d'eau de guimauve tiède ; lavements laxatifs ; purgations douces et révulsives ; boissons diurétiques ; repos absolu et position horizontale ; cataplasmes de farine de lin, ou de fécule de pommes de terre, en permanence sur toute la région hypogastrique, et sur toute la zone génitale ; alimentation restreinte et dépourvue de tout principe excitant. Après quelques jours de cette médication préparatoire, laquelle, disons le-bien haut, n'est indiquée que dans les cas rares d'inflammation excessive, le tamponnement sera toujours parfaitement supporté et toujours exempt de douleur et de danger quelconque.

Il est bien entendu, et sans que nous ayons besoin d'y insister, que le tamponnement ne doit jamais être pratiqué, ni pendant la période menstruelle, ni même pendant les deux ou trois jours qui la précèdent. Cette période est toujours cause, pour le catarrhe vaginal, comme le catarrhe utérin, d'une exacerbation, d'un redoublement dans l'intensité du mal ; il faut attendre, non seulement qu'elle soit tout à fait passée, mais que deux ou trois jours au moins se soient écoulés, depuis sa complète terminaison, afin que la surexcitation dont elle a été la cause ait eu le temps de se calmer ; c'est un point de pratique très important, et auquel il ne faut pas manquer.

Nous avons dit que la liqueur modificatrice et astringente dont nous imbibons les tampons de charpie, est une solution saturée de tanin: elle est composée de tanin, 20 grammes, dissous à chaud dans 125 grammes d'eau. Cette solution n'a pas d'odeur ; elle est très légèrement brunâtre ; elle ne tache ni la peau ni le linge ; elle n'est pas caustique ; elle ne donne lieu à aucune décomposition chimique, par des bains ou des lotions quelconques ; elle nous a donc paru réunir, plus que toute autre, de précieux avantages, aussi c'est elle que nous employons et que nous recommandons. Les trois ou quatre tampons que nous introduisons les premiers, et que nous poussons au contact du col, et dans les culs-de-sacs péri-utérins sont fortement imbibés de cette solution ; le dernier, ou les deux derniers, ceux qui restent à l'entrée du vagin, sont introduits secs ; le liquide dont sont imbibés les autres, et qui a une tendance à s'écouler le long du vagin, les rencontre, les imbibe à leur tour ; ils lui barrent ainsi le passage et l'empêchent de sortir des parties génitales, et de se perdre au dehors, en mouillant la vulve et les cuisses.

A défaut de la solution de tanin, on pourrait, sans doute, avoir recours, pour imbiber les bourdonnets, ou tampons de charpie, à d'autres substances, douées également de propriétés astringentes et puissamment modificatrices ; ainsi à la solution d'alun (sulfate double d'alumine et de potasse) ; mais cette solution est tellement astringente, elle resserre tellement les parties, que la malade en éprouve une sensation de pincement désagréable, et que l'extraction des tampons, ainsi que nous l'avons constaté quelquefois, devient difficile et très douloureuse. On pourrait encore employer une solution de perchlorure de fer, convenablement étendue ; mais cette solution, en s'écoulant hors du vagin, laisserait sur les cuisses des traînées jaunâtres très persistantes, et sur la chemise et autres vêtements, des taches de rouille ineffaçables ; de plus, si par hasard la malade avait l'idée de se servir en même temps, pour lotions ou injections, d'une solution de tanin, il se formerait, à l'instant même un tannate de fer, d'une couleur noire foncée, insoluble dans l'eau, qui répandrait sur toute la zone génitale et sur les vêtements une couleur d'encre des plus tenaces.

On pourrait aussi se servir, comme étant très énergiquement astringente, modificatrice, et même cathérétique, pour la muqueuse vaginale, d'une solution plus ou moins étendue de nitrate d'argent ; mais comme après l'introduction des tampons, il s'écoule toujours au dehors quelques gouttes du liquide dont ils sont imbibés, ce liquide imprimerait, sur les cuisses, des traînées noirâtres, et sur le linge, des taches noirâtres ineffaçables.

On pourrait encore, à titre de substance astringente, imbiber les tampons d'une solution de sous-acétate de plomb, vulgairement appelée eau blanche, ou eau végéto-minérale, mais si par impossible, la malade prenait un bain sulfureux, toutes les parties d'elle-même qui auraient été au contact de cette solution, seraient immédiatement noircies par la formation d'un sulfure de plomb, sel insoluble et dont la persistance serait des plus tenaces, des plus longues et des plus difficiles à s'effacer. Par tous ces motifs, nous donnons la préférence bien méritée à la solution de tanin, pour le traitement par le tamponnement des catarrhes vaginaux ; cette solution n'a aucun des inconvénients que présentent les autres solutions; elle possède d'incontestables propriétés astringentes, elle est donc préférable à toutes les autres.

Tels sont les moyens que nous recommandons pour traiter, et guérir les catarrhes vaginaux, et en particulier, le catarrhe purulent ou blennorrhagique. Ainsi que nous l'avons dit, le tamponnement devra être commencé de trois à quatre jours après la terminaison des règles: huit ou dix jours de tamponnement auront amené la guérison. Mais n'oublions pas que l'époque menstruelle, par la congestion qu'elle détermine, peut réveiller et reproduire le catarrhe supprimé si rapidement. Or, pour s'assurer si la guérison est bien définitive, et si elle a résisté à l'excitation, à la secousse, à la congestion résultant pour la muqueuse vaginale, de l'époque menstruelle suivante, il sera bon quand cette époque sera terminée, d'examiner le vagin, et si quelques apparences catarrhales existaient encore, de pratiquer pendant deux ou trois jours encore le tamponnement, afin d'être bien sûr que la guérison est radicale et consolidée.

VAGINITE

La vaginite est l'inflammation de la muqueuse vaginale ; cette inflammation présente différents degrés d'intensité, et résulte de causes diverses ; nous ne l'avons jamais vue se développer spontanément ; tantôt elle est de nature violente et blennorrhagique, produite par le contact, par l'inoculation du pus blennorrhagique, dans un coït impur ; elle se traduit alors, anatomiquement, par le gonflement, par la rougeur de la muqueuse, par l'hypertrophie inflammatoire de ses follicules mucipares, et par la secrétion d'un muco-pus épais, jaune, verdâtre ; c'est le catarrhe vaginal blennorrhagique ; nous en avons parlé tout au long dans notre précédent chapitre ; tantôt elle se développe sous l'influence d'excitations, de congestions trop vives et trop répétées, dont elle est le siège : ainsi des excès de coït, des manœuvres onanistes, l'introduction de corps étrangers, en déterminent les manifestations. D'autres fois, ce sont des fatigues exagérées, des marches excessives, certains travaux spéciaux qui produisent un rétrécissement, un ébranlement, des secousses sur le vagin, et le frottement prolongé de ses parois les unes sur les autres. Tel est le frottage des appartements, travail toujours pernicieux pour la femme, qui ne devrait jamais lui être permis, et que nous regardons, en raison de ses effets désastreux, comme un crime de lèse-humanité, dont se rendent coupables ceux qui le prescrivent. Telle est encore la mise en mouvement de la machine à coudre, occupation dangereuse dont nous avons indiqué les inconvénients à propos des déplacements utérins. Dans ces divers cas, la vaginite n'est pas virulente dans ses causes, qui ne sont que des causes simples et communes à toutes les inflammations; mais, bien que simple, non virulente, et non blennorrhagique dans son origine et dans son principe, elle n'est pas cependant exempte de propriétés contagieuses; elle est transmissible par contact, et inoculable au pénis, dans le coït. Nous avons traité cette question avec assez de détails dans notre précédent chapitre, pour que nous n'ayons pas besoin de nous y étendre davantage. La question de la vaginite se confond donc le plus souvent avec la question du catarrhe vaginal. Cependant il y a des cas d'inflammation vaginale dans lesquels il ne se produit aucune hypersécrétion muqueuse ou muco-purulente appréciable ; c'est alors la vaginite sèche, sans catarrhe; ces cas sont les plus rares, car, presque constamment, la phlegmasie d'une muqueuse amène l'hypersécrétion, et l'altération de ses produits naturels.

Si la vaginite était sèche, sans hypersécrétion ; si elle ne se traduisait que par le gonflement, l'hyperthermie, la rougeur plus ou moins vive de la muqueuse, et une sensation de douleur à son contact, évidemment pour la traiter il n'y aurait pas lieu de songer au tamponnement. Le repos, la position horizontale de la malade, l'abstention de toute situation ou de tout mouvement qui placerait le vagin dans une position déclive; l'abstention surtout de toute excitation, de toute cause de congestion locale ; des bains émollients tièdes prolongés, accompagnés d'injections vaginales avec l'eau du bain, pendant une bonne partie de sa durée ; des cataplasmes émollients, couvrant tout le bas-ventre ainsi que toute la zone génitale, des lavements émollients, des injections d'eau de guimauve, d'eau de son, d'eau amidonnée, d'infusion de tilleul, de fleurs de mauve, de sureau, de petites purgations répétées et révulsives, des boissons rafraîchissantes et diuréthiques : tel est l'ensemble des moyens de traitement à opposer à cette forme de vaginite. Si on ne s'efforçait pas d'arrêter son évolution, et de favoriser sa résolution par cette médication essentiellement émolliente et antiphlogistique, elle dégénérerait promptement en catarrhe vaginal, contre lequel, alors, il faudrait recourir au tamponnement ; mais le traitement antiphlogistique bien dirigé pourra réussir, dans certains cas, à amener la résolution de l'inflammation, avant qu'elle soit arrivée à sa période catarrhale.

VAGINISME

Le vaginisme est une névrose, une névralgie, une affection essentiellement nerveuse, une hyperesthésie nerveuse, amenant la contraction spasmodique des muscles constricteurs de l'entrée du vagin, déterminant une douleur excessive, intolérable, au moindre contact de cette région, arrachant des cris à la malade, excitant en elle des mouvements désordonnés et convulsifs, au plus léger attouchement de l'orifice vaginal, et, par conséquent, rendant le coït d'une impossibilité absolue, et tout à fait impraticable.

Sous l'influence de cet état d'éréthisme, le pourtour de l'orifice vaginal est congestionné et d'un rouge vif ou violacé; la marche, les mouvements, ne sont nullement douloureux; aucune sensation douloureuse permanente n'existe dans cette région; mais le contact du pénis et du doigt y éveille une explosion subite d'atroces douleurs, dont l'acuité est si vive, que la malade est incapable de se maîtriser, qu'elle pousse des cris, et s'abandonne, malgré sa volonté, aux convulsions les plus violentes. Une jeune femme se marie, en parfait état de santé; jamais elle n'a eu de rapports sexuels; l'homme qu'elle épouse lui est sympathique; elle est heureuse de l'union qu'elle contracte; tout est pour le mieux; le moment du coït arrive, et, à peine le pénis a-t-il effleuré la vulve, que soudain, une douleur terrible, que rien n'avait pu faire pressentir, éclate comme un coup de foudre; la malade bondit, se tord dans des souffrances qu'elle se sent incapable de supporter; les sanglots l'étouffent, elle pousse des cris... Le mari consterné, s'arrête dans ses tentatives; le calme se rétablit aussitôt; la journée suivante se passe sans douleur, sans que la crise de la veille ait laissé la moindre trace; tout est rentré dans l'ordre; on peut croire que tout est fini... Le soir revenu, le mari fait une nouvelle tentative, il use de tous les ménagements les plus convenables, et, au premier contact du doigt, ou du pénis, le même accès que la veille se produit, avec les mêmes cris, avec la même violence irrésistible, avec les mêmes douleurs insupportables : le mari cède de nouveau, et sans insistance de sa part; il est vaincu sans combat... La journée suivante est au calme le plus complet, et quand, le soir, au lit nuptial, les mêmes tentatives que les deux jours précédents se répètent, elles provoquent immédiatement, et d'emblée, les mêmes scènes convulsives et furibondes que les deux précédentes soirées... Les choses se passent ainsi pendant dix, quinze jours de suite... Au bout de ce temps, la malade entre à l'hôpital Saint-Louis, salle Henri IV, nº 68, où elle est en ce moment, soumise à notre observation de chaque jour. C'est une femme de 20 à 22 ans, cuisinière, forte, bien constituée, ayant toujours joui d'une excellente santé, n'ayant jamais éprouvé de troubles nerveux hystériformes. Le tableau que nous avons fait des crises et des caractères du vaginisme n'est que la fidèle traduction de tout ce qu'elle nous a raconté, ce n'est que le récit très exact qu'elle nous a fait, en répondant à nos questions.

Le vaginisme est une affection heureusement rare : il y a trois ou quatre ans, nous en avions observé un autre cas, dans le même hôpital, et au n° 68 de la même salle Henri IV. Nous en possédons une troisième observation, qui nous a été communiquée par notre très savant et très regrettable ami, Adolphe Richard, chirurgien de l'hôpital Beaujon, esprit des plus distingués, et nous en avons rencontré deux cas, dont l'un, cette année, dans notre clientèle civile. Sans doute la science en possède un bien plus grand nombre. M. Lefort, l'éminent chirurgien de l'Hôtel-Dieu, en a recueilli plusieurs qui lui sont personnels ; mais comme nous ne faisons pas une monographie exclusive et complète du vaginisme, nous ne nous livrerons pas, sur ce qui le concerne, à des recherches bibliographiques très intéressantes assurément, mais qui dépasseraient les limites que nous nous sommes imposées; ces limites sont celles qui conviennent à un traité essentiellement clinique et pratique.

Quatre faits principaux caractérisent le vaginisme : 1° l'intensité subite et inexplicable de la douleur qui s'éveille brusquement, et de la manière la plus inattendue, au plus léger contact du doigt ou du pénis : 2° la cessation immédiate de cette douleur, et même du plus vague endolorissement, dès que ce contact est supprimé ; 3° la contracture spasmodique du muscle constricteur du vagin ; 4° la teinte congestive, et d'un rouge plus ou moins foncé, de la muqueuse, conséquence du spasme musculaire et de l'éréthisme nerveux. Notre malade actuelle nous présentait de la manière la plus tranchée cette teinte congestive ; la contracture musculaire était accusée par l'occlusion de l'orifice vaginal; au moindre contact de notre doigt, c'était une explosion de cris, de douleur, de convulsions, de mouvements désordonnés; le calme, un calme parfait se rétablissait aussitôt que ce contact si léger, si superficiel, cessait, et ce calme n'était troublé par aucun désordre, restait entier et permanent, et la santé parfaite, tant que nous n'avions pas à examiner la malade.

Tel est le vaginisme; c'est donc une affection, bien qu'exclusivement nerveuse, de la nature la plus grave cependant, en raison des entraves qu'elle apporte à la vie conjugale, des troubles sociaux et domestiques qui en sont forcément la conséquence, et des crises violentes qu'elle suscite.

TRAITEMENT DU VAGINISME.

Plusieurs modes de traitement ont été préconisés; on a proposé la section avec le bistouri, pendant le sommeil chloroformique, du muscle constricteur du vagin; c'est le moyen qu'a employé, avec succès, M. Richard. On a proposé, soit pendant le sommeil chloroformique, soit pendant l'anesthésie locale, produite par des vaporisations d'éther ou des applications de cocaïne, la dilatation forcée et instantanée de l'orifice vaginal, par la rupture du muscle constricteur, suivant la méthode de Récamier, par le sphincter anal, dans la fissure de l'anus. On a même proposé de faire pratiquer le coït pendant le sommeil chloroformique. Nous ne constestons pas la valeur de ces moyens; il y a des cas, nous le reconnaissons, où il peut être nécessaire d'y avoir recours; mais, en raison même de ce qu'ils ont de violent, nous pensons qu'il vaut mieux employer, d'abord des moyens plus doux, et dénués de tout danger, sauf à en arriver à ces grands moyens, dans le cas où les premiers n'auraient pas réussi.

Voici le traitement auquel nous avons soumis nos deux malades de l'hôpital, notamment celle qui est encore actuellement sous nos yeux; les résultats que nous avons obtenus ont été si parfaits, que nous n'hésitons pas à recommander ce traitement, au double point de vue de son efficacité et de sa complète innocuité. Nos deux malades de la ville ont été traitées de la même manière, et avec le même succès.

Nous avons commencé par prescrire de grands bains émollients prolongés; en ville, les bains ont été des infusions de tilleul. Après le bain, qui était pris tous les jours, nous appliquions, sur l'orifice vaginal, une couche épaisse de la pommade suivante :

Extrait de belladone..................	4 grammes.
Vaseline..............................	30 —

Par-dessus la pommade, et pour la maintenir, un vaste cataplasme émollient, enveloppant toute la zone génitale, changé trois fois en 24 heures; la pommade était renouvelée à chaque changement de cataplasme. La malade gardait le lit; elle prenait, tous les jours, une solution de 3 à 4 grammes de bromure de potassium; la liberté du ventre était soigneusement entretenue par des lavements émollients.

Après quelques jours de ce traitement, le spasme vaginal était assez diminué pour nous permettre l'introduction du bout du petit doigt, par un mouvement de vrille, de manière à dilater doucement l'orifice vaginal; cette introduction du petit doigt, renouvelée tous les jours, était de plus en plus facile, et de moins en moins douloureuse. Quelques jours plus tard, c'est-à-dire vers le dixième jour du traitement, nous pûmes introduire, sans trop de douleur, le doigt indicateur dans toute sa longueur, et arriver jusqu'à l'utérus; le contact du doigt avec l'utérus détermina chez une des malades, un mouvement convulsif qui ne dura qu'un instant. Le lendemain, nous introduisîmes rapidement deux doigts, de manière à achever la déchirure de l'hymen; un mouvement convulsif, comme celui de la veille, se produisit encore chez la même malade quand nous atteignîmes l'utérus; la douleur était presque nulle. Les cinq ou six jours suivants, nous introduisîmes une mèche de charpie longuette, d'un volume progressivement croissant, et enduite d'une couche épaisse de pommade à la belladone; cette introduction se faisait sans douleur, la mèche restait en place toute la journée. Enfin vers le seize ou dix-septième jour de ce traitement, nous avons regardé notre dernière malade de l'hôpital comme guérie, et nous allons lui donner son exeat.

Telle est la médication que nous avons employée dans les trois autres cas de vaginisme que nous avons eus à soigner. Dans ces trois cas, les bains quotidiens prolongés, les applications permanentes de pommade belladonée, les cataplasmes, le bromure de potassium à l'intérieur, ont amené, au bout d'une dizaine de jours, un effet sédatif assez prononcé, pour nous permettre d'opérer facilement, et avec une douleur très modérée, l'introduction du doigt dans le vagin, après déchirure de l'hymen. Les mèches de charpie belladonée achevèrent, comme chez notre dernière malade, en l'espace de cinq à six jours, la guérison. Nous avons préféré ces moyens plus lents dans leurs résultats, mais plus sûrs et sans dangers, aux moyens violents et chirurgicaux que nous tenions en réserve, mais auxquels nous n'avons pas été obligé de recourir, puisque les premiers nous ont admirablement réussi.

Notons l'éclair de douleur, le cri aigu et le mouvement convulsif qui se sont produits chez une malade, les deux ou trois premières fois que notre doigt a pu atteindre l'utérus. La douleur n'existait plus à l'orifice vaginal; elle était encore dans l'utérus; ne pourrait-on pas se demander si l'utérus, qui, au commencement du traitement était hors d'atteinte, n'était pas réellement le siège primordial de la douleur et du spasme, et si ces phénomènes que l'on ne pouvait constater alors qu'à l'orifice vaginal, n'étaient pas seulement une simple irradiation douloureuse, le siège principal, et le point de départ du mal étant dans l'utérus même? S'il en était ainsi, ne pourrait-on pas regarder le vaginisme comme une des formes, comme une des modalités de l'hystérie? Dans cette idée, ne pourrait-on pas, ce qui serait plus simple encore que notre traitement, essayer de le faire cesser par la compression des ovaires, suivant la méthode de Charcot, pour les accidents convulsifs de l'hystérie? Cette pensée nous est venue, au moment même où nous écrivions ces lignes, trop tard par conséquent, puisque notre malade était guérie; nous n'avons donc pas pu en faire l'application, et reconnaître par l'expérimentation, si elle correspond à une réalité pathologique, si elle est l'expression de la vérité, ou si elle est purement chimérique. Quoi qu'il en soit, nous la soumettons à l'appréciation de nos confrères, en nous promettant d'apprécier nous-même ce qu'elle vaut, quand nous aurons à soigner un nouveau cas de vaginisme.

VULVITE

On désigne sous le nom de *vulvite* l'inflammation de la vulve : elle se traduit, comme se traduit la vaginite, par la rougeur plus ou moins vive ou foncée de la muqueuse, par une sensation de chaleur, de cuisson, de brûlure qu'éprouve la malade, et par la sécrétion qui n'existe pas toujours, mais du moins est fréquente, d'un muco-pus diffluent, de couleur jaune verdâtre. De même que la vaginite, la vulvite est très rarement, on pourrait même dire jamais spontanée. Il faut toujours placer en dehors de ce principe, la petite fille, l'enfant depuis sa naissance jusqu'à l'âge de six à sept ans. Cette première époque de la vie, en effet, est remarquable par une disposition générale à toutes les inflammations, par une sorte de *diathèse* que l'on pourait appeler *phlegmasique*, et dont les muqueuses sont le siège principal. C'est par excellence l'époque des coryzas, des diverses formes de stomatites, d'angines, de bronchites ; or, si dans cette première période de la vie on observe déjà des vulvites consécutives à l'onanisme, que d'infâmes nourrices enseignent quelquefois à leurs enfants, et qu'elles pratiquent sur leurs nourrissons pour les empêcher de crier, et pour les faire dormir, en les fatiguant par ces abominables manœuvres ; si dès ces premières années de la vie, on constate des cas de viol, suivis de vulvites blennorrhagiques, on constate aussi, et nous en avons vu un grand nombre de fois, des vulvites développées en dehors, et sans l'intervention de l'une ou de l'autre de ces deux causes; on voit des vulvites inflammatoires catarrhales chez des petites filles de deux à six ans, très surveillées, étrangères au vice de l'onanisme, et indemnes de toute contamination inflammatoire ou blennorrhagique, résultant d'actes odieux et criminels. Ces vulvites se sont développées sans causes appréciables, et seulement en vertu, et par le fait de la disposition inflammatoire inhérente aux premières années de la vie. Mais, nous le répétons, en dehors de ces cas et de ces influences du premier âge de la vie, la vulvite n'est jamais, ou presque jamais, spontanée.

Ses causes sont les mêmes que celles de la vaginite; c'est, avant tout, l'inoculation d'un pus blennorrhagique; ce sont des excitations trop vives, trop fréquentes de l'onanisme, ou du coït; ce sont des fatigues excessives, des marches trop longues, la malpropreté, certains travaux tels que le frottage des appartements, la mise en action de la machine à coudre, déterminant une congestion, une excitation locales, suivies bientôt d'inflammation.

La cause la plus ordinaire de la vulvite est donc un coït impur et l'inoculation d'un pus blennorrhagique; mais elle peut être produite aussi par le coït le plus pur, s'il est pratiqué avec excès. On constate, consécutivement à chaque coït, et pendant les quinze ou vingt heures qui le suivent, une rougeur congestive de la vulve : or si les excitations génésiques se répètent à intervalles trop rapprochés, cette rougeur congestive, toujours renouvelée, deviendra permanente, et de nouvelles excitations se produisant encore sur cette région déjà congestionnée, et par conséquent toute prête pour l'inflammation, l'inflammation s'y produit : telle est la cause de ces vulvites qu'on observe, non pas seulement chez les femmes de mauvaise vie, mais encore chez les femmes les plus honnêtes, nouvellement mariées, ou trop adonnées aux plaisirs conjugaux.

Que la vulvite soit blennorrhagique ou simplement inflammatoire, ses caractères, ses symptômes, sont les mêmes; rougeur vive, ardente ou foncée, sensation de chaleur, développée surtout dans la marche, mais permanente. Chose remarquable, la vulvite blennorhagique ou non blennorrhagique, qui envahit habituellement la vulve dans toute sa hauteur, depuis la région susclitoridienne jusqu'à la fourchette, et dans toute sa largeur, respecte dans la majorité des cas, le canal de l'urèthre ; elle n'y pénètre que rarement, en sorte que, tandis que la muqueuse de toute la vulve est d'un rouge inflammatoire et douloureuse au toucher, le passage de l'urine à travers le canal se fait sans douleur dans la vulvite la plus intense : la seule sensation douloureuse, provenant de la miction, est occasionnée par le contact de l'urine sortie du canal, sur la muqueuse vulvaire : il y a, alors, par ce fait, une sensation très notable de chaleur et de cuisson.

Mais lorsque l'inflammation pénètre dans le canal de l'urèthre, la vulvite blennorrhagique, ou non blennorrhagique, et simplement inflammatoire, s'accuse par les faits suivants : rougeur vive de l'orifice uréthral, et pénétrant dans l'intérieur du canal ; issue par l'orifice du canal, d'un muco-pus caractéristique; douleur vive sous forme de cuisson, de brûlure occasionnée par le passage de l'urine dans le canal; sensation très douloureuse de douleur, résultant de la pression du doigt introduit dans le vagin et comprimant le canal de l'urèthre ; perception d'un gonflement d'un relief saillant formé par la tuméfaction du canal, relief que l'on suit dans toute la longueur du canal, en promenant son doigt sur son trajet, à la partie antérieure du vagin. A ces caractères, on constatera la propagation de l'inflammation dans le canal de l'urèthre, c'est-à-dire une uréthrite, en d'autres termes une vulvite, compliquée d'uréthrite blennorrhagique ou non blennorrhagique, suivant les cas.

L'inflammation vulvaire n'a pas une tendance très grande à se propager par voisinage ou continuité de tissu ; ainsi elle peut être limitée à la vulve, sans gagner l'urèthre et le vagin, et réciproquement, l'inflammation vaginale peut être confinée au vagin, sans descendre sur la vulve. La vulvite et la vaginite existent souvent ensemble, et souvent aussi l'une sans l'autre. Lorsque la vaginite n'est pas traitée par le tamponnement, et suivant la méthode que nous avons indiquée, lorsqu'elle n'est traitée que d'après les errements habituels, c'est-à-dire par des injections émollientes et astringentes, elle est presque indéfinie dans sa durée, en d'autres termes presque incurable. Quelle action modificatrice en effet peut exercer un filet d'eau chaude ou froide, émolliente ou astringente, montant et descendant le long des parois vaginales, ne touchant ces parois que quelques instants seulement, ne pénétrant pas dans toutes leurs anfractuosités, dans tous les plis et replis qu'elles forment, n'ayant avec elles qu'un contact partiel et momentané ? Traitée dans ces conditions, et par ce moyen si défectueux et si insuffisant, la vaginite peut être considérée presque comme si elle était abandonnée à elle-même, et alors elle s'éternise et se perpétue indéfiniment. La vulvite, au contraire, étant plus accessible aux diverses actions modificatrices, aux lotions largement faites, et souvent répétées, à l'action des cataplasmes, des poudres isolantes, émollientes et astringentes, telles que les poudres de riz, d'amidon, de lycopode, et des différentes pommades qu'on étale sur toute la surface vulvaire, la vulvite mieux soignée, par conséquent, se guérit plus vite et plus complètement que la vaginite; aussi quand la vulve et le vagin, devenus malades ensemble, sont traités concurremment et ensemble, il ne faut pas juger de l'état du vagin par l'état de la vulve; la guérison de la vulve est dejà bien avancée, quand celle du vagin est encore à peine commencée. Et voilà comment sont trompés des hommes, qui s'imaginent être, relativement à la contagion blennorrhagique, dans une sécurité complète quand ils ont examiné la vulve, et qu'ils l'ont jugée saine; elle peut l'être en effet, mais le vagin qui était resté plus en dehors des agents thérapeutiques, et soustrait, par sa situation profonde et son étendue anfractueuse et considérable, à leur action immédiate et complète, est encore malade, et alors, séduits par les apparences trompeuses de la vulve, ils vont s'inoculer la blennorrhagie dans les profondeurs du vagin restées impures : *in caudâ venenum*. Nous avons observé un grand nombre de mécomptes semblables; ces gens-là ne savaient pas que c'est avec le spéculum seul qu'on peut apprécier l'état du vagin, ils ne savaient pas non plus que la vaginite est toujours plus tenace que la vulvite.

L'époque menstruelle produit sur la vulvite le même

effet d'aggravation qu'elle produit sur la vaginite, sur la métrite et sur le catarrhe utérin. Cet effet d'exacerbation, ou de réveil et de reproduction, s'explique facilement par la suractivité vitale que la période menstruelle développe dans toute la zone génitale, et par la congestion active, dont elle est constamment précédée et accompagnée. La grossesse, par la même cause, et de plus, par la congestion passive qu'elle entretient, en raison de la gêne qu'elle apporte à la circulation en retour, exerce sur la vulvite, comme sur toutes les affections de la région génitale, la même influence relative à l'intensité et à la durée du mal. Quand une vulvite et une vaginite existent au début de la grossesse, elles persistent habituellement pendant toute sa durée, pendant toute la période puerpérale, et ne se guérissent qu'après cette période, quand l'utérus est revenu à son état normal.

TRAITEMENT DE LA VULVITE.

Comme dans toutes les affections à type inflammatoire, la partie malade ne doit pas être laissée dans une situation déclive, afin que la résolution puisse s'y opérer. Il faut donc exiger la position horizontale, le séjour au lit, l'immobilité, afin de préserver la vulve des frottements, des pressions, des tiraillements qui se produisent sur elle par le fait de la marche. Il est bien entendu que toute espèce d'excitation locale doit être éloignée, que tous les rapports sexuels doivent être interdits, que la liberté du ventre doit être soigneusement entretenue, afin d'éviter la congestion qui résulterait de la constipation, afin, d'autre part, d'exercer par l'intestin une action révulsive salutaire. Des grands bains émollients prolongés, des lotions émollientes fréquentes ; des applications entre les grandes lèvres, au contact immédiat de la muqueuse, de cataplasmes de fécule de pommes de terre bien cuits, bien humides, réduits en gelée, presque froids, renouvelés trois fois en vingt-quatre heures ; des poudres isolantes et adoucissantes, les poudres d'amidon, de riz sans arome, de lycopode ; les pommades ou liniments suivants, étalés en couches épaisses sur toute la surface de la vulve, de manière à éloigner les parties malades de leur contact réciproque, de manière aussi à les tenir couvertes d'un enduit à la fois protecteur, émollient, résolutif :

Vaseline	30	grammes.
Sous-nitrate de bismuth	6	—

Glycérolé d'amidon	30	—
Sous-nitrate de bismuth	10	—

Vaseline	30	—
Acide borique	3	—

Huile d'amandes douces	30	—
Eau de chaux	30	—

Quand la période aiguë sera passée, aux émollients on fera succéder les astringents : ainsi les cataplasmes seront arrosés d'eau blanche, ou d'une solution de chlorhydrate d'ammoniaque; ou bien l'une ou l'autre de ces solutions imbibera un gâteau de charpie fine, qui sera placé entre les grandes lèvres, et que l'on aura soin de maintenir constamment humide. On emploiera encore, avec avantage, une solution de tannin ou d'alun, soit en lotions fréquentes et prolongées, soit en applications permanentes, au moyen de charpie qui restera à demeure entre les lèvres vulvaires, et toujours soigneusement imbibée. — Tels sont les moyens de traiter la vulvite. L'absence de sécrétion vicieuse et le retour de la muqueuse à sa coloration normale indiqueront que la guérison est obtenue.

Lorsqu'il y a eu propagation de l'inflammation au canal de l'urèthre, il est possible que ces moyens suffisent pour calmer cette inflammation; cependant, habituellement l'uréthrite est plus tenace, pour deux raisons faciles à comprendre : d'abord le canal de l'urèthre est peu accessible aux émollients et aux astringents, dont nous recommandons l'emploi pour la vulve; ensuite le passage de l'urine est pour la muqueuse uréthrale une cause d'irritation toujours renaissante. Or, malgré la prescription à laquelle il ne faut pas manquer, de boissons tempérantes, rafraîchissantes, etc., telles que les infusions de fleurs de mauve et de pervenche, telles que les décoctions d'orge, de canne de Provence, de racine de guimauve, de réglisse, destinées à faire passer dans les urines leurs principes émollients, malgré cela l'inflammation uréthrale persiste le plus souvent quand celle de la vulve n'existe plus. Voici ce que nous faisons alors : nous introduisons dans le canal de l'urèthre, et dans toute sa longueur, un crayon de nitrate d'argent; nous avons soin que cette introduction soit faite légèrement et rapidement; la cautérisation produite n'est donc que légère et superficielle ; elle suffit le plus souvent pour modifier complètement l'état congestif de la muqueuse, et pour mettre fin à la sécrétion morbide. Si une première cautérisation n'a fait que diminuer l'intensité de l'uréthrite, on en pratique une seconde et au besoin une troisième. Ces cautérisations ne font courir aucun danger, et leur résultat est efficace. Nous les préférons aux diverses injections astringentes ou cathérétiques, qui ont été recommandées en pareil cas. Ces injections, en effet, malgré toute la précaution qu'on y apporte, peuvent toujours arriver jusqu'à la vessie et y déterminer des accidents douloureux de cystite, de catarrhe vésical, qui ne se produisent jamais quand on emploie le crayon.

HERPÈS VULVAIRE

L'inflammation, au lieu de se répartir sur toute l'étendue et sur toute la surface de la vulve, comme dans la vulvite, ne se manifeste souvent que partiellement sur quelques points seulement; et ces points peuvent être superficiels ou profonds. L'herpès est une des plus fréquentes manifestations de l'inflammation vulvaire; c'est en même temps une de celles qu'il importe le plus de bien connaître, afin de ne pas la confondre avec une efflorescence chancreuse. Les chancres, en effet, les chancres mous en particulier, ont quelques traits de ressemblance avec l'herpès; mais c'est une ressemblance trompeuse, à laquelle il faut bien se garder de se laisser prendre: une erreur de diagnostic, en pareil cas, est toujours de la plus haute gravité. Voir une lésion syphilitique ou vénérienne, là où il n'y a que de l'herpès, c'est non seulement commettre une erreur médicale et clinique, mais c'est encore infliger une flétrissure, porter une atteinte sérieuse et souvent irrémédiable à la réputation d'une femme; et si cette femme est mariée, c'est porter un trouble terrible, et trop souvent irréparable dans le ménage; c'est briser à tout jamais l'union de deux époux, en les rendant coupables l'un par rapport à l'autre, lorsqu'en réalité ils sont irréprochables. Nous avons été témoin de semblables erreurs, nous avons vu une femme d'une honorabilité parfaite, et chez laquelle la membrane hymen était intacte, nous avons vu cette femme, innocente victime de l'ignorance et de l'inintelligence d'un médecin, être ignominieusement expulsée d'un poste important et de confiance qu'elle occupait, parce que ce médecin avait commis l'inqualifiable faute de déclarer qu'elle avait sur ses parties génitales une éruption de chancres, lorsque ce n'était qu'une éruption d'herpès. On conçoit tout ce que de pareilles erreurs ont de désastreux dans leurs conséquences domestiques et sociales, il faut donc se mettre en état de ne pas les commettre. Le médecin qui s'en rend coupable perd sa réputation, et du même coup il perd la réputation de ses malades, si un autre médecin plus instruit ne vient pas la leur rendre, en démontrant l'erreur d'un diagnostic contraire aux saines données de la science, c'est-à-dire, faux et contraire à la vérité.

On désigne sous le nom d'*herpès*, une affection de la peau ou des muqueuses caractérisée par l'éruption, sur une surface érythémateuse, de vésicules larges, disposées en groupes arrondis, persistant à l'état vésiculeux pendant deux ou trois jours, remplies d'un liquide séreux et transparent d'abord, puis louche, opalin et puriforme, lequel, en se concrétant, donne lieu à des croûtes noirâtres, qui persistent pendant plusieurs jours, et ne laissent, en se détachant, aucune cicatrice à l'endroit occupé par les vésicules. Telle est la définition de l'herpès : les vésicules sont habituellement au nombre de quatre, six, huit ou dix, par groupes; il peut y avoir un seul ou plusieurs groupes. La durée de l'évolution de chaque groupe vésiculeux en y comprenant les trois périodes d'érythème, d'éruption vésiculeuse, de dessiccation et de persistance croûteuse, est de huit jours environ. Les choses se passent ainsi quand l'herpès s'est développé, soit sur la peau, soit sur la muqueuse des lèvres buccales, et sur toute autre région où rien ne nuit à la paisible évolution de l'affection.

Mais quand l'herpès siège à la vulve, sur la muqueuse vulvaire, à la face interne des grandes et des petites lèvres, il en est tout autrement : la ténuité de la muqueuse, son humidité constante, soit par le sang des règles, soit par les liquides muqueux, muco-purulents, utérin, vaginaux et vulvaires; l'état permanent de frottement, de contact, où cette muqueuse si fine et si humide se trouve avec elle-même, tout cela fait que, dans l'herpès vulvaire, la période vésiculeuse passe inaperçue; la pellicule muqueuse est si délicate, si peu résistante, qu'à peine soulevée par la sécrétion séreuse de l'herpès, elle se crève; l'herpès vulvaire n'a donc pas de période vésiculeuse. Les mêmes causes qui ont empêché les vésicules de se former, les contacts des parties, leurs frottements réciproques, leur humidité permanente, empêchent aussi la formation des croûtes, de sorte que, dans l'herpès vulvaire, on ne trouve ni vésicules ni croûtes; on ne constate que des ulcérations, lesquelles succèdent au soulèvement et à la rupture du feuillet muqueux, qui n'a pas été assez résistant pour rester intact, et former la vésicule. L'herpès vulvaire n'est donc caractérisé que par des ulcérations, il ne présente ni vésicules ni croûtes; or ce sont ces ulcérations qu'il est important de bien connaître, et dont il faut parfaitement savoir apprécier les caractères, pour ne pas leur attribuer une nature qu'elles n'ont pas.

La manière d'être du chancre induré, ou chancre infectant, sa profondeur, ses bords nettement tranchés, coupés à pic, durs comme un anneau cartilagineux, empêchent le plus souvent de le méconnaître; mais les chancres mous qui sont multiples, le plus habituellement, sont ceux qui ont pu être confondus avec des ulcérations herpétiques, et qui pourtant s'en distinguent de la façon la plus tranchée.

Les chancres mous sont représentés par des ulcérations profondes, régulières, faites comme à l'emporte-pièce, arrondies, à fond cuivré, à bords taillés à pic. Les ulcérations herpétiques au contraire sont toujours superficielles, sans profondeur, irrégulières dans leurs contours à bords amincis, et comme biseautés. Aux chancres mous correspond toujours un engorgement ganglionnaire considérable, douloureux, inflammatoire, et tendant à la suppuration; cet engorgement n'a jamais lieu quand les ulcérations sont herpétiques; la durée du chancre mou est d'environ vingt-cinq à trente jours; la durée de l'herpès est de six à huit jours. Si l'on a bien présents à l'esprit ces caractères distinctifs des deux affections, dont la nature est si différente, on ne commettra pas d'erreur dans leur diagnostic; voilà ce que nous voulions établir en premier lieu.

Souvent on est tenté de préjuger la nature d'une affection par le siège qu'elle occupe, et si cette affection a pour siège les parties génitales, il n'en faut souvent pas davantage pour que, par cela seul, on soit porté à voir la syphilis dans cette affection : c'est là une très grande faute : sans doute les parties génitales sont le siège de prédilection, et le plus habituel, des affections vénériennes et syphilitiques; mais ces affections ne sont pas les seules qu'on y rencontre; cette région est sujette à un grand nombre d'affections nerveuses, inflammatoires, herpétiques, traumatiques, absolument étrangères à tout ce qui, de près ou de loin, tient à la syphilis. Parmi ces affections se place, en première ligne, l'herpès.

Nous en avons indiqué les caractères anatomiques : ulcérations multiples, irrégulières, superficielles, à fond grisâtre, à bords biseautés, causant une sensation de chaleur, de cuisson, qui s'exaspère et devient très douloureuse, insupportable même dans le frottement des parties les unes sur les autres, et dans la marche; ces ulcérations ainsi irritées par la marche, par le défaut de soin, par leurs contacts et leurs frottements réciproques, prennent un caractère phlegmasique intense; et l'inflammation dont elles sont le siège se propage aux tissus ambiants et sous-jacents, aux grandes et aux petites lèvres, qui sont alors très douloureuses, tuméfiées, dures, comme œdémateuses.

Au premier rang, parmi les causes de l'herpès vulvaire, notons la malpropreté, le défaut de soins hygiéniques de cette région. On trouve l'herpès principalement chez les femmes grasses, dont les cuisses très volumineuses exercent l'une sur l'autre un frottement considérable pendant la marche, et une pression continuelle, une sorte de compression permanente de la vulve. Il y a des femmes qui, dans ces conditions d'embonpoint excessif, ne font pas assez souvent, ou à de rares intervalles, et même jamais (nous en avons vu de nombreux exemples) les ablutions vulvaires et de toute la zone génitale, qui normalement doivent se faire deux fois par jour. Or, ces femmes exhalent, même à distance, une odeur nauséeuse, justement comparée à l'odeur du poisson de mer qui a perdu sa fraîcheur. Cette odeur se dégage de la vulve, véritable foyer d'infection, réceptacle impur où stagnent, retenus par la chevelure qu'ils agglutinent, des liquides en putréfaction de natures et de provenances diverses : c'est le sang des règles, c'est le catarrhe utérin, c'est le catarrhe vaginal, c'est la sueur, c'est l'humeur sébacée ; tout cet abominable et infect mélange croupit entre les grandes et les petites lèvres, emprisonné sous les mailles épaisses et durcies d'une chevelure inculte et agglutinée.

Nous ne faisons là aucun tableau de fantaisie, nous racontons avec l'entière sincérité qui appartient à la science, ce que nous avons maintes fois observé. Il y a des femmes, et du meilleur monde quelquefois, qui ne font jamais ce que l'on appelle leur toilette, même après leurs règles. Une dame de province nous a présenté dernièrement sa fille, jeune personne charmante du reste, de vingt-deux ans, sur le point de se marier, se plaignant d'une douleur très vive, surtout pendant la marche, aux parties sexuelles. L'examen de ces parties nous a fait constater très exactement, et à la lettre, ce que nous avons décrit quelques lignes plus haut. Après avoir, avec beaucoup de peine, décollé, démêlé et séparé les unes des autres les diverses parties de la chevelure, nous avons découvert par-dessous ces broussailles, et baignant dans une couche leucorrhéique émaillée de caillots sanguins, des plaques d'ulcérations herpétiques. Pendant que nous nous livrions à ce travail de déblayement, la mère de cette jeune personne nous racontait, comme la chose la plus naturelle, que sa fille ne s'était jamais lavée de ce côté ; et, *ni moi non plus*, ajoutait-elle, pour ce qui la regardait personnellement. — Un monsieur, également de province, appartenant à un rang distingué de la société, qui nous présentait sa femme âgée de cinquante-sept ans, et atteinte d'une affection semblable, nous disait, lui aussi, *que jamais une goutte d'eau n'avait passé sur le corps de sa femme* (ce sont ses paroles textuelles); et cette dame paraissait étonnée de m'entendre dire qu'il aurait dû en être tout autrement; il ne lui était jamais venu à l'idée de diriger vers ses parties génitales le moindre filet d'eau.

On comprend facilement quelle action malsaine doit exercer, sur la muqueuse vulvaire, une pareille infraction aux lois de l'hygiène la plus élémentaire; il doit nécessairement en résulter pour cette muqueuse un état d'irritation et d'altération organiques, dont la manifestation peut se traduire par une efflorescence herpétique. Il y a des femmes qui, sans pousser à un pareil degré l'oubli des devoirs de la plus vulgaire propreté, n'ont pas l'habitude de la toilette quotidienne; elles ne descendent à ce détail qu'à certains jours seulement, et à certaines occasions, ainsi à la fin de leurs règles. C'est là un grand tort; aucune partie du corps de la femme n'est tenue à plus de soins hygiéniques, par ce double motif qu'aucune région n'est plus délicate dans sa constitution, plus impressionnable, plus sensible, et en même temps plus exposée à toutes les maladies par la situation, par les fontions multiples qui lui sont dévolues, et par les nombreuses sécrétions dont elle est le siège. La toilette faite deux fois par jour, l'action de l'eau froide alcoolisée et aromatisée est indispensable pour débarrasser la muqueuse de tous les contacts malfaisants, pour la tonifier, la rafraîchir et la préserver ainsi des altérations morbides, herpétiques et autres, auxquelles elle est si grandement exposée.

Une marche trop longue, trop fatigante, surtout par la chaleur, des veilles prolongées, tout ce qui, en un mot, exerce un retentissement fâcheux, congestionnant et irritant sur la muqueuse vulvaire, peut devenir cause d'herpès.

TRAITEMENT DE L'HERPÈS VULVAIRE.

Le repos, la position horizontale, l'éloignement réciproque des parties, leur isolement; des applications permanentes de cataplasmes de fécule de pommes de terre bien cuits, bien humides, presque froids, couvrant toute la surface de la vulve, séparant les grandes lèvres; des lotions tièdes, émollientes; des grands bains émollients; le soin d'éviter que les parties malades soient dans une situation déclive, qu'elles subissent un contact irritant, une excitation quelconque; en l'absence des cataplasmes, l'application répétée plusieurs fois par jour, de poudres émollientes, isolantes et siccatives, telle que les poudres de riz, de fécule, d'amidon; ou bien des onctions de vaseline, de glycérolé d'amidon, etc, tout cela, fait avec de minutieuses précautions, la malade gardant le lit, l'immobilité : tels sont les moyens de traitement de l'herpès vulvaire; ces moyens, consciencieusement employés, amènent la guérison, dans l'espace de cinq à six, ou huit jours; on peut suivre le travail cicatriciel et réparateur des ulcérations, la diminution rapide et progressive de leur étendue, et constater leur entière guérison, sans qu'elles laissent aucune trace, aucune empreinte cicatricielle.

Si pendant ce traitement il y a coïncidence de l'époque menstruelle, il en résulte nécessairement un effet fâcheux; le sang des règles, stagnant sur les ulcérations herpétiques, y détermine une irritation qui augmente leur état phlegmasique; d'autre part, la congestion produite sur toute la zone génitale, par la période menstruelle, agissant dans le même sens, contribue, par conséquent, à nuire au traitement et à retarder l'amélioration, prélude de la guérison. Il ne faut jamais oublier que toutes les affections aiguës, inflammatoires, ou nerveuses de la zone génitale sont toujours aggravées par la période menstruelle : on devra donc tenir compte de cette considération, pour établir le pronostic et la durée approximative de la maladie qui nous occupe, et de son traitement.

INFLAMMATION ET ABCÈS DES GLANDES VULVO-VAGINALES OU GLANDES DE BARTOLIN

A droite et à gauche de l'entrée du vagin, au niveau des caroncules myrtiformes, et situées derrière ces caroncules, de chaque côté de l'orifice vaginal, il existe deux glandes décrites pour la première fois par Bartolin, et connues, pour cette raison, sous le nom de *glandes de Bartolin.* On les appelle aussi *glandes vulvo-vaginales*, parce qu'elles se trouvent comme à cheval sur les limites de la vulve et du vagin, dont elles semblent garder l'entrée. Ces glandes ont à peine le volume d'une petite amande ; elles sont aplaties, et pourvues d'un canal excréteur qui s'ouvre, à la base des caroncules myrtiformes, sur les parties latérales de l'ouverture du vagin ; elles sécrètent un liquide incolore, visqueux, destiné à lubrifier la vulve et l'entrée du vagin, et par conséquent à faciliter l'introduction du pénis dans les voies génitales : ces glandes sont, pour la vulve et le vagin, ce que les glandes salivaires sont pour la bouche. Dans les conditions ordinaires, leur sécrétion est peu abondante ; c'est une simple humidité, déversée d'une manière insensible sur la muqueuse, pour arroser sa surface et entretenir sa fraîcheur, principalement au niveau d'un orifice étroit et resserré, où elle aurait chance de s'enflammer, et de s'érailler, si son élastricité n'y était pas entretenue par une sorte d'arrosement continuel.

Mais, pendant le coït, sous l'influence de l'orgasme vénérien et des excitations génésiques, la sécrétion des glandes de Bartolin est subitement augmentée, et dans des proportions quelquefois très considérables : c'est une nouvelle analogie de ces glandes avec les glandes salivaires, dont la sécrétion est de même instantanément accrue, à l'approche, au contact d'un corps sapide. Il y a des femmes impressionnables et nerveuses chez lesquelles les sensations génésiques très développées provoquent un véritable flux, une véritable inondation des parties génitales; sans doute, tous les follicules mucipares du vagin et de la vulve, surexcités aussi, fournissent leur contingent de sécrétion humide et lubrifiante, mais ce sont les glandes de Bartolin qui en donnent la plus large part. Il arrive même quelquefois que, dans un paroxysme, elles projettent le produit de leur sécrétion en un véritable jet; le liquide jaillit à distance par l'orifice de leur conduit excréteur : c'est une sorte d'éjaculation.

Les glandes vulvo-vaginales, ou de Bartolin, jouent donc un rôle actif dans l'acte génésique, elles y participent d'une manière intime et toute spéciale; elles en subissent les excitations, les influences congestives ; elles y présentent une suractivité fonctionnelle, qui les prédispose à l'inflammation. Or, lorsqu'à cette cause physiologique et générale, prédisposant à la phlegmasie, s'ajoutent des causes d'irritation locale, des contacts, des frottements, des pressions qui se répètent à intervalles rapprochés, il en résulte, nécessairement, pour ces glandes, des froissements, et comme un traumatisme, qui font éclore et développent en elles l'inflammation qui s'y trouvait, comme en germe, et comme en incubation, par la suractivité vitale tout artificielle, dont elles étaient le siège. C'est là ce qui se produit, par le fait de coïts très fréquents, dans les premiers temps du mariage par exemple ; c'est surtout ce qui a lieu, quand la femme est étroite et que le pénis, trop volumineux, pénètre avec peine dans le vagin, en exerçant une forte et violente pression, des frottements douloureux sur l'orifice vaginal, et en particulier sur les glandes de Bartolin qui en gardent l'entrée.

L'inflammation des glandes vulvo-vaginales se traduit d'abord par une sensation de douleur, de chaleur et de tension ; ces sensations sont beaucoup plus prononcées, au contact d'un corps étranger, du doigt par exemple ; le coït devient très douloureux, insupportable même. Nous n'avons jamais vu les deux glandes être, à la fois, et simultanément, le siège de la phlegmasie : il n'y en a jamais qu'une seule enflammée, et, chose singulière, c'est presque constamment la gauche, sans que nous ayons pu nous rendre compte de cette bizarrerie. Au doigt, on sent que la glande malade forme une petite tumeur, arrondie, lisse, régulière dans ses contours, ayant la forme d'une aveline ; cette petite tumeur est très douloureuse au toucher ; la douleur dont elle est le siège est permanente, accompagnée d'une sensation de tension et de chaleur, augmentée par la marche. A l'œil, cette petite tumeur se dessine sous la forme d'une saillie, d'une voussure, dure, de consistance solide, occupant la partie inférieure, la base de la grande lèvre ; cette voussure est ronde, parfaitement limitée, et régulièrement circonscrite; la muqueuse qui la recouvre est d'une couleur rouge vif, ou rouge foncé, indiquant l'inflammation.

A cette première période de la maladie, la résolution de la phlegmasie glandulaire est possible, sous l'influence des moyens que nous indiquerons tout à l'heure; on voit alors la tuméfaction diminuer, la teinte rouge devenir de plus en plus pâle, en même temps que la douleur diminue, et disparaît progressivement, à mesure que toute trace de gonflement s'efface. L'inflammation de la glande de Bartolin peut donc se terminer par résolution.

Mais, abandonnée à elle-même, sans traitement, et surtout, sous l'action continue des mêmes causes qui ont développé la phlegmasie, c'est-à-dire le coït, la tumeur augmente, elle devient considérable; elle s'accuse par une voussure arrondie, fermant l'entrée du vagin, de couleur violacée, très douloureuse, avec exaspération de la douleur pendant la marche; la malade est obligée, pour marcher, d'écarter ses cuisses, et, malgré cela, chaque pas est, pour elle, une souffrance vive, dont l'intensité se manifeste par les contractions de la figure, les plus accentuées. En même temps qu'elle a pris un volume considérable, égal à la grosseur d'un œuf de pigeon, et même d'une pomme d'api, la tumeur s'est ramollie, et est devenue fluctuante; d'une teinte violacée, sa tension est de plus en plus grande, ainsi que la douleur; la station verticale l'augmente; la marche est devenue impossible; la malade est obligée de garder le lit, de se tenir couchée sur le dos, les cuisses écartées. Arrivée à ce degré, et abandonnée à elle-même, la tumeur s'accroît sensiblement; ses parois formées par l'enveloppe cellulo-fibreuse de la glande, par le feuillet conjonctif sous-muqueux, et par la muqueuse vulvaire, se distendent et s'amincissent de plus en plus ; la fluctuation y devient de plus en plus sensible et superficielle; enfin elles se crèvent spontanément, et donnent issue à un flot d'une tumeur puriforme, noirâtre, albuminoïde, filante, analogue au liquide contenu dans la grenouillette. La douleur cesse instantanément, et par le fait même de l'ouverture de la tumeur, et de l'évacuation de son contenu, si l'ouverture s'est faite assez large pour que la tumeur puisse se vider complètement.

TRAITEMENT DE L'INFLAMMATION DES GLANDES DE BARTOLIN.

Aussitôt qu'apparaissent les premiers indices de l'inflammation, il faut tout faire pour obtenir sa résolution, l'arrêter dans son développement, et prévenir la suppuration. Pour cela, prescrire la position horizontale, le séjour au lit, l'immobilité absolue, la suppression, bien entendu, de tout contact irritant, de toute excitation locale, de toute cause de congestion; des grands bains prolongés, des cataplasmes de farine de lin, en prenant les précautions convenables pour qu'ils soient appliqués immédiatement, et sans intermédiaire sur la partie malade. Ces cataplasmes pourront être arrosés de laudanum de Sydeham pur, ou d'un liniment composé de parties égales de laudanum et d'huile de camomille camphrée ; ou bien encore de la solution suivante :

Eau distillée...........................	150 grammes
Chlorhydrate d'ammoniaque.........	10 —

En même temps, on donnera des boissons délayantes, et on entretiendra un courant intestinal dérivatif et révulsif par l'administration de purgations répétées.

Sous l'influence de cette médication, on pourra obtenir l'arrêt dans le développement inflammatoire, la diminution progressive de cette inflammation, de la tuméfaction et de la douleur, en un mot la terminaison, par résolution, des accidents. Les moyens dont l'ensemble aura produit cet heureux résultat, devront être continués jusqu'à disparition complète de tous les accidents, jusqu'à l'effacement complet de toute tuméfaction, jusqu'à ce qu'il n'y ait plus aucune trace de douleur au toucher; car autrement, après une simple diminution dans l'intensité des phénomènes morbides, on les verrait bien vite tous reparaître, et se développer de nouveau, si le traitement avait été supprimé trop tôt.

Mais les choses ne suivent pas toujours une marche aussi favorable, et il arrive souvent que, malgré les soins les mieux entendus, l'inflammation suit un cours progressif, que la tumeur continue à se développer de plus en plus, et que la suppuration s'y établit. Dans ce cas, que faut-il faire? Faut-il attendre que l'enveloppe kystique de la tumeur s'ouvre d'elle-même, après l'amincissement de ses parois, et cède sous la tension du pus qu'elle contient? Nous ne le pensons pas, par deux raisons principales : la première, c'est que cette ouverture spontanée ne se fait habituellement qu'après un temps fort long (quinze à vingt jours), et qu'après de longues et très vives souffrances; la deuxième, c'est que, le plus souvent, l'ouverture spontanée ne consiste qu'en un petit et insuffisant pertuis; en sorte que la tumeur ne se vide pas complètement, et que ce petit pertuis persiste indéfiniment sous forme d'un orifice fistuleux par lequel s'opère incessamment un suintement purulent, condition inacceptable, et qui implique la nécessité d'une ouverture artificielle largement pratiquée.

Il est donc indiqué, aussitôt que la suppuration est établie, de lui ouvrir une large issue par le bistouri, au moyen d'une incision longitudinale faite suivant l'axe de la vulve, à la face interne de la tumeur. Le soulagement, la cessation de toute douleur, sont les conséquences immédiates de l'opération ; la malade garde le lit, pendant cinq à six jours, un cataplasme de fécule de pommes de terre, ou de farine de lin, recouvrant la vulve ; une lotion d'eau tiède légèrement alcoolisée, est pratiquée trois fois par jour, à chaque changement de cataplasme ; au bout de ce temps, si rien n'a été négligé, si la malade est restée immobile, la cicatrisation de l'incision s'est opérée après la résolution complète de l'inflammation glandulaire, et la guérison peut être considérée comme un fait accompli. Cependant il sera prudent de recommander à la malade de s'abstenir, pendant plusieurs jours encore, de toute excitation locale, du coït en particulier, d'une marche trop longue, d'un travail trop pénible, et de tout ce qui pourrait être une cause de congestion, de peur de réveiller l'inflammation. Quelques bains émollients, quelques nuits encore, avec un cataplasme, seront une sage et utile précaution pour éviter une récidive, que nous n'avons jamais vue se produire, lorsque la malade s'est soumise à ces prescriptions, auxquelles le médecin ne doit jamais manquer.

PHLEGMON DES GRANDES LÈVRES

Les mêmes causes qui ont amené l'inflammation et la suppuration de la glande de Bartolin peuvent amener le phlegmon de la grande lèvre. Ce phlegmon se développe de deux manières différentes, et dans deux cas parfaitement distincts. Tantôt il est la conséquence de l'inflammation de la glande vulvo-vaginale, il est secondaire, par conséquent, et consécutif à l'inflammation de cette glande ; c'est le cas le plus fréquent. On conçoit très bien, en effet, que l'inflammation de la glande se propage au tissu cellulaire ambiant, d'autant plus que ce tissu est graisseux, fin, et à mailles élastiques, lâches et sans adhérences. Tantôt au contraire, le phlegmon de la grande lèvre existe seul, par lui-même et s'est développé en dehors de l'influence de la glande qui est restée saine.

Dans le premier cas, lorsque le phlegmon de la grande lèvre est secondaire et consécutif à l'inflammation de la glande vulvo-vaginale, on constate que l'inflammation a commencé par cette glande : il n'y a eu d'abord que les phénomènes phlegmasiques inhérents à la glande, comme situation, et comme limitation. Mais bientôt on a pu voir que ces phénomènes se sont étendus au delà de la surface occupée par la glande. Un bourrelet inflammatoire s'est formé, au-dessous, en dehors, au-dessus de la glande et a bientôt occupé toute l'étendue de la grande lèvre. De sorte que l'on n'a plus seulement, comme dans le cas de bartolinite simple, une tumeur arrondie, globuleuse, occupant l'orifice vaginal, et obturant cet orifice, mais une tumeur oblongue, occupant toute la longueur de la grande lèvre, et comprenant, par conséquent, tout l'espace qui s'étend de la fourchette, ou partie inférieure de la vulve, jusqu'à sa partie supérieure, au-dessus de la région clitoridienne : il y a là, comme une longue et large bande phlegmoneuse.

Dans le second cas, lorsque le phlegmon de la grande lèvre existe seul, la glande vulvo-vaginale étant restée saine, la douleur est beaucoup moins vive, en raison de la facilité avec laquelle l'inflammation a pu se développer dans la trame cellulo-graisseuse, et à larges mailles de la grande lèvre ; il n'y a pas eu cette douleur, dont l'acuité s'explique par sa localisation même, dans une glande enveloppée d'une membrane dense, résistante, ne se prêtant que difficilement à la distension, et par conséquent occasionnant une sorte d'étranglement inflammatoire. L'entrée du vagin en particulier, est restée sans grande douleur, on peut y introduire le doigt assez facilement, le gonflement étant en dehors de son orifice, n'empiétant pas sur son orifice puisque la glande vulvo-vaginale, qui ne est comme la gardienne, n'est le siège d'aucune tuméfaction phlegmasique.

Le phlegmon de la grande lèvre, quand il est indépendant de la glande de Bartolin, quand il n'est pas la complication de l'état phlegmoneux primitif de cette glande, résulte ordinairement d'une lésion, ou affection, qui s'est développée, soit à la face interne, soit à la face externe de cette grande lèvre. Ainsi l'herpès, dont nous avons déjà parlé, quand il existe en large surface sur la grande lèvre, quand il reçoit une intensité inflammatoire plus considérable que celle qui le caractérise ordinairement, par le fait de l'absence de tout traitement, ou par le fait d'un traitement contraire à ses exigences et à sa nature, peut amener un phlegmon de la grande lèvre, par la propagation au tissu cellulaire sous-cutané ou sous-muqueux de l'inflammation dermique qui lui appartient; nous l'avons observé un grand nombre de fois. Il en est de même de l'eczéma. Quand l'eczéma se développe, ce qui est très commun, sur la face externe de l'une ou l'autre grande lèvre, ou sur les deux grandes lèvres à la fois, le défaut de soins convenables, la marche, la fatigue, des applications irritantes, alors qu'il en faudrait d'émollientes, donnant à cette affection un surcroît d'intensité, l'inflammation eczémateuse, aggravée, peut se propager au tissu cellulaire sous-cutané, et déterminer un phlegmon, comme complication locale; nous en avons vu de nombreux exemples. Dans les cas de prurit vulvaire, la violence excessive des démangeaisons, l'espèce de fureur, avec laquelle les malades se grattent; les écorchures, les érosions que produisent les ongles, à la surface de la muqueuse, si fine, si impressionnable, dans cette région, sont encore une cause d'inflammation phlegmoneuse pour les grandes lèvres. Le chancre, le chancre infectant surtout, quand il siège sur les grandes lèvres, y produit habituellement un œdème. Cet œdème presque constant, ne manquant presque jamais, devient même un signe de l'existence du chancre, et un très précieux symptôme pour le diagnostic, quand le chancre se dérobe aux regards; on peut, presque sûrement, diagnostiquer et affirmer son existence, par le seul fait de la constatation de l'œdème ; or, cet œdème est, quelquefois, le prélude d'un état phlegmoneux.

Le phlegmon des grandes lèvres est donc, dans bien des cas, le résultat de la transmission au tissu cellulo-graisseux, dont elles sont abondamment pourvues, d'une inflammation superficielle primitive préexistante ; ou bien, il n'est que le développement, au sein de ce tissu, d'une inflammation, consécutive à une irritation, à un traumatisme superficiels, ou de la présence d'une lésion, faisant l'office d'un corps étranger, et engendrant une inflammation dans la zone où siège ce corps étranger.

Ainsi constitué, le phlegmon des grandes lèvres, n'existe, le plus souvent, que d'un seul côté : il est unilatéral ; le gonflement, la rougeur, la chaleur, une sensation d'empâtement, à la palpation, et une douleur vague, sourde et obtuse, accusée par la malade, tels sont les signes par lesquels il s'annonce. Dans ce premier degré de son évolution, il peut se terminer par résolution, et disparaître progressivement, jusqu'à ce qu'il n'en reste aucune trace. Mais il peut aussi aboutir à la suppuration, et constituer alors une vaste surface molle, un clapier diffus et fluctuant ; abandonné à lui-même, ce clapier peut s'ouvrir spontanément, et livrer passage au pus qu'il contenait. Ce pus est habituellement très fétide, et comme imprégné d'une forte et nauséeuse odeur d'humeur sébacée : telle est la marche que suit habituellement, dans son évolution, le phlegmon des grandes lèvres.

TRAITEMENT.

La première indication thérapeutique à remplir est de favoriser sa terminaison par résolution, afin de prévenir la formation du pus. Nous avons très souvent, le plus souvent même, obtenu ce résultat par la position horizontale, l'immobilité, l'absence complète de toute pression, que réalisent l'écartement des cuisses, les bains tièdes prolongés ; les cataplasmes. Si, malgré ces moyens, la suppuration se forme, il faudra ouvrir largement le foyer purulent, par une incision pratiquée à sa partie inférieure, de manière à donner une facile issue à la collection purulente. Il ne faudra pas promettre à la malade de quitter son lit, avant la complète guérison, car la position déclive du siège du mal, et les frottements de la marche retarderaient indéfiniment la cicatrisation, le recollement des parois du foyer, et l'effacement de toute trace inflammatoire.

PSEUDO-PAPILLOMES, OU VÉGÉTATIONS.

Contrairement à l'opinion de quelques médecins, les papillomes, pseudo-papillomes, végétations, crêtes-de-coq, choux-fleurs, ne sont pas syphilitiques; ils ne sont ni inoculables ni contagieux; ils sont souvent les concomitants des lésions syphilitiques, mais ils n'appartiennent pas à la diathèse syphilitique; ils existent sans elle, en dehors d'elle, se guérissent sans les spécifiques de la syphilis, qui n'ont aucune action sur eux. Ils existent dans la zone génitale principalement, chez les deux sexes; mais chez la femme, ils sont, en quelque sorte, sur leur terrain; c'est chez elle qu'ils acquièrent les plus fortes dimensions, et qu'ils présentent ces masses énormes quelquefois, partagées en plusieurs lobes, de couleur rouge foncé, dont les proliférations festonnées, dentelées, inégales dans leurs contours et leurs saillies, représentent assez bien la configuration des choux-fleurs, ou des crêtes-de-coq. C'est parce que les végétations ne sont pas syphilitiques, et parce qu'elles sont infiniment plus fréquentes, et plus développées chez la femme que chez l'homme, que nous avons cru devoir leur donner une place parmi les maladies des femmes, dont nous nous occupons exclusivement.

La vulve est leur siège le plus habituel; on les trouve

à l'orifice du vagin, à la face interne des grandes et des petites lèvres, au pourtour du clitoris ; elles forment, tantôt de petits bouquets isolés, dont la saillie est de 1 à 3 centimètres, et qui ne tiennent à la muqueuse que par un étranglement pédiculaire, et tantôt des masses à larges surfaces, qui enguirlandent, en quelque sorte, la vulve, se répandent sur le périnée, et occupent toute la marge de l'anus; cet orifice se trouve comme perdu au milieu, et au fond de leurs anfractuosités.

Les papillomes vrais sont spécialement constitués par l'altération hypertrophique des papilles du derme ; les pseudo-papillomes, ou végétations, peuvent avoir leur racine dans les papilles, mais ils se développent aux dépens de la muqueuse, dont ils ne sont que des processus, que des proliférations, et, comme leur nom l'indique, des *végétations*. Ce sont des parties, des îlots plus ou moins étroits, ou étendus de la muqueuse, qui sont devenus le siège d'une de ces poussées exubérantes, folles et irrégulières, comme on en trouve quelquefois dans les végétaux. Les pseudo-papillomes, ou végétations, développés aux dépens de la muqueuse, en contiennent tous les éléments : feuillet épithélial, trame dermique à fibres denses et serrées, tissu conjonctif, lacis nerveux, qui explique la très grande sensibilité dont ces productions sont le siège, réseau vasculaire très riche en capillaires sanguins, ce qui donne la raison des hémorrhagies, dangereuses et abondantes, consécutives à leur excision.

Le développement des pseudo-papillomes est, en général, rapide, et quand une masse végétante, à plusieurs lobes séparés par des sillons anfractueux s'est formée, quand elle a acquis un volume considérable, très souvent, la pression que les divers lobes exercent les uns sur les autres et la compression de leur ensemble par les cuisses et les saillies fessières, déterminent dans leurs milieux une véritable inflammation, qui se traduit par l'exhalation d'un liquide muco-purulent, très fétide, analogue à celui qui stagne à la surface de la peau, dans la forme particulière d'érithème, décrite, par M. Bazin, sous le nom d'*érythème purifluent*. Abandonnées à elles-mêmes, sans traitement, les végétations qui, d'abord et à leur origine, ne représentaient que de petits bouquets, que de petites houppes isolées, s'étendent en surface, élargissent leurs bases, multiplient leurs points d'implantation, et finissent par constituer ces masses énormes, d'un rouge blafard, suintantes, infectes et écœurantes, qui font, de la zone génitale de la femme, une région hideuse à contempler. Dans d'autres cas plus heureux, et sous la seule influence d'une hygiène irréprochable, et de très grands soins de propreté, elles se flétrissent, s'atrophient, et disparaissent d'elles-mêmes, sans laisser de traces.

Les végétations, telles que nous venons de les décrire, sont le résultat d'une suractivité vitale développée dans toute la région génito-anale, par des excitations trop vives et trop renouvelées. Ne conçoit-on pas facilement que les excitations génésiques déterminent un molimen sanguin et nerveux dans toute cette région, et qu'elles y entretiennent une activité, une intensité vitales exagérées ? Or, si dans certains cas cette suractivité vitale se traduit, ainsi que nous l'avons vu, par une vaginite, par une vulvite, par une bartolinite, par un herpès vulvaire, elle peut, dans d'autres cas, et en vertu d'une disposition individuelle générale et locale spéciale, se traduire par des processus muqueux, expression d'une surabondance vitale, dans une région qui est le siège de trop vives et de trop fréquentes surexcitations.

Telle est l'histoire étiologique de ces végétations que l'on trouve sans doute, très souvent, chez des femmes syphilitiques et parmi des lésions syphilitiques, mais aussi quelquefois chez des femmes très saines, chez lesquelles il a été fait abus des plaisirs de l'amour; c'est ainsi que nous avons vu assez souvent de semblables prolifications se développer chez des jeunes femmes nouvellement mariées, et chez d'autres qui s'abandonnaient avec trop de passion à leurs inclinations sexuelles. Dans ces cas, on ne voit d'abord que des végétations peu prononcées, sous forme de petites saillies rougeâtres et pédiculées. Ce n'est que plus tard, après un temps assez long et un défaut absolu de soins, qu'on se trouve en présence de ces productions géantes dont nous avons parlé.

Ainsi comprises, les végétations ne sont donc nullement syphilitiques, comme beaucoup de personnes le croient.

Il y a quelque temps nous recevions dans notre cabinet un monsieur et une dame mariés depuis quelques mois seulement. Le mari, dont la physionomie trahissait les sentiments les plus inquiets et les plus difficiles à dissimuler, nous affirme que, pour ce qui le regarde personnellement, il est absolument indemne de toute contamination syphilitique, et que son passé en a également toujours été parfaitement exempt. Après ce préambule, il nous expose du ton le plus triste, et de l'air le plus consterné, ses poignantes angoisses relatives à sa femme, qu'il ne peut pourtant pas soupçonner, et chez laquelle cependant il constate, nous dit-il, des lésions aussi étranges qu'inexplicables!... L'examen que nous fîmes des organes génitaux de cette jeune dame nous révéla l'existence de trois ou quatre crêtes-de-coq à l'orifice du vagin! A cette vue, nous dîmes à ce mari désolé : — « Monsieur, votre femme est pure comme un ange, vous vous êtes trop aimés et voilà tout! » — Il y eut alors une scène que nous n'oublierons jamais : le mari éclate en sanglots, se précipite aux genoux de sa femme; les deux époux s'arrosent de leurs larmes et réunissent dans la même étreinte le médecin qui leur avait rendu le bonheur en dissipant de fausses alarmes!

TRAITEMENT DES VÉGÉTATIONS.

Nous l'avons dit, les végétations, abandonnées à elles-mêmes, et sans autre traitement que les soins de propreté, que toute femme soigneuse doit prendre de sa personne, peuvent, sous la seule influence de la cessation des causes qui les ont produites, se flétrir, se ratatiner, se détacher et disparaître d'elles-mêmes. Il en est ainsi, très souvent, des végétations qui se développent sur la vulve à l'entrée du vagin, et jusque dans l'intérieur du vagin, pendant la grossesse, par le fait de la suractivité vitale que produit la grossesse, dans ces organes, et par le fait aussi de l'état congestionnel qu'elle y entretient. Ces végétations de la grossesse sont quelquefois très volumineuses, et malgré leur développement, il ne faut pas essayer de les guérir, on n'y réussirait pas, car, engendrées et entretenues par la grossesse, elles repulluleraient. On aurait donc fait subir à la malade, en pure perte, un traitement douloureux, non pas seulement inutile, mais encore dangereux pour la gestation : il faut ne pas s'occuper de ces végétations ; le plus souvent, après l'accouchement, et par le seul fait du rétablissement plus facile de la circulation en retour, et de la suppression de l'état congestionnel, entretenu par la grossesse, ces végétations disparaissent d'elles-mêmes, comme divers autres états pathologiques des organes génitaux, qui s'étaient développés sous l'influence de la grossesse, et qui disparaissent d'eux-mêmes, après l'accouchement. Parmi ces états pathologiques, citons un catarrhe vaginal épais, visqueux, quelquefois très abondant, désagréable sans doute et gênant, mais utile pour lubrifier le vagin, pour le rendre plus souple, plus élastique, et pour préparer ainsi d'avance, et faciliter sa dilatation, au moment de l'accouchement. Ce catarrhe vaginal, qu'il eût été inutile et même dangereux d'essayer de supprimer par un traitement aussi inefficace qu'irrationnel, se supprime de lui-même, après l'accouchement.

Si les végétations qui poussent pendant la grossesse disparaissent d'elles-mêmes, le plus souvent, après l'accouchement, la même chose a lieu quelquefois, en dehors de la grossesse : au bout d'un certain temps, ces productions de mauvais aloi se fanent, s'atrophient et disparaissent d'elles-mêmes. Cependant, il ne faudrait pas trop compter sur cette terminaison heureuse et spontanée. Le plus souvent, en effet, les végétations prolifèrent, poussent et s'accroissent rapidement ; il ne faut donc pas attendre pour intervenir qu'elles aient pris un développement considérable.

Les végétations, ainsi que nous l'avons dit, ne dépendent d'aucune cause générale. Ce sont des causes locales seules qui les produisent, et, par conséquent, c'est par un traitement local seul, qu'on doit les combattre. Ce traitement variera suivant leur développement plus ou moins considérable, et suivant la forme sous laquelle elles se présenteront. Si les végétations sont pédiculées, si elles ne forment qu'un nombre limité de petits mamelons plus ou moins acuminés et ne tenant au derme que par des points rétrécis, c'est à la ligature qu'il faut avoir recours. Nous les étreignons par des fils de lin cirés, et en plusieurs doubles, pour ne pas couper le pédicule ; nous faisons, le même jour, un nombre plus ou moins grand de ligatures suivant le nombre des végétations, et suivant le degré de douleur que manifestent les malades.

Nous prescrivons le séjour au lit ; tous les jours nous pratiquons, s'il y a lieu, quelques nouvelles ligatures, tant que nous en trouvons la possibilité, par la pédiculisation des végétations. Généralement, au bout de vingt-quatre ou de quarante-huit heures, suivant la grosseur des pédicules, la chute de la végétation s'opère après son étranglement, son racornissement et son ratatinement complet. Cette destruction est radicale et ne laisse aucune trace.

Mais si les végétations ne sont pas pédiculées, si elles couvrent de leurs masses sessiles une large surface, et si elles ne forment pas des saillies ni des reliefs très considérables, c'est par la cautérisation qu'il faut les attaquer. Le crayon de nitrate d'argent est insuffisant, il faut employer des caustiques plus énergiques, et dont il faut répéter les applications un nombre de fois d'autant plus considérable que les végétations sont plus épaisses et plus protubérantes. Nous avons l'habitude de nous servir de l'acide chromique, ou du nitrate acide de mercure, dont nous imbibons un pinceau de charpie, et que nous promenons sur les surfaces végétantes. Nous appliquons ensuite un plumasseau de charpie imbibé d'eau froide. Deux ou trois jours après, nous renouvelons la même opération, et ainsi de suite, jusqu'à la complète destruction des saillies pseudo-papillomateuses, jusqu'au nivellement parfait de la surface malade.

Si les végétations forment des saillies considérables, des arborisations nombreuses, et surtout épaisses et d'une poussée plantureuse, il est évident qu'il faut recourir, contre elles, à l'instrument tranchant. Il faut alors ne pas oublier deux choses : la première, c'est qu'étant très abondamment pourvues de ramifications nerveuses, leur excision est très douloureuse ; la deuxième, c'est qu'étant très riches en capillaires sanguins, leur excision donne lieu à une hémorrhagie considérable et difficile à arrêter. Plusieurs procédés se présentent alors, suivant l'importance et le développement des végétations : si malgré leurs protubérances elles ne couvrent qu'une petite surface, on peut, en deux ou trois coups de ciseaux, les exciser rapidement, et ensuite cautériser avec le thermo-cautère, ou bien appliquer, sur les parties saignantes, de la charpie imbibée d'une solution de perchlorure de fer, ou bien des couches d'amadou. En renouvelant, plusieurs jours de suite, ces excisions partielles, suivies chacune d'une cautérisation, on arrivera à la destruction complète de toute la masse pseudo-papillomateuse.

Si cette masse, très saillante, occupe une large surface et qu'on veuille la détruire en une seule séance, on devra endormir la malade avec le chloroforme, et employer l'un ou l'autre des trois procédés suivants : ou bien raser les végétations, au niveau de leurs pédicules, par l'écraseur linéaire de Chassaignac ; ou bien les couper avec le couteau thermique de Paquelin; ou bien encore les exciser avec des ciseaux le plus vite possible, pour ne pas donner le temps à une hémorrhagie considérable de se produire, et se hâter de cautériser avec le thermo-cautère. Tels sont les divers procédés à employer, quand il s'agit de détruire de hautes et larges surfaces pseudo-papillomateuses. Après ces ablations en masse, si quelques repullulations se produisaient, on les arrêterait tout de suite, en les cautérisant, soit avec le thermo-cautère, soit avec une goutte de nitrate acide de mercure, ou d'acide chromique; les repullulations sont à surveiller, surtout si les femmes sont sujettes à l'action des mêmes causes, qui avaient déterminé les premières manifestations.

AFFECTIONS INTERTRIGINEUSES

On désigne, en dermatologie, sous le nom d'intertrigo, ou d'affections intertrigineuses, toutes les affections qui se développent sur la peau, dans les régions où la peau est en opposition, et en frottement avec elle-même, et par le fait même de cette opposition, et de ces frottements. La région dont nous avons surtout à nous occuper est la zone génitale, c'est-à-dire la face interne des cuisses à leur partie supérieure, les plis génito-cruraux, la région ano-péritonéale, le mont de Vénus recouvert quelquefois par la paroi abdominale, quand elle est flasque, tombante et graisseuse, et la face interne et externe des grandes lèvres.

Lorsqu'on examine l'ensemble de cette région, sur une femme grasse, adipeuse, dont les cuisses volumineuses sont recouvertes d'une peau fine, la femme étant couchée sur le dos, et les cuisses écartées, on constate une réunion de faits anormaux, variables dans leur intensité, dépendant de causes variables aussi, et que nous désignerons sous le nom vague et générique d'*intertrigo*. Ces faits sont les suivants :

La face interne des cuisses, les plis génito-cruraux, la face externe des grandes lèvres, offrent une teinte luisante, d'un rouge brunâtre. Cette teinte a son maximum d'intensité dans les plis génito-cruraux, sur la face interne et supérieure des cuisses; elle est disposée, sur chaque cuisse, en un large placard de forme triangulaire dont la base est en haut, correspondant au pli génito-crural et dont le sommet est en bas. Ces surfaces, d'un rouge brunâtre au moment où on découvre la femme, sont luisantes et humides; on voit qu'une couche de liquide est stagnante à leur surface; à distance il s'en dégage une odeur fadasse, nauséeuse, que l'on a comparée à l'odeur du poisson de mer; si l'on applique la main sur ces surfaces, on trouve que l'humidité qu'elles présentent est visqueuse, gélatineuse, poisseuse et d'une odeur de crevettes désagréable. Toutes ces surfaces ainsi colorées, collantes et humides, sont douloureuses pendant la marche; le frottement des cuisses, l'une sur l'autre, détermine une cuisson, une sensation de brûlure des plus intenses qui met la malade dans la nécessité d'écarter les cuisses en marchant; malgré cette précaution, chaque pas cause une véritable souffrance, et si la marche a été un peu prolongée, les surfaces malades prennent une teinte plus vive, d'un rouge plus ardent; elles s'excorient, et alors elles deviennent le siège de sensations de brûlures intolérables. Si la malade reste immobile, ces douleurs si aiguës, si cuisantes, s'atténuent, et se traduisent par une sensation de chaleur permanente.

Quelle est la cause de ces lésions si communes, et en même temps si douloureuses? Elle est multiple : 1° le frottement des cuisses l'une sur l'autre, leur juxtaposition permanente, en raison de leur volume considérable et de la finesse de la peau dont elles sont couvertes, y déterminent une irritation, laquelle se traduit par un érythème; 2° cette région est très riche en glandes sudoripares, dont le produit incessamment déversé sur ces surfaces érythémateuses y entretient un degré de plus d'irritation ; 3° les follicules sébacés très abondants aussi, et participant à l'état d'excitation, de congestion de toute la région, en vertu et par le fait même de cette congestion active et phlegmasique, deviennent le siège d'une hypersécrétion d'humeur sébacée, qui, produite en excès, et constituant une véritable acné sébacée fluente, forme cette nappe liquide et poisseuse qui s'ajoute à la sécrétion sudorale ; 4° à ces deux sources différentes de l'humidité, qui stagne sur toute cette région, se joignent les sécrétions vaginales, utérines et vulvaires, sécrétions muqueuses, leucorrhéiques, purulentes quelquefois, qui se mêlent aux sécrétions sudorale et sébacée, pour constituer dans toute cette région une sorte d'atmosphère marécageuse, visqueuse et fétide, et comme un bain perpétuel et malsain, qui les amollit, les irrite et les excorie ; 5° le corps pigmentaire régional, sous l'influence de cette irritation, est lui-même atteint d'un degré de suractivité fonctionnelle, et la matière pigmentaire qu'il sécrète alors en excès produit la teinte brunâtre, qui se mêle à la teinte rouge vif de l'érythème, pour en tempérer l'ardeur et pour former cette coloration amalgamée de nuances différentes, où le brun, le noir se confondent avec le rose et le rouge.

Telle est l'explication de cet état pathologique si complexe dans son étiologie, et si douloureux en même temps, que présente chez un grand nombre de femmes la zone génitale. L'époque menstruelle ne manque pas de l'aggraver encore, d'abord par la congestion générale qu'elle détermine dans toute cette région, et ensuite par la présence et la stagnation du sang des règles sur toutes ces surfaces, déjà si enflammées.

Cet état, si gênant et si pénible en lui-même, reçoit encore un surcroît d'aggravation de diverses circonstances : ainsi de la grossesse, des chaleurs de l'été, des froids intenses de l'hiver, de l'obligation où se trouvent les malades de se mouvoir, de se livrer à certains travaux, tels que la mise en action de la machine à coudre, le nettoyage des appartements, des marches prolongées et forcées, etc., l'absence des soins que commandent l'hygiène et la propreté.

Cette aggravation peut se traduire par un eczéma intertrigineux, dont les ulcérations suintantes, dépourvues d'épiderme, et laissant le derme à nu, causent, par le frottement des parties malades, les unes sur les autres, une souffrance d'une intolérable acuité. Elle peut se traduire aussi par la forme d'érythème à laquelle M. Bazin a donné le nom de *purifluente;* forme toute spéciale, remarquable par une inflammation, dont l'intensité plus intense produit une exhalation de muco-pus, qui se déverse en nappe, à la surface des parties érythémateuses, d'un rouge ardent, mais non ulcérées. C'est précisément ce manque d'ulcération qui distingue cette forme d'érythème, de l'eczéma. Il peut encore se produire une poussée d'herpès, dont les ulcérations sont également très douloureuses, et une folliculite pileuse, c'est-à-dire une inflammation hypertrophique des follicules pilifères de cette région, véritable sycosis très douloureux aussi par le frottement.

Telles sont les lésions les plus habituelles de la zone génitale, que nous désignons sous le nom générique de *lésions intertrigineuses.* A divers degrés, ces lésions ont toutes un caractère inflammatoire; elles proviennent toutes du frottement, du contact des parties les unes sur les autres, de la présence, sur ces parties, de liquides doués de propriétés irritantes, et d'un état congestionnel de cette région.

Des lésions analogues, et provenant de causes semblables, n'existent pas seulement dans la zone génitale; on les trouve aussi, bien qu'à un moindre degré, à la partie supérieure du ventre, à droite et à gauche, dans les régions hypochondriaques, chez les femmes très adipeuses, dont les seins énormes, flasques et tombants, flottent sur ces régions, et les recouvrent de leurs masses lourdes et mobiles. Le contact, le frottement qu'ils exercent sur une peau fine, et qui n'est pas faite pour en supporter le poids et les mouvantes pressions, y déterminent un érythème intertrigineux, dont l'intensité inflammatoire va, souvent, jusqu'à produire l'exhalation d'une humeur visqueuse et puriforme, qui, jointe à une sécrétion abondante de sébum, y constitue une couche humide et d'une odeur nauséeuse. Lorsqu'on soulève ces volumineuses masses graisseuses, il se dégage des surfaces érythémateuses qu'elles recouvrent, des émanations fétides, provenant de la stagnation de ces liquides exhalés.

Le même phénomène se constate plus bas, à un étage inférieur, à la partie supérieure et antérieure des cuisses, et dans les plis inguinaux, lorsque, chez ces mêmes femmes molles et adipeuses, la paroi abdominale tombe comme un tablier graisseux sur ces régions, et y entretient par sa présence et par sa volumineuse et pesante épaisseur une irritation congestive, dont les conséquences morbides intertrigineuses sont les mêmes. Chez ces femmes polysarciques, on peut donc rencontrer trois étages de lésions intertrigineuses, de l'ensemble desquelles se dégagent des émanations les plus nauséeuses, si ces femmes ne s'adonnent pas à des soins d'une propreté, qui ne peut jamais être exagérée. Les mêmes considérations, bien qu'à un moindre degré, peuvent encore s'appliquer aux régions axillaires.

TRAITEMENT DES AFFECTIONS INTERTRIGINEUSES.

La première chose à faire, c'est de soustraire les parties malades à leur contact réciproque. Lorsqu'il s'agit de la zone génitale, où les lésions intertrigineuses ont le plus d'intensité, il faut prescrire la position horizontale, c'est-à-dire le lit. La malade doit y rester, couchée sur le dos, les cuisses écartées l'une de l'autre, afin que les parties affectées ne soient pas dans une situation déclive, condition indispensable à la guérison de toute affection à caractère inflammatoire, et d'autre part, afin qu'elles soient à distance les unes des autres, et sans contact réciproque. La marche, par conséquent, doit être sévèrement interdite. Que l'érythème intertrigineux soit simple ou purifluent, qu'il soit compliqué, ou non, d'eczéma, d'herpès, de folliculite pileuse, il faut non seulement ordonner l'immobilité, la position horizontale, la séparation des parties malades, mais encore la présence, sur ces parties, de topiques émollients, antiphlogistiques et isolants. Des cataplasmes de fécule de pommes de terre bien cuits et bien humides; des compresses de vieux linge, imbibées d'une infusion de fleurs de mauve, ou d'une décoction de graine de lin; des badigeonnages répétés, plusieurs fois par jour, avec un pinceau trempé dans le liniment suivant :

Huile d'amandes douces..............	100 grammes.
Eau de chaux.......................	100 —

et après chaque badigeonnage, saupoudrer toutes les parties badigeonnées d'une couche épaisse et isolante de poudre d'amidon sans arome ; des lotions tièdes ; de grands bains d'eau de son, ou d'eau amidonnée. S'il n'y a pas, ou s'il n'y a plus d'ulcérations herpétiques ou eczémateuses, on recommandera des lotions savonneuses, tièdes ou alcalines, faites avec de l'eau contenant en dissolution une certaine quantité de sous-carbonate de soude ou de potasse, afin de dissoudre la partie graisseuse, c'est-à-dire l'humeur sébacée qui stagne sur ces parties. Telles sont les différentes prescriptions à faire pour guérir ces lésions intertrigineuses, qui étant ainsi traitées, et ne dépendant que d'une cause externe et toute locale, ne durent pas habituellement au delà d'une huitaine de jours environ. Ces moyens sont également bons, s'il s'agit des régions inguinales, crurales, hypochondriaques et axillaires.

Après la guérison et pour éviter les récidives, il faudra recommander, pour la zone génitale, deux ou trois toilettes par jour, avec de l'eau froide alcoolisée et savonneuse, afin de fortifier les parties, et d'enlever l'humeur sébacée en excès, et de plus l'usage de la poudre d'amidon sans arome, qu'on devra appliquer en grande quantité, plusieurs fois par jour, pour isoler les parties, et faciliter leurs frottements réciproques pendant la marche. Il sera bon aussi d'interdire l'usage des pantalons, qui ont l'inconvénient de concentrer de la chaleur dans cette région et d'empêcher la circulation de l'air nécessaire pour la rafraîchir, pour la tonifier et la débarrasser, par l'évaporation des liquides, dont la stagnation, à sa surface, serait pour elle une cause de ramollissement et d'inflammation. Les mêmes lotions hygiéniques seront pratiquées aux régions abdominales supérieures et inférieures, ainsi qu'aux régions axillaires et crurales, et de plus, dans un but d'isolement plus parfait que celui que peuvent produire les poudres, on devra appliquer sous les mamelles, et sous la paroi abdominale, également mouvantes et fluctuantes, des compresses poudrées d'amidon sur leurs deux faces.

Chez la femme, la beauté, le charme, la perfection des formes sont beaucoup plus prononcés que chez l'homme; mais, chez elle aussi, la laideur et la difformité se rencontrent à un plus haut degré que chez l'homme; elle réalise bien plus souvent que l'homme ces types hideux, ces monstruosités repoussantes que nous appelons des *mégères;* et c'est elle qui nous offre, plus souvent que l'homme, ces écœurantes et informes accumulations graisseuses, auxquelles on a donné le nom de *polysarcie;* c'est chez elle par conséquent que se rencontrent surtout les affections intertrigineuses : voilà pourquoi nous leur avons consacré un chapitre, dans ce livre spécialement consacré aux maladies des femmes.

PRURIT VULVAIRE OU GÉNITAL

Si le prurit affecte la zone génitale de l'homme, chez la femme il est beaucoup plus fréquent, plus tenace, plus intense et plus grave ; aussi nous allons nous en occuper, comme faisant partie de la pathologie spéciale de la femme.

Le prurit vulvaire, génital ou génito-anal, est une affection assez commune, n'existant le plus habituellement qu'à partir de la trentième année, plus rare avant cette époque de la vie, devenant plus fréquente à mesure que la femme approche de la ménopause, très fréquente à cette époque, et se perpétuant jusqu'à un âge très avancé, et pendant toute la vieillesse.

Cette affection consiste en un prurit, autrement dit en démangeaisons d'une acuité excessive, et portant les malades à se gratter d'une manière irrésistible, sans que l'on puisse les en empêcher.

Ces démangeaisons ont plusieurs caractères spéciaux et pathognomoniques : elles sont intermittentes, sans périodicité régulière. Plusieurs heures se passent, une demi-journée, une journée, quelquefois même sans qu'elles se fassent le moins du monde sentir : la malade est dans la quiétude la plus parfaite, elle se croirait guérie et désormais indemne de toute douleur, si une triste expérience ne lui avait pas appris qu'elle ne doit pas se fier à ces instants de calme, et même du calme le plus absolu. En effet, au moment où elle s'y attend le moins, la douleur, c'est-à-dire le prurit, la démangeaison, se réveille avec une violence toujours nouvelle. C'est un véritable accès, c'est une crise atroce, insupportable, ce sont comme des ondées douloureuses, comme des élancements irrésistibles, dont le siège est à la région génitale, tantôt dans la chevelure pubienne, tantôt sur la face externe des grandes lèvres, d'autres fois dans les plis génito-cruraux, ou dans l'intérieur de la vulve, dans la région clitoridienne, ou en dehors de la vulve, à la fourchette, et jusqu'à la marge de l'anus. Le prurit est tantôt localisé dans une seule de ces régions, et dans un espace très restreint, et tantôt il est répandu sur toute la zone génitale, sur toute la vulve et sur ses environs.

Lorsque la douleur, qui se traduit toujours sous la forme de démangeaisons, s'éveille, elle est tellement vive, tellement énervante, que la malade n'est plus maîtresse d'elle-même, quel que soit le lieu où elle se trouve, quelles que soient les personnes qui l'entourent, rien, aucune considération, aucun sentiment de pudeur, de réserve, de respect, rien ne peut la retenir et l'empêcher de se gratter. Nous avons soigné des dames, des femmes du monde, qui s'étaient condamnées à une réclusion volontaire, qui se tenaient enfermées dans leur appartement, qui avaient renoncé à l'église, à tous les devoirs sociaux, à toutes les réunions, à tous les plaisirs, afin de s'éviter l'inconvenance, la honte d'avoir à se gratter publiquement. Si le besoin de se gratter est irrésistible, s'il est tellement impérieux qu'il faille le satisfaire n'importe où, et n'importe quand, on ne saurait y céder d'une manière discrète, inaperçue, et en se dérobant à tous les regards. En effet, si la femme n'a pas la force de résister au besoin de se gratter, elle n'a pas davantage la force de se modérer dans la manière de se gratter : elle ne se possède plus, elle n'est plus maîtresse d'elle-même ; elle se gratte avec fureur, avec frénésie, à en perdre haleine, sans pouvoir s'arrêter ; ses yeux sont hagards, elle est prise comme d'un tremblement nerveux, tout son corps est agité de mouvements désordonnés ; c'est comme une rage. Nous employons à dessein cette dernière expression, dont nous avons entendu plusieurs femmes se servir, pour caractériser l'irrésistible violence avec laquelle elles se grattent. Elles se servent de leurs ongles, de leur chemise, et, au paroxysme de cet accès de douleur et de grattage intense, quand il s'écoule, sous l'action des ongles, une goutte de sang, par suite de l'érosion ou de la peau ou de la muqueuse, à l'instant même, l'accès se termine ; tout s'apaise, le calme se rétablit ; il ne reste plus qu'une sensation de cuisson dans les parties qui ont été grattées avec tant d'acharnement.

Il arrive quelquefois, au paroxysme de l'accès, qu'à la douleur de la démangeaison et à la douleur d'un grattage qui va jusqu'à écorcher les tissus, il arrive quelquefois qu'à cette double douleur se mêle une sensation voluptueuse, une excitation du sens génésique, une véritable jouissance, même quand le siège du prurit se trouve en dehors de la vulve, et loin de la région clitoridienne. Cette sensation voluptueuse est souvent très vive ; il y a des femmes qui la comparent, et même qui la préfèrent à celle du coït ; elle aboutit quelquefois à une satisfaction complète, au spasme génésique qui termine la crise. Ce mélange de sensations si opposées, douloureuses et voluptueuses à la fois, est un des caractères les plus intéressants et les plus importants du prurit vulvaire ; nous ne devions pas le passer sous silence. Quand le prurit siège, comme quelquefois, autour du clitoris, sur le chapeau clitoridien, sur le clitoris lui-même, on se l'explique facilement et il n'y a rien qui doive étonner ; mais ce qui est singulier, c'est de le rencontrer, nous le répétons, en dehors de la vulve, sur des plaques prurigineuses siégeant aux plis inguinaux, à la face interne des cuisses : aussi c'est un des caractères pathognomoniques de l'affection qui nous occupe et nous devions y insister.

Le prurit vulvaire ou prurit génital se manifeste, nous l'avons dit, d'une manière intermittente, ou sous la forme d'accès ou de crises. L'invasion de ces crises est habituellement subite : elles débutent brusquement, comme un coup de foudre, au moment où on s'y attend le moins, sous l'influence d'une émotion vive, d'une surprise, d'un changement de température ; ainsi, l'hiver, le passage de l'air extérieur à la température élevée d'un appartement très chauffé, l'approche d'un foyer ardent, suffisent pour déterminer une crise : mais c'est surtout le soir, au moment où la malade se déshabille, et à la chaleur du lit, que les crises se font sentir avec toute leur intensité. Quelquefois la nuit, pendant de longues heures d'insomnie et de souffrance, la malade se gratte incessamment, sans réussir à se calmer ; quelquefois aussi, le calme ne s'obtient qu'après l'effusion de quelques gouttes de sang, ou qu'après un paroxysme de sensation voluptueuse.

Ces crises, ces accès de douleur se répètent à intervalles plus ou moins éloignés, une fois, deux fois, trois fois en vingt-quatre heures, quelquefois moins souvent. Mais c'est surtout à l'époque des règles, les jours qui les précèdent et le premier jour de leur apparition, que ces accès se produisent avec le plus d'intensité ; les jours qui suivent les règles sont, en général, des jours de sédation et de calme. La grossesse est encore une cause favorable au développement du prurit génital, par suite de la congestion, de l'excitation, de l'excès de vitalité qu'elle détermine dans la zone génitale ; elle alimente, en quelque sorte elle entretient le prurit, qui, le plus habituellement, persiste opiniâtrément pendant toute sa durée, résiste à tous les moyens de traitement et ne disparaît qu'après l'accouchement.

Tel est dans ses manifestations le prurit vulvaire ; quelle est maintenant sa nature ? quelle place doit-il occuper dans les cadres de la pathologie ? Si on examine avec soin les parties qui sont le siège du prurit, on les trouve dépourvues de toute lésion apparente ; on n'y rencontre pas de ces lésions qui sont par excellence le siège de cette forme de douleur que l'on appelle la démangeaison ou le prurit ; on n'y voit pas de papules de prurigo ni de papules de lichen ; on n'y voit pas davantage de vésicules, ou d'ulcérations eczémateuses ; on n'y découvre aucune trace d'herpès, aucune surface, si petite qu'elle soit, d'érythème intertrigineux, rien en un mot, aucune lésion anatomique qui puisse donner lieu au prurit. On n'y constate que des écorchures, qu'une sorte de rugination, de décoloration, d'épaississement, d'induration de la peau et de la muqueuse, altérations résultant évidemment de l'action des ongles. Ainsi, point de lésion muqueuse ou cutanée, à laquelle on puisse rapporter la douleur.

D'autre part, cette douleur présente tous les caractères des névroses, des névropathies ; elle a une acuité excessive ; elle est lancinante, apyrétique, et surtout intermittente, se produisant sans cause appréciable, sous forme de crises ou d'accès, disparaissant également sans cause appréciable, pour reparaître à intervalles indéterminés, quelquefois périodiques.

Ces considérations nous amènent à établir que le prurit génital est une affection nerveuse, une névralgie, une hyperesthésie de la zone génitale tout entière, ou seulement d'une de ses parties. Ce diagnostic de la nature de l'affection nous semble tout à fait inattaquable, puisque, d'un côté, nous ne trouvons aucune lésion matérielle, rien, absolument rien qui puisse expliquer les désordres locaux et que, de l'autre, nous sommes en présence de douleurs ayant tous les caractères de phénomènes purement nerveux.

La nature nerveuse du prurit génital ne s'explique-t-elle pas en quelque sorte, tout naturellement, par la région même qui en est le siège ? Y a-t-il en effet une région plus sensible, plus impressionnable, plus riche en lacis nerveux ? cette région, outre la sensibilité exquise dont elle est douée, ne possède-t-elle pas un sens tout spécial, le sens génésique ? N'est-elle pas en butte à toutes les manœuvres susceptibles de surexciter, à la fois, ce sens spécial et sa sensibilité générale ? N'a-t-elle pas un degré de vitalité excessive, par le fait même des fonctions importantes qui s'y accomplissent ? Ses membranes tégumentaires ne sont-elles pas d'une délicatesse extrême, d'une impressionnabilité excessive ; et cette finesse, cette délicatesse de structure et de tissu, en même temps que cette impressionnabilité sensitive, ne sont-elles pas entretenues et développées sans cesse par les diverses sécrétions humides qui s'y produisent en si grande abondance ?

Que penser donc des médecins, qui, en raison du siège du mal, s'imaginent avoir affaire à une affection syphilitique ? Nous nous sommes trouvé quelquefois en présence d'une pareille erreur de diagnostic, contre laquelle nous avons dû protester. Nous avons même été appelé une fois dans une ville de province, pour y donner nos soins à la femme d'un médecin, atteinte de prurit vulvaire ; son mari, notre honorable confrère, qui dans sa jeunesse avait été touché par la syphilis, s'accusait, se reconnaissait coupable de ce prurit vulvaire qu'il considérait comme la conséquence de ses égarements de jeune homme, et qu'il combattait, chez sa femme, avec un déplorable et inutile acharnement, par le mercure et l'iodure de potassium ?

Quelques médecins considèrent le prurit génital de l'homme et de la femme, comme un symptôme du diabète. D'après eux, l'altération glycosurique du sang exercerait ce phénomène douloureux sur l'innervation des organes génitaux, et en même temps la présence, le contact de l'urine sucrée, sur ces organes, éveillerait en eux cette hyperesthésie.

Nous ne nions pas que des malades de l'un ou l'autre sexe, affectés du prurit génital, puissent être diabétiques ; mais nous voyons là une simple coïncidence dans l'existence de deux affections simultanées, mais absolument indépendantes l'une de l'autre, et n'étant liées l'une à l'autre par aucune relation de cause à effet. Ce qui justifie cette manière de voir, c'est que, d'une part, l'urine de nos malades, examinée avec soin, ne contenait du sucre que dans des cas très rares ; et d'autre part, c'est que nous guérissons ces malades sans nous préoccuper aucunement du diabète, sans instituer aucun traitement anti-glycosurique.

Quant à M. Pasteur, il attribue le prurit génital à la présence d'un champignon, formé de mycélium et de spores, en grande quantité. Ce cryptogame parasitaire, en se développant dans les parties sexuelles des deux sexes, y déterminerait les accidents prurigineux qui nous occupent.

Que cette opinion soit fondée ou qu'elle ne le soit pas, que le prurit soit ou ne soit pas d'origine parasitaire, peu importe, puisque le traitement dont nous allons parler le guérit ; nous pouvons donc continuer à le regarder comme une affection purement nerveuse, tout en faisant, cependant, nos réserves relativement à la question parasitaire, qui ne nous semble pas nettement démontrée.

Le prurit vulvaire ou génital, bien que purement nerveux dans sa nature, n'en est pas moins une affection sérieuse. Son caractère sérieux ressort de l'intensité des douleurs qui le caractérisent, de leur opiniâtre ténacité, des troubles qui peuvent en résulter dans la vie sociale. Ne voit-on pas, en effet, des femmes qu'il met dans la nécessité de se séquestrer? Ce caractère sérieux ressort encore des conséquences fâcheuses, des complications graves qu'il peut entraîner.

Ces conséquences ou complications ne se produisent pas toujours ; elles ne sont ni constantes, ni nécessaires, mais elles sont possibles ; on les observe assez souvent, et nous en avons vu des exemples.

L'intensité du prurit, le besoin irrésistible de se gratter, la sensation voluptueuse que le grattage développe quelquefois, sont souvent une excitation à l'onanisme, et plusieurs femmes y ont trouvé l'origine de honteuses et désastreuses habitudes.

L'irritation causée par les ongles, les excoriations qu'ils produisent dans la violence des grattages, occasionnent quelquefois une inflammation des tissus, et développent, dans l'épaisseur des grandes lèvres, un phlegmon qui se termine par suppuration; ou bien ils déterminent et entretiennent des ulcérations superficielles, mais très douloureuses, et qui deviennent un obstacle à la marche, au travail, à la vie conjugale.

Les douleurs prurigineuses, plus violentes au moment des règles et pendant la grossesse, et sollicitant par conséquent des grattages plus violents aussi, ont pu, dans certains cas, déterminer des métrorrhagies, et même provoquer des avortements.

En faut-il davantage pour établir en principe la gravité du prurit vulvaire, grave en lui-même, et grave par les fâcheuses conséquences qu'il peut avoir, non pas seulement sur la vie sociale, morale et domestique, mais encore sur la santé générale, par les troubles, les douleurs, l'agitation et les insomnies qu'il occasionne?

TRAITEMENT DU PRURIT VULVAIRE.

Le prurit vulvaire ou génital, nous l'avons démontré, est une névrose, une hyperesthésie nerveuse; or, comme la plupart des affections nerveuses, il résiste aux applications émollientes et sédatives; les cataplasmes, avec ou sans laudanum, les bains émollients, généraux et locaux, les lotions, les fumigations émollientes, ne font souvent que l'exaspérer; il en est de même des badigeonnages, des onctions avec des pommades, ou des lavements opiacés, morphinés, belladonés.

Quand les accès sont franchement périodiques, ce qui est rare, le sulfate de quinine peut en avoir raison. Quand la périodicité n'est pas établie, les diverses préparations opiacées, le valérianate de quinine, le bromure de potassium, utiles quelquefois pour en atténuer l'intensité, sont le plus souvent impuissants à les supprimer.

Ce qui réussit le mieux, c'est une médication locale, substitutive et perturbatrice, qui modifie avec énergie l'innervation troublée de la région, et remplace une irritabilité maladive et constante, par des excitations artificielles, dont l'effet n'est jamais que temporaire et fugace. La répétition longtemps et fréquemment renouvelée de ces excitations finit par substituer à l'élément morbide des irritations sans durée et sans gravité, qui restent maîtresses du terrain, et dont l'élément maladif ne dure que ce que durent les affections de cause externe ou locale, c'est-à-dire un temps toujours très court. Voilà la théorie du traitement de cette affection, telle que nous la comprenons et telle qu'elle doit être comprise.

Il s'agit donc d'opérer, sur les parties prurigineuses, une perturbation active et salutaire qui les débarrasse des écarts, des désordres sensitifs dont elles ont à souffrir, et les ramène, d'excitation en excitation, et comme d'étape en étape, à un exercice normal et régulier du sens sensorial.

Différents agents thérapeutiques peuvent être employés et le sont avec succès pour obtenir ce résultat : 1° des badigeonnages à la teinture d'iode ; ils ne peuvent pas être répétés plus de trois à quatre fois, car ils déterminent promptement sur cette peau, sur cette muqueuse si délicate, une sorte de poussée phlegmasique, qui en détache l'épithélium : il faut alors s'arrêter et attendre, pour faire de nouveaux badigeonnages, qu'un nouveau feuillet épithélial soit reformé, sous peine de déterminer une excitation trop violente, et dont les douleurs excessives seraient insupportables ; 2° des badigeonnages à l'huile de cade ; ils sont moins irritants, sont mieux tolérés, et peuvent être continués plusieurs jours de suite ; il faut, en même temps, prescrire un grand bain alcalin ou savonneux, qui sera pris tous les jours ou tous les deux jours, pour nettoyer les parties, dissoudre les couches oléagineuses précédentes, et rendre les téguments plus absorbants pour les couches suivantes ; 3° des onctions avec une pommade sulfureuse ainsi composée :

Vaseline	30 grammes.	
Turbith minéral	2	—
Ou : fleurs de soufre	6	—

Les mêmes bains savonneux ou alcalins seront prescrits tous les jours, à la dose de 800 grammes à un kilogramme de sous-carbonate de soude, pour chaque bain. Les bains sulfureux, avec sulfure sec de potassium, 150 ou 200 grammes pour chaque bain, seront utiles puisqu'ils sont irritants ; à ces divers topiques, on peut joindre, comme de puissants modificateurs locaux, les divers modes d'emploi de l'hydrothérapie ; des douches d'eau froide dirigées sur la zone génitale, soit en colonne, soit en arrosoir, ou pulvérisée ; nous avons obtenu ainsi d'excellents résultats.

Le moyen que nous employons le plus souvent, celui

qui est de l'usage le plus facile, qui offre le moins d'inconvénients, et les résultats les plus sûrs, est le suivant : nous prescrivons le sublimé corrosif (bichlorure de mercure) en lotions de la manière suivante :

Sublimé.	1 gramme.
Eau alcoolisée.	120 grammes.

Mettre une, deux ou trois cuillerées à café de cette solution dans un verre d'eau, et faire, avec cette solution ainsi étendue, deux, trois, quatre lotions prolongées par jour, de toute la zone génitale ; recommander qu'on n'essuie pas les parties lotionnées, et qu'on les saupoudre avec la poudre d'amidon sans arome ; cette poudre sera retenue par l'humidité, en même temps qu'elle la conservera à la surface des parties prurigineuses. Ainsi employées, les lotions de sublimé nous ont toujours donné les meilleurs effets ; elles n'ont pas, comme la teinture d'iode, l'inconvénient de produire une irritation trop violente, de tacher le linge et de colorer les parties en jaune ; elles n'ont pas, comme l'huile de cade, le désagrément d'exhaler une détestable odeur goudronneuse et empyreumatique, non plus que de salir et de noircir les vêtements et la peau ; elles n'occasionnent ni les ennuis ni les dangers, relatifs aux refroidissements, des douches, des irrigations hydrothérapiques ; elles ne graissent pas la peau comme les diverses pommades sulfureuses, alcalines, camphrées, que l'on peut utilement employer, et sans avoir, nous le répétons, aucun de ces inconvénients, elles exercent une action irritante et substitutive, dont les effets modificateurs et sans danger sont le plus souvent des plus heureux : aussi c'est ce dernier topique que nous employons le plus souvent, et que nous recommandons préférablement aux autres.

Le prurit vulvaire, nous l'avons dit, est très tenace, et de plus il est sujet à des récidives ; c'est surtout à l'époque de la ménopause et aux périodes menstruelles que ses réapparitions sont le plus à redouter. Pour prévenir ces retours, il faudra que la malade ne se contente pas d'une demi-guérison ; elle devra continuer le traitement, plus longtemps que ne dure le mal ; plus la guérison sera complète et consolidée par la longueur et la persévérance du traitement, et moins les rechutes seront à craindre.

NYMPHOMANIE OU FUREUR UTÉRINE

Voici encore une maladie du système nerveux génital : dans le *prurit vulvaire, ou génital*, nous avions une hyperesthésie nerveuse, se traduisant par des accès de cette douleur spéciale et intolérable qu'on appelle la démangeaison ; dans la *nymphomanie*, nous avons encore une hyperesthésie, c'est-à-dire une exagération, une surexcitation de la sensibilité, de l'action nerveuse de la même région, mais ici ce n'est plus le phénomène *douleur* qui traduit cette hyperesthésie, c'est la surexcitation du sens génésique. La nymphomanie, que l'on a appelée aussi *fureur utérine*, peut donc être définie : *un état d'éréthisme anormal et morbide, parce qu'il est excessif et continu, du sens génésique.*

La nymphomanie est de tous les âges; on la trouve chez la petite fille, dès les premières années de la vie; chez la femme adulte, et jusque dans la vieillesse la plus extrême; nous l'avons vue chez une femme de quatre-vingt-sept ans. Elle se manifeste par des excitations sensuelles spontanées et sans cesse renaissantes, et par des actes donnant satisfaction à des appétits, à des besoins voluptueux, auxquels les malades n'ont pas la force de résister, et qu'elles sont impuissantes à maîtriser.

Ces excitations génésiques ne correspondent nullement

à ce que l'on pourrait appeler un besoin naturel ; elles sont bien réellement le résultat d'un état maladif, car on les trouve dans l'âge le plus tendre, comme dans l'âge le plus avancé, aux deux extrêmes de la vie, avant que, d'après les lois de la physiologie, la nature ait pu déjà parler aux sens, et après qu'elle aurait dû cesser de pouvoir encore leur parler. Ce n'est pas seulement sous le rapport des âges, c'est encore relativement aux constitutions, aux tempéraments et à la santé, que nous trouvons dans ces excitations un fait morbide et contre nature. Ainsi nous les qualifions d'anormales, et de maladies, parce que nous les voyons se produire au milieu de la faiblesse, de l'épuisement, de la prostration des forces, dans le cours ou à la suite de maladies essentiellement débilitantes, dans le marasme, dans la cachexie la plus profonde.

Quand l'état physiologique qu'on appelle la *santé* n'existe plus, quand toute vigueur s'est éteinte, soit par l'âge, soit par la misère ou par la maladie, quand la réparation des forces ne peut plus se faire par l'alimentation devenue impossible, et que la fièvre achève de consumer ce qui reste d'un corps méconnaissable et décharné ; quand, au milieu d'un pareil désastre, on voit le peu de vie qui reste encore se résumer dans le sens génésique, dont chaque excitation marque un pas et un degré de plus vers la catastrophe finale, quand on assiste à un pareil spectacle, à une exhibition aussi hideuse, il faut bien admettre que, s'il y a là un vice, il y a aussi une maladie.

Nous venons d'esquisser le tableau de la nymphomanie dans son paroxysme le plus effréné, de la nymphomanie devenue une sorte de rage, de fureur, et s'exerçant par les manœuvres les plus honteuses, publiquement et sans pudeur, jusque dans les angoisses de l'agonie, ainsi que nous en avons vu des exemples. Nous avons vu une jeune fille, de dix-neuf ans, phthisique, dévorée par la fièvre hectique, d'une horrible maigreur, les yeux éteints, ayant à peine la force de faire un mouvement, et d'articuler une parole, se livrer encore en notre présence, et devant la famille réunie autour de son lit de mort, à des pratiques d'onanisme. Nous avons vu une vieille dame de quatre-vingt-sept ans, ne pouvant plus quitter son lit, rassembler le peu de force qui lui restait encore pour se découvrir devant nous, et devant sa garde, et conjurer cette dernière, avec instance et avec les expressions les plus lascives, de lui procurer les sensations qu'elle ne pouvait plus réussir à se procurer elle-même.

En 1850, pendant que nous étions médecin interne dans la maison de santé du docteur Lisle, au Gros-Caillou, sous la haute direction du professeur Rostan, une dame de quarante ans environ, de la plus parfaite distinction, pensionnaire de cet établissement, presque à toutes les visites que M. Rostan et moi lui faisions, se livrait, devant nous, aux manœuvres les plus éhontées et prenait les attitudes les plus provocantes, tellement que le maître et l'élève étaient contraints de se retirer au plus vite, pour éviter quelque scène d'une lubricité qui aurait dépassé toutes les bornes.

Pendant les cinq années que j'ai passées à Sainte-Périnne, comme médecin de cette institution, j'ai pu observer deux ou trois cas de nymphomanie, chez des pensionnaires de cette maison, dont la plus jeune n'a pas moins de soixante à soixante-cinq ans. Une de ces dames, âgée de soixante-huit ans, payait à raison de deux francs cinquante centimes, pour chaque vacation, un ouvrier menuisier, pour qu'il vînt deux fois par semaine, de Paris à Auteuil, se livrer, avec elle, à toutes les turpitudes les moins avouables de la passion la plus échevelée. Une autre dame, âgée de soixante-quinze ans, essaya tous les moyens possibles de séduction sur mon interne ; elle employa même toute la violence dont elle était capable pour obtenir qu'il se rendît à ses désirs. Inutile de dire que tous les efforts réitérés de cette femme de Putiphar échouèrent devant la vertu inébranlable d'un nouveau Joseph.

En 1847, dans la première des deux années d'internat que je fis à la maison Dubois, dans le service de mon savant maître, M. G. Monod, j'eus l'occasion d'observer deux cas de nymphomanie ; le premier, c'était chez une vieille dame de soixante-dix à soixante-douze ans, hémiplégique, paralysée de tout le côté gauche. Cette dame était un type consommé de laideur et de saleté ; elle s'était éprise de moi ; aussitôt qu'elle m'apercevait, ses yeux prenaient une expression de révoltante lubricité, et, de sa main droite, la seule dont elle avait conservé l'usage, elle se livrait sur sa dégoutante personne aux actes les plus odieux de luxure et d'onanisme.

L'autre nymphomane était une femme de trente-cinq à quarante ans, veuve depuis deux ou trois ans ; j'en ai publié la curieuse observation dans *l'Union médicale* de 1847. Cette dame, après la mort de son mari, s'était abandonnée à toutes les fureurs de l'onanisme le plus échevelé. Plusieurs fois chaque jour, elle s'y livrait avec une passion indicible. Quand elle fut amenée à la maison Dubois, dans le service de M. Monod, ses forces étaient épuisées, mais ses sens n'étaient pas assouvis. Elle nous rappelait le cas de Messaline, décrit d'une manière si saisissante dans le fameux vers de Perse :

Et lassata viris, sed non satiata, recessit.

Cette malheureuse femme était d'une telle faiblesse qu'elle ne pouvait pas quitter son lit, et cependant, plusieurs fois par jour, elle se sentait tourmentée par des désirs charnels, qui, dans l'extrême débilité où elle était tombée, se satisfaisaient d'eux-mêmes, par une sensation voluptueuse, vive et spontanée, qu'accompagnait, chaque jour, sous forme d'éjaculation, une émission brusque et abondante d'un liquide incolore, dont ses parties génitales étaient subitement inondées. Nous avons publié cette intéressante observation, dans *l'Union médicale* de 1847, sous le titre de : *Pertes séminales involontaires chez la femme.*

En 1883, à l'hôpital Saint-Louis, au n° 42 de la salle Henri IV, nous avons eu, pendant plus de dix mois, une grande jeune fille de vingt-quatre à vingt-cinq ans, hystérique et nymphomane. Le sens génésique avait été éveillé et développé chez elle par une de ses compagnes de chambre dans une maison de commerce, à laquelle elle était attachée. Depuis cette époque, c'est-à-dire depuis environ trois ans, elle s'était abandonnée, d'une manière irrésistible, à l'onanisme. Elle y succombait jusqu'à cinq et six fois par jour. Sa santé ne tarda pas à s'altérer. Ses époques menstruelles se traduisaient par de véritables métrorrhagies ; des troubles nerveux hystériformes se produisirent, suivis bientôt d'accès convulsifs. A ces accidents hystériques se joignirent des troubles gastriques, des spasmes œsophagiens, un dégoût insurmontable pour les aliments, une difficulté de déglutition si prononcée, qu'il fallut se servir de la sonde œsophagienne pour l'ingurgitation des liquides alimentaires et des boissons. Au milieu de ce désordre de toutes les fonctions physiologiques, et malgré la débilitation qui en était la conséquence, les appétits vénériens n'en continuaient pas moins à se faire sentir, plus impérieux que jamais : notre malade ne cessait pas de les satisfaire. Elle sentait parfaitement que c'était la cause de tous les accidents. Elle se voyait dépérir de jour en jour, sans avoir la force ou le courage de résister à ce qui la minait de plus en plus ; comprenant la nécessité de mettre fin à de pareilles et irrésistibles habitudes, elle nous conjurait de l'aider de tout notre pouvoir à l'en corriger. Tous les moyens que nous employâmes étant restés inutiles, nous eûmes recours deux fois à la cautérisation du clitoris par le thermocautère. La première opération fut suivie du meilleur résultat ; l'onanisme forcément supprimé, cessa ses ravages ; les attaques hystériques qui se produisaient, tantôt sous la forme convulsive, et tantôt sous la forme cataleptique, devinrent moins fortes et plus rares ; la nutrition se fit mieux, la malade se sentait renaître. Malheureusement, quand toute trace de la cautérisation du clitoris se fut effacée, la nymphomanie se réveilla, et la malade s'y livra avec la même violence. Encouragée par le succès de la première cautérisation du clitoris, nous en fîmes une seconde plus complète et plus profonde ; celle-ci fut moins heureuse ; elle fut suivie d'une péritonite qui faillit coûter la vie à la made ; elle n'en guérit qu'au moyen de nombreux vésicatoires. Elle voulut alors quitter l'hôpital, et retourner dans sa famille, où nous fûmes prié de lui continuer nos soins.

Sa santé générale est dans l'état le plus déplorable, et

cependant, malgré la destruction à peu près complète du clitoris, malgré la faiblesse excessive et l'épuisement des forces, elle est encore en proie à des velléités nymphomaniaques, plus fortes souvent que sa volonté. Nous l'avons vue encore ces jours derniers, elle ne peut pas quitter son lit, sa voix est éteinte, sa maigreur extrême, et malgré cet épouvantable dépérissement, elle succombe encore quelquefois dans la lutte incessante qu'il lui faut soutenir, contre les sollicitations de la nymphomanie, qui survit, au milieu d'un désastre général.

Nous voyons en ce moment une dame du monde, âgée de cinquante-quatre ans, veuve depuis plusieurs années, affectée d'un lupus (scrofulide érythémato-squameuse) qui occupe tout le côté droit de la face. Cette dame est moins malheureuse, nous dit-elle, de cette difformité répugnante que des continuelles et irrésistibles exigences de son sens génésique. Elle a horreur de l'onanisme, jamais elle ne s'y est livrée; ce qu'il lui faut c'est l'homme ; ne pouvant pas se remarier, ni même se faire un amant, à cause du lupus qui la défigure et la rend hideuse, elle frappe à toutes les portes, elle se jette sur les commissionnaires, sur les épiciers, sur les fournisseurs qui montent chez elle. Son imagination, sans cesse travaillée par l'érotomanie, l'entraîne dans les plus incroyables écarts. Dernièrement, elle m'écrivit pour me supplier de lui envoyer quelques-uns des élèves attachés à mon service. Presque toutes les nuits, nous dit-elle, ses rêves, ses pensées érotiques, lui procurent deux ou trois soulagements ; mais cela ne lui suffit pas, il lui faut des hommes...

Telle est la nymphomanie; maladie nerveuse, hyperesthésie du sens génital, dont les conséquences sont de la plus haute gravité ; elle est de tous les âges, nous l'avons montré par les quelques exemples que nous en avons cités. Elle se développe quelquefois, dès les premiers mois de la vie, chez des enfants à la mamelle. Il y a des nourrices qui ont l'infamie, pour endormir, à force de fatigue, les enfants qu'elles allaitent, de se livrer sur eux à des manœuvres aphrodisiaques, *manu et linguâ*. Nous en avons vu des exemples : on ne saurait punir assez sévèrement de pareils méfaits ; et les parents ne sauraient surveiller, d'assez près, les nourrices auxquelles ils confient leurs enfants.

La nymphomanie, si elle est de tous les âges, est aussi de toutes les conditions sociales; les toutes petites filles, aussi bien que les plus vieilles femmes, les plus pauvres aussi bien que les plus riches en sont atteintes : il y a des Messalines dans les mansardes aussi bien que dans les palais. Quand la nymphomanie prend naissance dès les premières années de la vie, généralement on n'en guérit pas ; elle use, elle épuise, elle détruit la vitalité, dans sa première sève; elle amène trop souvent la phtisie pulmonaire, la scrofule, le rachitisme, le marasme physique, intellectuel et moral, qui éteignent l'intelligence, en même temps que la vie, dès son triste printemps.

Quand la nymphomanie se développe plus tard, c'est, souvent, sous une influence accidentelle; quelquefois, c'est le chagrin, l'ennui, l'isolement, qui la font naître; d'autres fois, c'est une conversation, une pensée, un attouchement, un tableau. Elle peut, alors, n'être que temporaire, et au bout d'un certain temps, disparaître d'elle-même. Nous avons connu des femmes qui ont été nymphomanes pendant une ou plusieurs années, et qui ont cessé de l'être; la satiété est arrivée, et la maladie s'est en quelque sorte usée d'elle-même. Nous avons connu des femmes, qui, pendant plusieurs années, se sont abandonnées sans honte et sans vergogne à tous les entraînements, à tous les excès de la passion la plus désordonnée, se servant pour assouvir leurs ardeurs jamais éteintes, de tous les moyens, de tous les engins que leur suggérait le dévergondage de leur imagination, et qui, plus tard, sont devenues réservées, froides, insensibles à tout ce qui les captivait autrefois. La nymphomanie n'est quelquefois qu'une bourrasque, qu'une tempête qui passe, sans causer de naufrage ; et, quand elle a passé, comme passe la tourmente, le calme, la sérénité, reparaissent, comme auparavant ; et lorsqu'on interroge ces femmes-là relativement au sujet qui nous occupe, elles répondent avec sincérité ce qui m'a été répondu plusieurs fois : « Oui, autrefois nous étions ainsi, d'une excitation que rien ne pouvait assouvir, mais ça s'est passé, et maintenant nous n'y pensons plus, sans que nous puissions savoir, ni pourquoi ni comment, ce changement s'est opéré en nous. »

Si la nymphomanie est quelquefois passagère, si, dans certains cas, elle disparaît d'elle-même, quelquefois aussi elle est persistante, et dure autant que la vie. En général elle existe chez les femmes dont le clitoris est très développé. Cet organe est dans une turgescence, dans une érection presque continuelles ; il est le siège d'une sensation de chaleur permanente ; le moindre mouvement, le frottement des cuisses, des vêtements, le balancement du corps sur lui-même, les secousses d'une voiture, suffisent quelquefois pour y faire naître l'orgasme vénérien, avec toutes ses conséquences. Les moindres choses, les plus innocentes en apparence, suffisent quelquefois pour exciter et satisfaire une passion, dont les exigences sont impérieuses, et sans cesse renaissantes.

La nymphomanie se développe, s'entretient et se satisfait dans trois conditions différentes :

1° Dans la solitude et l'isolement : c'est l'onanisme. Les parents ne sauraient trop surveiller leurs enfants à cet égard ; ils doivent être initiés à toutes les inventions, à tous les subterfuges dont se sert ce vice désastreux, afin de le découvrir partout où il se cache. Ce vice n'existe pas seulement chez les petites filles, on le trouve encore, et très fréquemment chez les adultes, chez les femmes mariées, insensibles quelquefois à tout ce qui est légitime, et avides seulement des sensations qu'elles se procurent seules, à l'insu de leurs maris, et par les moyens les plus étranges : ainsi nous avons été à même de retirer des profondeurs du vagin, une tige d'ivoire, une bande de toile roulée, un pommeau de manche de parapluie.

2° La nymphomanie s'exerce souvent entre femmes : trop souvent les pensions sont une école, où les petites filles se perdent moralement entre elles, et contractent les plus honteuses habitudes, qu'elles conservent, quelquefois dans l'âge mûr, et qui sont la ruine de leur santé, comme le déshonneur de leur vie. Il faut se défier d'une intimité trop grande, entre deux jeunes personnes inséparables, toujours l'une avec l'autre, ne pouvant pas se quitter, faisant leur toilette ensemble. Là, où des parents aveugles ne voyaient rien que l'amitié la plus étroite et la plus innocente, nous avons pu, dans quelques cas, découvrir un vice, qu'ils ne soupçonnaient pas, dont ils n'avaient aucune idée, dont le germe remontait à la pension, et qui s'était développé, avec l'âge, sous le couvert trompeur d'une sympathie candide et pure, entre deux jeunes filles.

Les femmes du monde se font ordinairement habiller par leurs femmes de chambre, dont elles acceptent tous les services, même pour tout ce qui concerne les soins les plus délicats de leur toilette la plus intime ; or, c'est encore là, souvent, une occasion favorable au vice : des aveux qui nous ont été faits, pour des raisons de santé, et sous le sceau du secret médical, nous ont souvent révélé des mystères de lubricité, dans la chambre à coucher, et dans le cabinet de toilette, entre la maîtresse de la maison et la femme de chambre, tandis que le mari dort paisiblement dans une pièce voisine, ou dévore en paix, et dans la quiétude de son âme, la lecture de ses journaux. Si la femme doit quelquefois se défier, au foyer domestique, relativement à son mari, de la femme de chambre, quelquefois aussi le mari doit s'en défier relativement à sa femme.

3° La nymphomanie se manifeste, en troisième lieu, par l'appétit démesuré de la femme pour l'homme. Il y a des femmes chez lesquelles le sens génésique, sans cesse surexcité, est insatiable de satisfactions viriles ; si ce sont des femmes honnêtes, elles tirent à boulets rouges sur leurs malheureux maris, elles leurs font payer, avec usure, les dettes conjugales ; elles n'admettent aucun retard dans les paiements, aucune diminution dans les redevances ; il faut que le serviteur soit docile aux provocations, toujours présent à l'appel, toujours solvable, et toujours prêt à verser son contingent ; sans quoi, ce sont des scènes, des plaintes, ce sont aussi des secrets dédommagements et d'irrésistibles suppléments, que les nymphomanes se donnent à elles-mêmes, en manière de consolation.

Si les femmes sont moins scrupuleuses, elles cherchent, en dehors du domicile conjugal, des sources où elles puissent désaltérer leur soif insatiable. C'est en vain que le mari s'épuise en efforts généreux, pour se hisser à la hauteur des circonstances ; il a beau se multiplier, épuiser toutes ses réserves, son insuffisance est constatée, et la femme infidèle s'en va chasser sur des terres étrangères.

TRAITEMENT DE LA NYMPHOMANIE.

Dans plusieurs de ces cas mystérieux que nous venons de dévoiler, la femme ne s'avoue pas malade, et par conséquent, elle refuse toute médication. Loin de se considérer comme atteinte d'une maladie, elle se complait, au contraire, dans un état qui la met à même de se livrer à tous ses penchants, et de boire largement à la coupe des voluptés ; aux conseils de réserve, de retenue, de lutte avec elle-même, qu'on lui donne, elle répond que tout cela est naturel, que son tempérament le veut ainsi, qu'elle est ainsi faite, et que sa santé n'en est que meilleure.

Mais il arrive un moment, où la fatigue se fait sentir, où des troubles fonctionnels se manifestent ; c'est une leucorrhée abondante, un catarrhe vaginal, ou utérin, muco-purulent, une vulvo-vaginite ; ce sont des accidents de métrite, des métrorrhagies ; ce sont des douleurs lombaires ou dorsales, des migraines ; ce sont des douleurs d'estomac, des tiraillements, des pesanteurs, des pincements, à la région épigastrique ; ou bien c'est une toux sèche, fréquente, incoërcible ; ou bien ce sont des troubles des fonctions digestives ; des digestions lentes et pénibles ; un appétit, tantôt vorace, désordonné, et tantôt nul; c'est un amaigrissement considérable un affaiblissement général, un sentiment réel d'épuisement. Les yeux sont cernés, les pupilles dilatées, les traits fanés, tirés, décolorés; en même temps, le caractère est altéré; une atmosphère d'ennui pèse sur la malade, elle est triste, impatiente, énervée, découragée; tout l'agace; elle est désagréable à tout le monde; c'est un changement physique et moral, un étiolement, une dégradation, un dépérissement, qu'elle ne peut plus méconnaître, et qu'elle est bien forcée d'avouer.

Quand la malade en est là, elle accepte un traitement; mais il faut bien le dire, ce traitement, est d'une formule bien indécise, bien vague, variable suivant les cas, et suivant les individus, et, en résumé, d'une efficacité toujours douteuse.

Il y a d'abord ce que nous pourrions appeler le traitement moral, qu'il ne faut jamais négliger : ainsi, on s'efforcera de réveiller des principes religieux, d'exciter des scrupules, des remords à ce point de vue; on ne négligera pas d'invoquer la coquetterie, sujet auquel une femme est toujours sensible; on fera un tableau navrant des tristes réalités, de toutes les détériorations subies, et de prochains désastres plus grands encore, inévitable conséquence d'un genre de vie qu'il faut absolument modifier; en un mot, on inspirera à la malade des craintes salutaires, et fondées sur sa santé, sur son avenir, sur son honorabilité. On la soumettra, quel que soit son âge, à une surveillance de tous les instants; on occupera son esprit de choses sérieuses; on lui fera faire des lectures pieuses, morales, attachantes, qui puissent donner un autre cours à ses idées et à ses penchants; on lui imposera des obligations de travaux intellectuels et manuels, des promenades, des marches prolongées, des fatigues physiques, qui puissent produire une heureuse diversion, et combattre de pernicieux instincts.

Quant au traitement proprement dit, il variera, suivant les âges, les constitutions, et le mal produit. Les traitements les plus opposés pourront être prescrits, suivant les circonstances et les personnes. S'agit-il de femmes sanguines, vigoureuses, pléthoriques, bilieuses, chez lesquelles l'exubérance de la santé engendre les excitations sensuelles, et se dépense, comme un trop-plein, par les voies aphrodisiaques? — Dans ce cas, une médication sédative, débilitante, sera indiquée : purgations répétées, boissons diurétiques, bains quotidiens prolongés pendant plusieurs heures, pendant 2, 4, 5, 6 heures de suite, bains tièdes aromatiques, on aura fait infuser un kilogramme de tilleul brut, ou 250 à 350 grammes de feuilles de jusquiame ; demi-diète ; bromure de potassium, de 2 à 4 grammes tous les jours, en solution.

S'agit-il de femmes chez lesquelles domine l'élément nerveux, chez lesquelles le système nerveux, sans cesse en éveil, toujours surexcité, est avide de sensations, auxquelles le pousse un continuel éréthisme? — Les mêmes bains tièdes, sédatifs, quotidiens et prolongés, seront encore indiqués, ainsi que le bromure de potassium.

Mais si la constitution est profondément détériorée et qu'il n'y ait pas de contre-indication du côté de la poitrine, il faudra prescrire des moyens tout différents, déduits d'indications à remplir toutes différentes aussi : on pourra espérer calmer l'hyperesthésie génitale et détourner un molimen nerveux, morbide, en ranimant les forces, en reconstituant le système sanguin épuisé (*sanguis frœnat nervos*), en opérant de violentes excitations artificielles, révulsives, dérivatives et substitutives. Dans ce but, on soumet la malade aux diverses applications de l'hydrothérapie; immersions dans l'eau froide; douches d'eau froide, en colonne, en arrosoir, en cercle; bains sulfureux, salins, ferrugineux; exercices de gymnastique; leçons d'armes, de natation; en même temps, alimentation réparatrice, quinquina, vins généreux, exercice à pied, vie active, occupée, ce qui n'empêchera pas l'administration du bromure de potassium, s'il y avait persistence des excitations génésiques.

La cautérisation plus ou moins complète du clitoris doit être réservée pour les cas extrêmes; c'est une opération qui n'est pas sans danger : nous l'avons pratiquée deux fois, ainsi que nous l'avons rapporté plus haut; la première fois, ce fut avec un très bon résultat, mais qui ne fut que temporaire; la deuxième fois, il y eut une péritonite qui faillit tuer la malade.

Nous avons entendu, plusieurs fois, conseiller, au plus vite, le mariage, pour des jeunes filles livrées à la masturbation. Ce conseil est, quelquefois, suivi d'heureux effets : les plaisirs honnêtes et légitimes du mariage font mettre de côté les honteuses et coupables satisfactions de l'onanisme; mais quelquefois aussi, à l'insu du mari, les habitudes solitaires persistent dans la vie conjugale; nous avons vu des femmes qui les avaient conservées, et qui s'y livraient avec frénésie, tandis que le coït les laissait absolument froides et insensibles.

Quand les nymphomanes sont des enfants, des petites filles, une surveillance de tous les instants, des punitions, des corrections, sont indispensables; il faut les avertir que tous les matins, il sera fait une inspection de la vulve, et que si cet organe est rouge, elles seront sévèrement châtiées, la rougeur étant l'indice de coupables attouchements. Il faut assister à leur coucher, ne les quitter qu'endormies ; les éveiller de grand matin, et une fois éveillées, ne pas les laisser au lit, une seule minute ; les fatiguer par des exercices manuels, les faire marcher beaucoup ; ne pas les perdre de vue, les accompagner même aux lieux d'aisance, en un mot exercer sur elles, la plus scrupuleuse vigilance.

Nous ne donnons aucune confiance, nous ne reconnaissons aucune valeur aux différents appareils, aux ceintures de chasteté, inventés contre l'onanisme. La ligature des bras n'est qu'une dérision, vu que beaucoup de petites filles ne pratiquent l'onanisme que par le frottement des cuisses, l'une sur l'autre. La ligature des jambes et des cuisses ne vaut pas mieux, car si les membres sont immobilisés, le serrement des cuisses l'une contre l'autre, serrement violent et presque convulsif, est encore, comme nous l'avons fréquemment observé, un autre acte d'onanisme. Les appareils métalliques, percés de plusieurs trous, en pommes d'arrosoir, pour l'écoulement des urines, et fixées par des lanières entre les cuisses, ne sont pas non plus de bien sûrs garants, car, ainsi que nous en avons été témoin, les petites filles, en prenant certaines attitudes, parviennent à glisser leur doigt par-dessous l'appareil, et atteignent ainsi le clitoris.

Nous en avons fini avec la nymphomanie : marchant sur un terrain aussi glissant, nous aurions voulu, à l'exemple de notre éminent et très regrettable maître et collègue, M. Noël Guénaud de Mussy, nous aurions voulu, — comme ce médecin si savant et en même temps si plein de charme et de verve, — dire en latin des choses que la langue française se refuse à exprimer; mais nous ne nous sommes pas senti assez familier avec la langue de Cicéron, de Virgile et d'Horace; et alors, si nous avons osé, en un tel sujet, et pour dire de telles choses, parler notre langue maternelle, du moins nous n'avons eu qu'un seul désir et qu'une seule pensée : être utile, en remplissant un devoir, et en évitant de blesser les oreilles les plus délicates.

DE LA MENSTRUATION

La menstruation est un des plus grands faits physiologiques de l'existence de la femme ; c'est par la menstruation que la femme est vraiment femme ; et suivant la manière dont elle s'opère, elle est à la fois une cause de santé, ou une cause de maladie. Elle partage la vie de la femme en trois périodes ; la première période commence à la naissance, et finit quand la menstruation apparaît, c'est-à-dire vers l'âge de douze à quinze ans environ ; c'est la période de l'enfance. La deuxième période est ouverte par la menstruation, et fermée par elle, c'est la période génitale, elle commence de douze à quinze ans, et finit vers l'âge de quarante-cinq à cinquante ans. La troisième période commence quand cesse la menstruation, c'est la période de retour, de déclin, qui, finalement, aboutit à la vieillesse.

Avant la menstruation, la femme n'existe pour ainsi dire pas encore à l'état de femme ; elle n'est pas *formée*, suivant le langage vulgaire. Tous ses organes afférents à la génération, et par lesquels elle est véritablement femme, les seins, les ovaires, l'utérus, le vagin, la vulve, n'ayant aucune fonction à remplir, sont à l'état rudimentaire, sans développement, sans activité vitale, mais aussi, sans maladies. Quand apparaît la menstruation, tous ces organes sortent en même temps, et, comme à un signal donné, de leur inertie; ils s'éveillent, se développent, et apportent, chacun leur contingent d'activité nécessaire à l'établissement de la vie génitale; la femme est, alors, mais seulement alors, constituée femme, et suivant le dicton populaire, elle est *formée;* formée pour la vie génitale, pour toutes les fonctions physiologiques, mais aussi pour toutes les maladies qui en dépendent.

Quand la menstruation cesse, de quarante-cinq à cinquante ans, les mêmes organes, qui, lors de son apparition, et pendant toute sa durée avaient fait acte d'activité fonctionnelle, devenus désormais inutiles, se retirent de la scène, s'atrophient, et redeviennent ce qu'ils étaient avant son établissement, c'est-à-dire des organes inertes, silencieux et sans emploi. L'utérus et et les ovaires disparaissent en partie, sous l'influence d'un travail d'atrophie, de résorption, d'intussusception interstitielle, qui les réduit à un état rudimentaire; le vagin se resserre, et devient le siège d'une athrésie qui ne lui permettrait plus de se prêter aux fonctions génitales, les glandes mammaires s'atrophient, s'aplatissent ou subissent une dégénérescence graisseuse. Si ces organes désormais sans objet, sont encore malades, ce n'est plus de maladies aiguës et congestives, comme dans la période précédente, mais de dégénérescences, de diverses altérations à évolution chronique, contractées, souvent, à une époque antérieure.

La menstruation partage donc la vie de la femme en trois périodes parfaitement distinctes; ces trois périodes sont séparées les unes des autres, par deux époques de transition : entre l'enfance et la période génitale, il y a l'époque toujours troublée, signalée par des secousses plus ou moins fortes, résultant de la difficulté, plus ou moins grande avec laquelle s'établit la menstruation, c'est l'époque de la formation. Entre la période génitale et celle qui la suit, c'est-à-dire l'âge de retour, il y a l'époque appelée *critique*, en raison des douleurs, des accidents, des crises qui accompagnent la cessation de la menstruation. Ces deux époques intermédiaires, la deuxième surtout, à deux âges de la vie bien différents, au début et à la fin de la période génitale, sont souvent agitées et troublées ; elles sont comme deux orages ; le premier de ces orages fait éclore la menstruation, et ne se calme qu'après son établissement définitif et régulier ; le second signale la fin de la menstruation, et ne s'apaise qu'après sa complète et définitive disparition.

Après ce coup d'œil général sur l'importance de la menstruation, nous étudierons cette grande fonction : 1° au point de vue des troubles qui précèdent et accompagnent son avènement ; 2° relativement à la manière dont elle s'exerce, à ses écarts, aux désordres dont elle est l'occasion pendant la période génitale ; 3° relativement aux accidents qu'entraîne sa disparition, dans la période de la vie appelée l'*âge critique ou de retour* ; puisque nous avons pris pour sujet de ce livre : *les Maladies des femmes*, nous n'avons à traiter que des questions de pathologie, et non point de physiologie ; nous n'avons pas à dire comment et par quels phénomènes s'établit et s'opère telle ou telle fonction ; nous n'avons à nous occuper que de la manière plus ou moins régulière avec laquelle s'exerce cette fonction ; cependant, en raison de l'importance capitale de la menstruation, nous avons cru devoir, avant de l'envisager au point de vue pathologique, et dans le but d'éclaircir cette question si vaste et si complexe que nous pourrions appeler la *pathologie menstruelle*, nous avons cru devoir faire une rapide et courte excursion sur le terrain de la physiologie; nous en empruntons les documents à un remarquable travail de M. Jeanton, notre laborieux et savant interne.

PHYSIOLOGIE DE L'OVAIRE.

Complètement méconnu des anciens, le rôle physiologique de l'ovaire n'a commencé à attirer l'attention des anatomistes qu'à la fin du siècle dernier.

En 1776, Astruc le premier signalait l'importance de cet organe, et quelques années plus tard, les travaux de Négrier, de Gendrin, de Corse, de Pouchet, etc. faisaient connaître qu'à chaque période menstruelle il y avait rupture d'un ou de plusieurs follicules de Graaf.

C'est à partir de ce moment qu'à la théorie *utérine* de la menstruation fut substituée la théorie *ovarienne*, que des faits récents sont venus infirmer. — Stored, Goodmann et plus récemment Terrier et Porri (1879) concluaient, de leurs observations, *que la menstruation pouvait persister après l'ablation des deux ovaires.*

D'autre part, de Sinéty prouvait *que l'ovulation pouvait se produire sans être nécessairement accompagnée de menstruation.* — Et Petit, dans sa thèse inaugurale (1883) apportait plusieurs faits à l'appui, montrant que non seulement l'ovulation, mais encore la *conception pouvait se montrer dans le cours de l'amérronhée.*

De l'exposé de tous ces faits, il nous semble logique

de conclure « que l'ovulation et la menstruation ne sont pas nécessairement liées l'une à l'autre ;

« Mais que pourtant ces deux grands actes sont le plus ordinairement connexes. »

La connaissance de l'une et de l'autre de ces fonctions nous semble indispensable pour bien comprendre *pourquoi* et *comment* l'ovaire peut être malade.

C'est pour cela que nous étudierons sucessivement l'ovulation et la menstruation.

1° OVULATION.

Les ovaires, organes producteurs des ovules, sont (nous croyons utile de le rappeler en quelques mots) formés de deux couches : une couche *centrale* (*substance médullaire*) essentiellement vasculaire ; et une couche *superficielle* (*couche ovigène*) d'un millimètre d'épaisseur environ, formée de tissu conjonctif et de fibres musculaires lisses ; c'est dans cette couche que se trouvent disséminés les *ovules*.

Ces derniers occupent le centre d'une sorte de sac : *vésicule de Graaf*, ou *ovisac*.

Depuis la naissance jusqu'à l'époque de la puberté les ovaires ne subissent aucun changement. A partir de quinze ans jusqu'à quarante-six ans environ, ils se modifient, en se développant plus ou moins. — Au moment de la ménopause, ils s'atrophient, et finissent par disparaître, si bien que si l'on examine l'ovaire d'une très vieille femme, on ne trouve plus trace d'ovisac. — Ce n'est donc que pendant la période de la vie génitale de la femme que nous devons nous en occuper.

Tous les vingt-huit jours en moyenne, un ovule

s'échappe de l'ovaire par la rupture d'une vésicule de Graaf; ce phénomène constitue l'*ovulation* ou la *chute de l'œuf.*

Trois ou quatre semaines auparavant commencent les premières modifications *du côté de l'ovule qui doit arriver à maturité.*

Sur les parois de la vésicule de Graaf qui le contient, se dessine plus net et plus volumineux le réseau capillaire; un liquide plus abondant se développe dans sa cavité, repoussant l'ovule qui vient se porter immédiatement contre la paroi de la vésicule; celle-ci augmente de volume, s'amincit surtout en un point, et finalement se rompt. L'ovule libre *est lancé*, par le retrait brusque des parois de l'ovisac, dans *la cavité de la trompe* qui (par un mécanisme encore mal connu) vient adapter son pavillon à la surface de l'ovaire. — Que par suite d'une disposition quelconque, congénitale ou acquise, cette adaptation ne soit pas parfaite, et l'ovule tombe dans la cavité péritonéale. De la trompe, l'ovule progresse jusqu'à l'utérus, sous l'influence des cils vibratiles de ce conduit, dont les mouvements le dirigent vers la cavité utérine, où il arrive après un laps de temps qu'il est difficile de déterminer, d'une façon encore bien précise (de deux à dix jours environ, d'après Sims). Il peut d'ailleurs être fécondé avant d'y arriver; c'est ce qui nous explique les grossesses extra-utérines (tubaires, et tubo-interstitielles).

A la rupture de l'ovisac succède une hémorrhagie ordinairement de peu d'importance; dans quelques cas pourtant, l'écoulement sanguin est assez abondant pour venir former dans le cul-de-sac recto-vaginal un épanchement plus ou moins considérable (hématocèle rétro-utérine). Puis il se forme un travail réparateur, comme celui d'une plaie qui finit par produire une sorte de cicatrice; comme avant la production de celle-ci, la substance réparatrice offre une teinte plus ou moins jaune, on lui donne le nom de *corps jaune*.

2° MENSTRUATION.

Tandis que ces phénomènes se passent du côté de l'ovaire, des phénomènes, non moins importants, se constatent du côté des autres organes génitaux internes et externes; ils constituent la *menstruation*.

A la congestion ovarienne, se joint, en effet, une congestion tubaire, utérine et même vaginale. Cet état persiste et augmente pendant deux ou trois jours, puis il se fait, à la surface interne du corps de l'utérus, une desquamation épithéliale, et les capillaires énormément dilatés se rompent pour verser le sang qui s'échappe par l'orifice externe du col utérin. — Une fois que l'écoulement a cessé, un nouvel épithélium, à cils vibratiles, se reproduit, et les capillaires diminuent de volume.

L'apparition du sang menstruel ne se fait pas brusquement; elle est précédée par l'écoulement d'un liquide plus ou moins filant, transparent d'abord, teinté en rose ensuite. — Puis arrive le sang (250 grammes environ) dépourvu de fibrine et ne se coagulant pas; — deux à quatre jours après survient un liquide coloré, qui cesse au bout de quarante-huit heures environ.

La menstruation s'accompagne ordinairement de quelques douleurs dans les régions lombaires et dans les cuisses; elles contraignent rarement la femme à garder le repos (dysménorrhée). — Plus souvent l'état général de la femme en subit plus ou moins vivement le contre-coup (fatigue générale, irritabilité, sensibilité plus vive des sens et des organes génitaux, etc.).

3° RAPPORTS DE L'OVULATION ET DE LA MENSTRUATION.

Tels sont, en quelques, mots ces deux grands phénomènes *ordinairement connexes.*

La menstruation commence ; et du deuxième au quatrième jour se fait la chute de l'ovule.

C'est la règle générale ; mais il y a des exceptions qu'il faut bien connaître ; quoique les ayant déjà signalées, nous y revenons pour les compléter :

1° *La menstruation peut exister sans ovulation.* — Témoins les nombreux cas signalés par les auteurs où les menstrues ont persisté après une double ovariotomie ;

2° *L'ovulation peut se produire sans qu'il y ait menstruation*, et même dans ces conditions l'*ovulation peut-être suivie de conception*, comme l'a très bien démoutré et expliqué Petit, dans sa thèse inaugurale.

Il est des cas, où, par le fait d'une disposition *locale* (absence congénitale de l'utérus, arrêt du développement, inversion, etc.) ou d'une disposition *générale* (anémie, chlorose, syphilis, etc.), l'utérus se trouve dans l'impossibilité de fournir les éléments de l'hémorrhagie menstruelle ; il n'en résulte pas, pour cela, une suppression de l'ovulation, et par suite forcément, une cause de stérilité. Dans plusieurs cas en effet on a vu survenir des grossesses dans le cours de l'aménorrhée.

Ces faits doivent être bien connus du médecin, qui ne

doit jamais oublier qu'*une femme dont les règles sont supprimées, ou même n'ont jamais paru, peut être fécondée, et mettre au monde un grand nombre d'enfants vivants et bien portants.*

En présence donc de cas d'aménorrhée, le médecin devra en rechercher toujours soigneusement la cause, en interrogeant attentivement, d'une part, l'état de l'utérus et des ovaires, et, d'autre part, l'état général; il pourra arriver ainsi, en maintes circonstances, à se prononcer sur l'aptitude au mariage et à la fécondation des jeunes filles aménorrhéiques, il ne les condamnera pas injustement et, de parti pris, *de par leur aménorrhée, à vivre dans le célibat.*

Après cette excursion sur le domaine de la physiologie, rentrons sur le terrain de la pathologie qui est le nôtre, et, d'après le plan que nous nous sommes tracé, étudions quels sont les accidents qui annoncent l'apparition de la menstruation, qui l'accompagnent, pendant toute la période génitale, et qui signalent sa disparition, à l'époque de la ménopause.

Rappelons ce que nous avons dit plus haut : la menstruation partage la vie de la femme en trois périodes : 1° enfance ou période infantile; 2° période génitale; 3° période de retour ou de déclin.

Ces trois périodes sont séparées, la première de la seconde, par une époque de transition qu'on appelle l'*époque de la formation;* et la seconde de la troisième, par une autre époque également transitoire, qu'on appelle l'*époque critique.*

ENFANCE, OU PÉRIODE INFANTILE.

Chez la petite fille, nous l'avons déjà dit, les organes génitaux sont, et restent à l'état rudimentaire; n'ayant aucune fonction à remplir, ils n'ont aucun développement, aucune activité vitale, et, par conséquent, pas de maladie. Notons cependant la vulvite; nous ne parlons que de la vulvite spontanée, assez commune à cet âge de la vie; vulvite, intense quelquefois et catarrhale, dont l'existence, indépendante de contact criminel, ou vicieux, de la part de l'enfant, n'est que l'expression de la disposition que présentent à l'inflammation, toutes les muqueuses, dans les premières années de la vie. Nous avons traité plus haut cette question.

La petite fille, en quelque sorte, n'est donc pas femme, et n'ayant pas, par conséquent, les maladies de la femme, nous n'avons pas à nous en occuper, et nous passons, tout de suite, à l'époque de transition qu'elle doit traverser pour arriver à la vie de la femme, c'est-à-dire à la vie génitale.

ÉPOQUE DE LA FORMATION.

Quand la jeune fille est arrivée à l'âge de douze à quinze ans environ, on observe en elle un certain changement; elle a perdu, plus ou moins, sa gaieté, sa vivacité, son espièglerie enfantine; elle est devenue triste, taciturne, irascible, impatiente; ses yeux se sont cerclés de noir; son teint a pâli; elle éprouve des douleurs vagues, erratiques, des migraines, des lourdeurs de tête, des tiraillements d'estomac, des pincements, des élancements, des pesanteurs dans le ventre; son appétit est devenu capricieux; elle n'a de goût que pour les aliments acides, épicés, que pour les crudités; elle est courbaturée, fatiguée, insouciante aux plaisirs; il s'opère en elle un travail nouveau; quelque chose d'insolite se passe, elle ne se reconnaît plus elle-même; cet état, qui n'est ni la santé ni la maladie, dure quelquefois plusieurs mois, une année même, et fait dire de cette jeune fille *qu'elle se forme.* Un jour, elle s'aperçoit, avec étonnement, que du sang s'est écoulé par ses parties génitales, que son linge en est taché.

C'est ainsi, le plus souvent et après ces préliminaires pénibles, que se fait la première apparition des règles. Quelquefois cependant elles se produisent sans aucune annonce, sans aucun trouble préalable, au milieu de la plus belle santé, et, de mois en mois, elles se répètent avec une régularité ponctuelle, sans aucune anomalie, sans aucun désordre des autres fonctions physiologiques.

Mais ce dernier cas n'est pas le plus habituel; le plus ordinairement l'arrivée des règles est précédée, pendant un temps plus ou moins long, des désordres généraux et locaux, dont nous avons parlé, et le plus ordinairement aussi, après leur première apparition, il s'ecoule un temps fort long, une année, deux années quelquefois, avant que la périodicité menstruelle soit régulièrement, et définitivement établie. Il s'écoule souvent deux, trois, quatre mois, et plus encore, entre chaque époque. Et si la menstruation est défectueuse quant à sa régularité, elle ne l'est pas moins, par rapport à la qualité, et à la quantité du sang perdu. Quelquefois, il n'y en a que quelques gouttes seulement, gouttes d'un sang pauvre, pâle, déglobulisé, et qui ne s'écoulent pas s'en avoir été précédées, et sans être accompagnées de coliques et de malaise. Pendant ce temps les seins dessinent leurs protubérances, les hanches s'élargissent, le pubis se revêt de sa chevelure, d'abord clairsemée, puis, de plus en plus abondante. Les grandes lèvres forment leurs reliefs saillants; l'enfance a fait place à la puberté, et l'enfant à la femme.

Telle est la période dite *de formation*, période intermédiaire entre l'enfance et la vie génitale.

La médecine est-elle appelée à y remplir un rôle? — Oui certes, elle y a deux indications à remplir : la première c'est de tonifier la jeune fille, de fortifier son organisme, d'enrichir son système sanguin, de la mettre à même de subvenir, sans fatigue à la perte mensuelle : (quinquina, vins généreux; eaux minérales, de la Bauche, d'Orezza, de Lacaune; arsenic, bains salins, ferrugineux et sulfureux). La deuxième indication consiste à favoriser le molimen, la congestion, qui doivent se faire dans l'appareil génital, à chaque époque menstruelle : (bains de sièges et de jambes, aromatiques; fumigations aromatiques, sur la zone génitale; ventouses sèches sur les cuisses; frictions excitantes, balsamiques et alcooliques, sur toute la longueur des membres inférieurs; boissons, dites emménagogues, infusions d'armoise et de safran; lavements chauds et légèrement aromatiques, avec les infusions de camomille, ou de feuilles d'oranger.

On ne devra pas négliger tout ce qui a rapport à l'hygiène, nous ne saurions blâmer assez énergiquement les corsets trop serrés, les bals, les soirées, les théâtres, où les jeunes filles s'étiolent, dans une atmosphère surchauffée, et dans un air vicié; rien n'est plus pernicieux que les habitudes mondaines, que les veilles prolongées, que la vie molle, dans des appartements mal aérés, où la lumière et le soleil ne pénètrent que tamisés, à travers d'épais rideaux; rien n'est moins réparateur que le sommeil du matin, que les matinées passées au lit, que les sorties de l'après-midi seulement, et en voitures fermées : c'est ainsi, c'est par cette manière d'élever les jeunes filles, qu'on laisse dégénérer les races; c'est ainsi que se perdent la beauté, l'ampleur des formes, la fraîcheur du teint, la richesse du sang; c'est ainsi que se forment ces constitutions étriquées et rabougries, toujours malingres, sans sève et sans vigueur, terrain tout préparé pour la scrofule et la phthisie pulmonaire.

Ce qu'il faut aux jeunes filles, pour qu'elles deviennent des femmes fortes au moral et au physique, c'est une vie active, une nourriture simple, mais tonique; elles doivent se coucher de bonne heure, et se lever de même, sortir dès le matin, respirer l'air matinal frais et vivifiant; elles doivent marcher, à deux reprises différentes, de deux à trois heures par jour; qu'elles fassent plus de promenades et moins de musique; qu'elles ne soient pas contraintes, comme le veulent les règlements actuels, à des travaux intellectuels au-dessus de leur âge, à étudier les sciences exactes, les mathématiques, qui ne conviennent nullement à leur organisation délicate, et qu'elles n'ont aucun besoin de connaître. Voilà comment on relèvera la génération présente anémiée et affaiblie, et voilà comment, pour nous restreindre à notre sujet, on établira une menstruation qui ne laissera rien à désirer.

2° PÉRIODE OU VIE GÉNITALE.

De quinze à dix-sept ans généralement, la menstruation est en bonne activité et régulièrement constituée; la femme *est formée* suivant une locution vulgaire; elle est apte à concevoir, elle est en plein dans la vie génitale.

Dans cette grande et principale période de la vie de la femme, nous avons à étudier la menstruation au point de vue de ses imperfections, de ses irrégularités, de ses insuffisances, de ses excès, des accidents si nombreux dont elle est l'occasion. On peut dire que cette fonction est par excellence, la fonction de la femme, et qu'elle domine et gouverne toutes les autres fonctions; une menstruation normale est la condition indispensable de la santé; et toutes les fois que la menstruation cesse d'être normale, la santé par cela même, cesse de l'être aussi. Dès lors que cette fonction a une telle importance, le médecin a le devoir de veiller à sa conservation dans toute son intégrité. Sauvegarder la menstruation, la mettre à l'abri de tout ce qui pourrait exercer sur elle une fâcheuse atteinte, c'est par cela même sauvegarder la santé, et la mettre à l'abri de mille accidents. N'oublions pas que si la médecine est l'art de guérir les maladies, elle doit être aussi et avant tout, l'art de les prévenir. Avant donc d'étudier les accidents consécutifs aux désordres de la menstruation, voyons déjà comment nous pourrons prévenir ces désordres, toujours si fâcheux dans leurs conséquences.

Si la menstruation est une des fonctions les plus importantes de la vie de la femme, c'est aussi une de celles qui se détraquent le plus facilement : des causes morales, une colère, une frayeur, une émotion soudaine, peuvent en empêcher l'apparition, ou en arrêter subitement le cours. Il faut donc éloigner des femmes, surtout à l'approche ou dans le cours des règles, époque où leur système nerveux est encore plus impressionnable et leur sensibilité plus développée, tout ce qui pourrait être pour elles, une cause de trouble, d'irritation, de préoccupation trop vive. Un refroidissement, le contact de l'eau froide, une boisson glacée, peuvent produire le même résultat, et doivent par conséquent être soigneusement évités.

Dans le cours d'une maladie quelconque, une médication perturbatrice, révulsive, dérivative, prescrite peu de temps avant ou pendant les règles, peut les empêcher de se produire, ou les supprimer brusquement. A moins donc de cas urgents et d'une nécessité absolue, il ne faut jamais prescrire de bains locaux ou généraux, de vomitifs, de purgatifs, de sinapismes, de vésicatoires, dans les jours qui précèdent immédiatement les règles ou pendant leur évolution ; aucune de ces prescriptions ne doit jamais être faite sans qu'on se soit préalablement renseigné à cet égard.

S'il faut mettre les femmes à l'abri de tout ce qui pourrait entraver la fonction menstruelle, il ne faut pas moins les préserver de tout ce qui aurait un effet contraire, c'est-à-dire de tout ce qui donnerait à cette fonction une impulsion trop considérable. Ainsi il faut interdire les fatigues, les marches trop longues, l'équitation, les excitations des sens génésiques, certains travaux, tels que la mise en action de la machine à coudre, la danse trop prolongée, si l'expérience avait appris qu'il en résulte un écoulement sanguin trop abondant, qui débiliterait la malade, et aurait l'inconvénient possible de congestionner et de ramollir l'utérus.

Le médecin doit donc veiller à ce que rien n'empêche, n'arrête, ne diminue, n'abrège ou n'exagère la fonction menstruelle.

Cela posé, examinons cette fonction, relativement à sa pathologie, c'est-à-dire aux troubles, aux anomalies qu'elle présente, et aux accidents qu'entraînent ces troubles et ces anomalies.

1° *Les règles peuvent être trop abondantes*, et par conséquent être une cause de débilitation. Deux cas se présentent : tantôt elles n'ont que leur durée normale (trois ou quatre jours), mais pendant ce laps de temps, il s'écoule une quantité de sang plus considérable que les 250 à 280 grammes de sang qui sont la dose habituelle et maxima; tantôt, elles se prolongent bien au delà de leur limite normale, pendant huit ou dix jours et quelquefois davantage.

Dans l'un et l'autre de ces cas, si la constitution des malades, très vigoureuse, très sanguine, compense un pareil état de choses et s'en trouve bien, il n'y a pas lieu d'intervenir. Quels que soient l'ennui et le désagrément qu'en éprouve la femme, il faut qu'elle les accepte comme une conséquence de sa vitalité exubérante.

Mais si la constitution est délicate, nerveuse et déjà anémiée, il est clair qu'elle le deviendra bien davantage encore, par le fait de ces pertes sanguines, exagérées, qu'il faut arrêter, mais à partir seulement du troisième, ou quatrième jour, par les divers moyens hémostatiques que nous avons indiqués plus haut, à l'article *Métrite hémorrhagique*.

2° *Les règles peuvent ne pas être assez abondantes :*

ici encore, il faut tenir compte de la constitution de la femme ; si elle est délicate, maigre, anémiée, chétive, il est bon que la quantité de sang perdue soit très peu considérable ; mais, si, au contraire, la constitution est robuste, des règles insuffisantes laisseront, dans l'économie, un trop-plein, une véritable pléthore, qui se traduira par de la céphalalgie, par des étouffements, par des étourdissements, en un mot, par des phénomènes congestifs ; il faut alors produire une déplétion artificielle et supplémentaire ; administrer des boissons emménagogues, pour obtenir une perte sanguine plus abondante ; appliquer dans le même but, des ventouses sèches aux cuisses et même des ventouses sacrifiées, ou des sangsues ; administrer comme dérivatifs supplémentaires, un ou deux purgatifs. Huit ou dix jours avant l'époque suivante, des bains de siège aromatiques, des bains de pieds salins, des frictions excitantes, des ventouses sèches sur les cuisses, des boissons emménagogues, la produiront plus abondante et pourront ainsi rétablir l'équilibre.

3° *Les règles peuvent être douloureuses (dysménorrhée).* Chez toutes les femmes, l'époque des règles est toujours plus ou moins, une époque de malaises ; malaises tantôt généraux (courbature, état nerveux, nervosisme, migraines, troubles des fonctions digestives, vomissements) ; malaises tantôt locaux (douleurs abdominales, pesanteurs, chaleurs dans le ventre, excitations génésiques, redoublement dans l'intensité des états pathologiques préexistants, quels qu'ils soient, de la zone génitale, gonflements, tensions, élancements dans les seins) ; tels sont les phénomènes morbides, qui chez toutes ou presque toutes les femmes, précèdent et accompagnent habituellement le flux menstruel. Quelques boissons antispasmodiques suffisent pour en faire justice.

Mais, chez quelques femmes, les douleurs, abdominales surtout, ont une intensité si forte qu'elles sont comparées aux douleurs de l'accouchement. La double congestion ovarienne et utérine amène des coliques atroces, des sensations de tortillements, de déchirures des plus pénibles. Il faut alors garder le lit, cesser tout travail : chez d'autres, les douleurs se font sentir principalement à la tête, et sont assez violentes pour forcer aussi la malade à s'aliter. Ces crises douloureuses ne durent habituellement que de vingt-quatre à trente-six heures, et se passent ensuite, d'elles-mêmes, par l'effet de l'écoulement des règles, qui opère comme un dégagement, comme une dérivation salutaires.

En pareil cas, il est bon de prescrire, avant même l'apparition des règles, des boissons emménagogues, des infusions d'armoises et de safran, pour en activer et en augmenter l'écoulement. Il est bon encore d'appliquer, sur le ventre, des cataplasmes aromatiques et laudanisés : il est bon, surtout, de faire prendre un ou deux petits lavements additionnés, chacun de dix à quinze gouttes de laudanum de Sydenham. On pourra encore pratiquer une injection hypodermique avec une vingtaine de gouttes de la solution suivante :

Chlorhydrate de morphine............	0gr,20
Eau distillée............................	10 grammes.

On pourra aussi faire une ou deux injections hypodermiques, avec vingt gouttes d'éther, dans chaque injection ; et si ces moyens ne suffisent pas, pour amener du calme et apaiser les douleurs, on fera prendre, en une seule dose, dans une potion, 1, 2, 3 grammes de chloral hydraté, ou, ce qui revient au même, une, deux, trois, cuillerées à soupe du sirop de chloral de Follet ; on procurera ainsi quelques heures de sommeil, pendant lesquelles, l'écoulement sanguin pourra produire le dégorgement, la déplétion de l'utérus et de l'ovaire, et soulager ainsi la malade.

4° *Suppression brusque et temporaire des règles.* — Sous l'influence d'une des causes que nous avons indiquées, au commencement de ce chapitre, le flux menstruel peut ne pas avoir lieu, ou se trouver brusquement arrêté dans son cours. C'est toujours là un fait assez sérieux ; suivant la constitution pléthorique ou nerveuse de la femme, il peut en résulter des accidents congestifs, cérébraux, pulmonaires et abdominaux, ou des troubles nerveux, de divers sièges et de diverses formes.

Ainsi, chez la femme sanguine, sujette aux maux de tête, il y aura un redoublement dans l'intensité des signes de la congestion habituelle ; et ces accidents cérébraux nécessiteront, comme moyen de dérivation, une ou deux purgations, des sangsues, ou des ventouses aux cuisses. Chez une autre, affectée d'une bronchite chronique, d'un catarrhe pulmonaire, on observera une respiration plus gênée, des suffocations, une toux plus fréquente, une expectoration sanguinolente.

Chez une autre, on constatera des accidents abdominaux, des douleurs, une pesanteur, une sensation de chaleur à l'hypogastre ; il pourra même y avoir des accidents d'ovarite, de métrite, avec un état général fébrile, conséquence d'un état local phlegmasique.

HÉMATOCÈLE RÉTRO OU PÉRI-UTÉRINE.

Parmi les accidents abdominaux, consécutifs à une suppression brusque des règles, à une rétrocession, à une véritable métastase du flux menstruel, il en est un, toujours très sérieux, et que nous ne devons point passer sous silence; c'est l'hématocèle rétro, ou péri-utérine: nous avons été à même d'en observer plusieurs cas, et de voir, par conséquent, combien cette affection est grave, tenace et redoutable.

Quelle que soit l'explication de la formation de l'hématocèle rétro, ou péri-utérine; que, par le fait de la cause, qui produit la suppression du flux menstruel, le sang exhalé à la surface de la muqueuse utérine soit refoulé, remonte par la cavité des trompes, et arrive ainsi dans le cul-de-sac péritonéal, rétro, ou recto-vaginal; ou bien, si l'on n'admet pas cette explication toute matérielle et toute mécanique, et qu'on préfère y voir un fait de métastase, de rétrocession congestive, comme il y en a tant d'autres dans l'économie, qu'on regarde l'hématocèle comme le résultat d'une congestion active déplacée; ou bien encore, qu'on ne veuille y voir que l'hémorrhagie habituelle, mais plus abondante, qui se produit dans l'ovaire, à chaque époque menstruelle, à la rupture de l'ovisac, ou vésicule de Graaf, au moment où l'ovule s'en dégage, quelle que soit celle de ces trois explications que l'on adopte, que la tumeur et l'inflammation péritonéales soient la conséquence de l'une de ces trois causes, ou de ces trois causes réunies, toujours est-il que la suppression brusque des règles, sous l'influence d'une cause morale ou physique, peut amener, et amène, dans certains cas, ainsi que nous l'avons observé, une hématocèle rétro, ou péri-utérine.

Cette affection se révèle par son début brusque, par une douleur vive à la région épigastrique, par une tuméfaction, par une tension très appréciable de cette région, qui devient plus douloureuse encore à la pression. La malade ne peut marcher qu'avec la plus grande difficulté, et que le corps incliné en avant, pour laisser les muscles abdominaux dans le relâchement, car leur contraction augmente, par la pression qu'elle exerce, la douleur hypogastrique; la malade est couchée sur le dos, les cuisses fléchies sur le ventre; la face est vultueuse et grippée, la peau chaude à 38, 39, 40 degrés; le pouls serré à 100, 120 pulsations; en introduisant le doigt dans le vagin, on y éprouve une vive sensation de chaleur, et on y perçoit une tumeur molle, fluctuante, située en arrière de l'utérus, emplissant et effaçant le cul-de-sac rétro-utérin. Cette tumeur est placée en dehors et en arrière du vagin, qu'elle repousse en avant; elle est donc située dans le cul-de-sac recto-vaginal, cul-de-sac que forme le péritoine en dehors, en arrière, et autour du vagin, entre le vagin et le rectum; le toucher vaginal fait reconnaître une collection fluctuante derrière la paroi vaginale postérieure; et le toucher rectal permet de constater cette même fluctuation, en avant du rectum, et comprimant la face antérieure de cet intestin.

TRAITEMENT DE L'HÉMATOCÈLE, RÉTRO, OU PÉRI-UTÉRINE.

L'indication à remplir est d'amener la résorption du liquide épanché, et par conséquent la résolution de la tumeur et de l'inflammation péritonéales : (immobilité, au lit, dans le décubitus dorsal; sangsues, ventouses scarifiées; cataplasmes laudanisés; grands bains prolongés pendant une ou deux heures; purgations répétées, pour établir un courant révulsif et dérivatif par l'intestin; boissons tempérantes et diurétiques, applications répétées de grands vésicatoires.)

Sous l'influence de ce traitement, on obtient souvent la disparition des accidents généraux, et la diminution progressive des douleurs, de la tension et de la tumeur hypogastrique ; par le toucher vaginal, on constate, également que le cul-de-sac rétro-utérin devient plus libre; la résolution peut être le mode de déterminaison, au bout d'un temps toujours long (deux ou trois mois).

Mais la tumeur sanguine coagulée en un, ou plusieurs caillots, sous l'influence de l'inflammation péritonéale ambiante, peut suppurer. La suppuration est une des terminaisons de l'hématocèle rétro-utérine. La collection purulente, quand elle fait saillie dans le vagin, doit être ouverte par le bistouri, de ce côté. Si on tarde trop à livrer au pus une large issue, il peut se faire jour, de lui-même, par des trajets fistuleux, soit dans le vagin, soit dans le rectum, soit même dans la vessie; des complications très graves, d'abcès urineux et stercoraux peuvent survenir, par suite de la communication établie entre le foyer de l'abcès et le rectum, ou la vessie. Quand même ces accidents n'auraient pas lieu, l'état de la région pelvienne pourrait rester mauvais. Nous avons vu un cas, dans lequel, à chaque époque menstruelle, il se produisait une véritable poussée d'inflammation métro-péritonéale; cette inflammation très douloureuse, accompagnée d'un état fébrile, durait plusieurs jours, chaque mois. Quand les règles étaient passées, les douleurs pelviennes, bien qu'atténuées, ne disparaissent cependant pas complètement ; le moindre contact, sur la zone génitale, les réveillait ; le coït était impossible, la marche presque impossible aussi. Malgré des bains très précipités, fréquents, malgré le séjour au lit et des appilications émollientes, en permanence, malgré de nombreux révulsifs cutanés, cautères et vésicatoires, cet état si fâcheux se prolongea pendant plusieurs années, et subsiste encore aujourd'hui.

L'hématocèle rétro-utérine, que l'on peut bien aussi appeler péri-utérine, car l'épanchement sanguin se répand toujours, plus ou moins, dans les culs-de-sac, péritonéaux latéraux du vagin, est donc une affection toujours sérieuse, douloureuse, et dont la durée, toujours considérable, ne saurait être indiquée d'une manière précise. Cette affection peut, sans doute, se produire sans cause extérieure appréciable, et par le seul fait de la chute, dans le cul-de-sac recto-vaginal, des quelques gouttes de sang, qui, à chaque époque menstruelle, accompagnent la rupture de l'ovisac, ou vésicule de Graaf, au moment où l'ovule s'échappe de cette vésicule pour pénétrer dans la trompe et arriver ainsi dans l'utérus ; mais, le plus souvent, l'hématocèle résulte d'une cessation brusque des règles, à la suits d'une de ces causes morales, ou physiques, que nous avons signalées, causes toujours dangereuses et qu'on ne saurait écarter avec trop de soin. N'oublions jamais que si la femme doit toujours être l'objet de nos égards, c'est surtout à ses époques menstruelles, où le moindre accident peut avoir les plus funestes conséquences.

5° *Irrégularité des règles.* — Une femme est dite *bien*

réglée : 1° lorsqu'à chaque époque menstruelle elle perd, à peu près, la même quantité de sang normale, c'est-à-dire de 250 à 280 grammes ; 2° lorsque ce sang est suffisamment coloré, et toujours liquide ; le sang normal des règles ne contenant pas de fibrine ne doit pas se coaguler ; or, la présence de caillots dans le sang menstruel indique un état phlegmasique, ou morbide quelconque de la muqueuse, ou du parenchyme utérin ; 3° une femme est dite *bien réglée* encore, lorsque l'écoulement menstruel ne se prolonge pas au delà de 3, à 5, ou 6 jours, durée la plus ordinaire des règles ; 4° lorsque l'époque menstruelle n'est précédée et accompagnée que de ces petits désordres légers, dont nous avons déjà parlé, et que l'on pourrait appeler troubles et signes prémonitoires et concomitants, parce qu'ils sont liés presque nécessairement à cette fonction ; 5° lorsque l'époque menstruelle se reproduit tous les mois, à jour fixe, avec une périodicité parfaitement régulière. Or, la durée moyenne des règles étant de quatre à cinq jours environ, avec une avance habituelle de un à trois jours, environ, chaque mois, sur l'époque précédente, il en résulte que, chez les femmes bien réglées, l'avance étant à peu près constante, les époques mentruelles ; se reproduisent à jour fixe, tous les 20, 22, 25 jours environ.

Or, il n'en est pas toujours ainsi : sans parler de la qualité du sang, pâle, décoloré, ou mélangé de caillots ; ni de sa quantité, quelquefois insignifiante, et ne consistant qu'en quelques taches seulement ; ni de la durée de l'écoulement, quelquefois d'une journée, et même de quelques heures seulement, il y a des femmes dont les époques sont de la plus excessive irrégularité.

Tantôt elles se produisent deux fois par mois, avec

une durée de 6 à 8 jours chaque fois, de sorte que ces malheureuses femmes n'ont que quelques jours seulement de libres par moi. Ces règles irrégulières, quant à leur abondance et quant à leurs échéances trop rapprochées, sont habituellement le symptôme d'un état pathologique de l'utérus ; d'un abaissement avec engorgement et ramollissement du col ; d'une métrite congestive hémorrhagique, de la présence d'un polype, ou d'un fibrome dans l'utérus, ou d'excès vénériens. En pareil cas, il faut prescrire le repos le plus absolu, la position horizontale, deux ou trois jours avant l'échéance redoutée ; il faut faire prendre à l'intérieur, de trente à cinquante gouttes, par jour, dans une potion, de perchlorure de fer ; ou 4 ou 5 grammes, par jour, d'eau de Rabel ; des boissons froides, acidules, et surtout interdire toutes les causes d'excitation, vers les parties génitales, pendant les trois ou quatre jours qui précèdent chaque époque.

D'autres fois, l'irrégularité menstruelle se traduit par des échéances trop éloignées, variables, et qui n'ont plus rien de fixe ni de périodique. Il y a des femmes, dont les règles n'apparaissent que toutes les six semaines, tous les deux mois, et même moins souvent encore. Ce sont en général, des femmes malingres, anémiées, dont le système sanguin appauvri ne pourrait, qu'avec peine, fournir la quantité de sang nécessaire à chaque époque. Ces femmes sont habituellement pâles, maigres et délicates ; leurs règles sont, non seulement trop éloignées les unes des autres et défectueuses par leur irrégularité, elles sont encore défectueuses par la minime quantité de sang perdu, par la pauvreté de ce sang, à peine globulisé, et par les migraines, les coliques et les malaises de tout genre, qui précèdent et accompagnent chacune de ces trop rares et misérables époques.

Ce genre d'irrégularité menstruelle est celui que nous observons le plus souvent, dans notre temps de décadence générale et individuelle. Combien sont devenues rares, en effet, ces belles et fortes femmes, au teint coloré, aux épaisses et longues chevelures, aux formes opulentes, aux contours arrondis, aux membres fermes, musculeux et potelés ; elles respiraient la vigueur et la santé ; elles avaient trop de sang, il fallait leur en ôter ; et maintenant elles n'en ont plus assez, même pour subvenir à leurs pauvres et maigres époques menstruelles. On a beau leur donner, ce que l'on n'avait pas besoin de faire autrefois, de l'huile de foie de morue, du fer, de l'arsenic, du quinquina, du phosphate de chaux, des poudres de viande, de la viande crue ; on a beau les mener aux bains de mer, aux établissements hydrothérapiques, on ne parvient pas à en faire des femmes, telles qu'elles devraient être, avec tous les attributs de la force, de la jeunesse et de la santé : il semble que la sève en soit tarie et la race abâtardie et dégénérée.

C'est, chez de pareilles femmes, que nous trouvons ce dernier mode d'irrégularité menstruelle ; il faut le combattre par tous les moyens toniques, stimulants, reconstituants que nous venons d'indiquer. Donnons à ces femmes-là du sang, afin qu'elles puissent en perdre ; imprégnons-les de tous les sucs de vitalité, afin de relever leur constitution ; mais surtout, gardons-nous de les énerver, de détruire plus longtemps, et de tarir en elles, les sources de la santé, par une éducation molle, par des habitudes mondaines, par des nuits de plaisirs, par des toilettes contraires à toutes les lois de l'hygiène. Gardons-nous aussi de les fatiguer, comme on le fait aujourd'hui, par des études arides ou trop savantes, que ne comporte pas la nature de la femme, et qui ne sont bonnes qu'à lui enlever son bouquet féminin, à fausser son jugement, et à détruire les charmes et les délicatesses de son esprit et de son cœur.

6° *Absence des règles (aménorrhée).*

UNE FEMME NON RÉGLÉE PEUT-ELLE, DOIT-ELLE SE MARIER ?

Il y a des femmes, bien portantes d'ailleurs, mais qui ne sont pas menstruées, et qui ne l'ont jamais été. Leur santé n'en a pas souffert ; toutes les autres fonctions physiologiques se remplissent bien, hormis celle-là, qui n'a jamais existé. Ces femmes aménorrhéiques, malgré l'apparence d'un état normal, ont cependant un cachet spécial. Généralement, elles ne sont pas fortes ; toutes les parties afférentes à la génération manquent de développement ; les seins sont rudimentaires, le bassin étroit, la vulve sans relief, le pubis à peine parsemé d'une maigre et rare chevelure ; au toucher, on trouve que le vagin a peu d'ampleur, que l'utérus est petit, et qu'il est resté, ce qu'il était dans l'enfance, sans accroissement et atrophié.

L'aménorrhée peut être absolue, congénitale, c'est-à-dire, sans que les règles aient jamais paru. Elle peut aussi n'exister que depuis un certain temps, un certain nombre de mois ou d'années, consécutive à un accident quelconque, à une maladie grave, à une fièvre typhoïde, par exemple, qui ont produit un ébranlement tel, que l'économie n'ait jamais pu revenir à l'intégrité de ses fonctions physiologiques.

Lorsqu'on se trouve en présence d'un cas semblable, il faut essayer d'établir, de faire naître l'importante fonction physiologique qui n'existe pas; on peut espérer que les emménagogues, les infusions d'armoise, de safran, d'anis, d'absinthe, avec les bains de siège aromatiques, les frictions, les ventouses sur les cuisses, détermineront, sur l'utérus, une congestion salutaire, en même temps que, par un traitement général, par les ferrugineux, par le phosphate de chaux, par les amers, on produira sur l'ensemble de la constitution une excitation générale, dont le retentissement se fera sentir sur les fonctions utéro-ovariennes.

Si, après un ou deux mois de ce traitement, on n'a obtenu aucun résultat, la santé générale étant bonne, il faudra renoncer à provoquer davantage, et inutilement, une fonction réfractaire à toutes les tentatives, et, sans laquelle, après tout, la santé peut se maintenir, dans toute son intégrité.

Mais ici se présente une grave question : une femme non menstruée peut-elle, doit-elle se marier? L'absence de la menstruation n'entraîne-t-elle pas la stérilité, et, par suite, n'est-elle pas une contre-indication au mariage?

Voici comment nous répondons à cette question; et comment il nous semble qu'elle peut être résolue : Sans doute une femme aménorrhéique a les plus grandes chances d'être stérile ; cependant la stérilité n'est pas la conséquence nécessaire de l'aménorrhée. L'ovulation peut se produire sans la menstruation; en effet, d'une part, l'ovule peut se détacher de l'ovisac ou vésicule de Graaf, comme habituellement, tous les vingt-huit jours environ, et arriver, par le canal de la trompe, dans la cavité du corps de l'utérus ; d'autre part, l'utérus atrophié inerte, atone, peut manquer des éléments nécessaires à la congestion et à l'exhalation sanguines, qui constituent la menstruation; de sorte que l'utérus reçoit l'ovule, sans en éprouver aucune excitation; il se comporte avec l'ovule, comme s'il était un corps dépourvu de vitalité; il le conserve dans sa cavité, sans en être aucunement impressionné; c'est ainsi que l'on conçoit l'existence de l'ovulation sans la menstruation. Or, dans ce cas, rien n'empêche la fécondation de l'ovule; l'ovule peut être fécondé par le contact de la liqueur spermatique, et ce contact peut s'opérer dans un utérus inerte et atone. Il y a des grossesses tubaires, c'est-à-dire qui se développent dans le canal de la trompe; pourquoi n'y aurait-il pas une grossesse dans un utérus, qui ne serait pas pourvu de toute sa vitalité physiologique? Une fois l'œuf fécondé, son évolution se fait suivant les lois physiologiques.

Si l'ovulation, condition indispensable de la fécondation, peut avoir lieu, sans la menstruation, d'un autre côté la menstruation peut exister sans l'ovulation, ainsi que le prouvent les cas, où, après l'ablation des deux ovaires, la menstruation a continué comme auparavant. Par conséquent la menstruation ne suppose pas nécessairement la possibilité de la fécondation. De ce qu'une femme est menstruée, il n'en résulte pas, rigoureusement, que cette femme est féconde, car on peut toujours craindre que les ovaires de cette femme ne contenant pas de vésicule de Graaf, ou ovisacs, les ovules, par conséquent, faisant défaut, l'ovulation n'ait pas lieu, et que la menstruation n'ait aucune valeur relativement à l'aptitude que possède cette femme à être fécondée et à concevoir. La menstruation n'est donc pas une garantie de la possibilité de la fécondation et de la conception, puisqu'il y a des menstruations sans ovulation, et par conséquent, forcément stériles. Il y a des cas de stérilité qui ne peuvent avoir d'autre explication que celle-là, c'est-à-dire, le défaut d'ovulation. La femme a subi le contact de plusieurs hommes, ne laissant rien à désirer au point de vue de la virilité : chez elle il n'y a aucune imperfection du côté de l'utérus, pas d'athrésie du col, pas de catarrhe utérin ; elle est très régulièrement menstruée ; le coït pratiqué par plusieurs hommes l'a toujours été régulièrement, comment donc expliquer la stérilité, et, quelle autre raison peut-on en donner, que l'absence d'ovules, dans les ovaires, et que le défaut d'ovulation?

D'autre part, si une jeune fille est arrivée à l'âge de vingt, de vingt-cinq ans, sans avoir jamais été réglée ; si cette jeune fille restée vierge, a toujours vécu dans le silence le plus complet du sens génésique, dont elle n'a pas même soupçonné l'existence, et qu'elle n'a jamais eu l'idée de provoquer, n'est-il pas permis de penser que cette jeune fille, subissant, par le fait du mariage, des atteintes toutes nouvelles pour elle, pourra peut-être, sous l'influence de ces atteintes et de ces excitations, auxquelles elle n'était point accoutumée, voir se produire, en elle, le fait nouveau de la congestion utérine, et, par suite, de la menstruation ?

De ces considérations physiologiques, il résulte, relativement à la question qui nous occupe : 1° que l'absence des règles ou aménorrhée n'entraîne pas forcément l'impossibité de la fécondation et de la conception ; 2° que, par conséquent, l'aménorrhée ne doit pas être considérée comme un obstacle au mariage. Les travaux de Storer, de Goodmann, ceux plus récents, en 1879, de Terrier, de Pozzi, de Sinéty, et surtout de Petit, dans sa thèse inaugurale, en 1883, où se trouvent relatés plusieurs faits de conception, chez des femmes aménorrhéiques, permettent d'ériger cette conclusion en principe et en doctrine, et d'en faire une règle de conduite pour les femmes, aussi bien qu'une règle de direction pour les médecins. Un médecin peut toujours, comme nous avons eu l'occasion de le faire encore, ces jours derniers, permettre, et même prescrire le mariage à une jeune fille, ou à une femme non réglée, à la condition toutefois qu'elle fera connaître son état d'aménorrhée à qui de droit : c'est un devoir de conscience et de délicatesse, auquel il ne faut pas manquer.

ÉPOQUE CRITIQUE.

Vers l'âge de douze à quinze ans, les règles étaient apparues, et leur apparition avait fait passer la jeune fille de l'enfance à la puberté ; vers l'âge de quarante-cinq à cinquante ans, les règles disparaissent, et en disparaissant, elles font passer la femme de la vie génitale à l'âge dit *de retour*, qui la dirige vers la vieillesse, et qu'on appelle l'âge *de retour* parce qu'en amenant la femme à la vieillesse, il la ramène par cela même, quelquefois du moins, à l'enfance.

Le passage de l'enfance à la puberté, ou à la vie génitale, ne s'était pas fait sans secousse ; il avait fallu traverser cette époque, difficile souvent, qu'on appelle l'époque *de la formation;* le passage de la vie génitale à l'*âge de retour* ne se fait pas non plus sans difficulté, car il faut traverser l'époque tourmentée et périlleuse connue sous le nom d'*époque critique*.

L'époque critique doit son nom aux crises, aux douleurs, aux accidents, aux maladies qu'on y observe trop souvent. Une fonction aussi importante que la menstruation, une fonction qui a dominé la partie la plus importante et la plus longue de la vie de la femme, une fonction qui a rendu la femme apte à être fécondée, à concevoir et à engendrer, une pareille fonction ne se supprime pas, sans qu'il en résulte des troubles, des désordres dans l'économie. Chez quelques femmes privilégiées cependant, cette transition entre la vie génitale et l'âge de retour s'opère sans secousses fâcheuses ; les règles cessent d'apparaître, et voilà tout.

Mais, le plus souvent, les choses ne se passent pas ainsi, et l'on constate les désordres les plus variés, les plus nombreux, et quelquefois les plus graves, pendant tout le temps qui sépare les premières irrégularités des règles, de leur disparition complète et définitive. Ce temps est quelquefois très long, sa durée peut être de plusieurs années (deux ans, cinq ans, dix ans). Le langage vulvaire caractérise cette époque de transition, en disant que *le sang travaille la femme*.

L'irrégularité des règles, sans cause appréciable, est le premier indice de l'époque critique. Cette irrégularité est plus ou moins prononcée, et rien ne l'annonçait; une première époque des règles manque ; une deuxième, puis une troisième ; la femme pouvait se croire désormais exonérée de la menstruation, lorsqu'une époque apparaît, suivie d'une autre, après quelques jours ou après quelques mois, puis plus rien; une année ou deux années quelquefois, se passent ainsi, lorsque, tout à fait inopinément, survient une nouvelle apparition, la dernière, après laquelle tout est fini.

MÉTRORRHAGIES.

Chez d'autres femmes, à l'époque critique, les règles se traduisent par de véritables métrorrhagies. Ces pertes sanguines durent quelquefois dix jours, quinze jours sans rémission ; ce sont des flots de sang qui s'écoulent ; le séjour au lit, l'immobilité, sont indispensables, et malgré cela, ces pertes se prolongent, avec une abondance qui épuise la malade. Il faut souvent avoir recours aux moyens hémostatiques les plus énergiques, aux bains très chauds, qui, ranimant les fonctions de la peau et la congestionnant, déterminent par cela même sur toute sa surface une excitation révulsive, un molimen qui rappellent le sang à la périphérie, et l'empêchent de se porter plus longtemps à l'utérus. Mais les bains chauds, souvent très utiles, ne réussissent pas toujours ; alors, il faut employer les moyens les plus contraires, les applications de glace sur le ventre, les lavements froids, les injections froides et astringentes ; en même temps, les hémostatiques à l'intérieur ; les eaux de Tisserant, de Léchelle, à la dose de trois ou quatre grandes cuillerées par jour, dans un verre d'eau ; le perchlorure de fer, à la dose de quarante à cinquante gouttes par jour ; l'eau de Rabel, à la dose de 4 à 5 grammes par jour ; le seigle ergoté, à la dose de 3 à 4 grammes par jour ; l'ergotine Yvon ou l'ergotine Bonjean, dans une potion, à la même dose. Il faut quelquefois recourir successivement à tous ces divers moyens, pour avoir raison de ces métrorrhagies de l'époque critique ; dernièrement nous les avons tous employés chez une dame de quarante-cinq à quarante-sept ans, et tous inutilement. Le tamponnement vagino-utérin, avec des bourdonnets de charpie, imbibés d'une solution de perchlorure de fer, composée de : un quart de la solution normale de perchlorure de fer, pour trois quarts d'eau, fut à peu près sans effet ; la métrorrhagie ne céda qu'à l'application, sur le bas-ventre, d'un vésicatoire de 20 à 25 centimètres de longueur, sur 10 à 15 centimètres de hauteur ; l'action énergiquement révulsive de ce vésicatoire fut seule capable de mettre un terme à cette métrorrhagie, que tous les moyens précédemment employés n'avaient fait que diminuer, sans pouvoir l'arrêter.

Les métrorrhagies sont un des grands ennuis, disons-le même, un des plus sérieux accidents de l'époque critique. Elles sont indépendantes de toute affection organique, de métrite congestive, d'engorgement, ou de ramollissement du col utérin, de l'existence d'un polype muqueux ou fibreux, et du développement d'un fibrome intra-utérin. En pratiquant le toucher, on constate que l'utérus est sain, et indemne de tout état pathologique. Comment donc expliquer ces métrorrhagies quelquefois si abondantes, si tenaces, si effrayantes même ? — Uniquement par un trouble fonctionnel. Avant de supprimer la menstruation, la nature l'exagère, la dénature, en fait une véritable perte ; il n'y a là, nous le répétons, qu'un trouble fonctionnel, mais ce trouble fonctionnel peut devenir très sérieux, et avoir les conséquences les plus graves, par la quantité de sang perdue, par la débilitation excessive qui en résulte souvent, et par les accidents généraux qui en sont la suite toute naturelle. Ces métrorrhagies peuvent se répéter, un grand nombre de fois, et pendant un temps indéterminé, plusieurs années quelquefois. Il en résulte nécessairement des désordres de plus d'une espèce ; des désordres gastriques, circulatoires, nerveux, des migraines, des gastro-entéralgies, des inégalités de caractère, un affaiblissement, une dépression de l'état général des forces, dont les malades ont souvent beaucoup de peine à se relever.

ACCIDENTS CONGESTIFS.

D'autre part, dans les cas où l'écoulement menstruel se supprime brusquement, l'économie se trouvant privée de cette perte révulsive et dérivative qui était pour elle, un soulagement nécessaire, et qui la débarrassait, soit d'un trop-plein, soit de principes malfaisants qui se trouvaient éliminés régulièrement, par cette voie naturelle, l'économie éprouve souvent des accidents de congestion et d'embarras, dans certains appareils, et dans certaines fonctions. Ainsi, à la suite, et par le fait de la cessation des règles, à l'époque critique, on observe des phénomènes congestifs du côté de la tête, qu'il faut combattre, suivant les cas, par des saignées locales révulsives et supplémentaire (sangsues à l'anus, ventouses sèches ou scarifiées à la face interne des cuisses) ; les boissons laxatives et diurétiques, les purgations seront aussi très indiquées afin d'établir, du côté des voies inférieures, un courant de dérivation, qui supplée à ce que ne font plus les règles.

Les règles, en effet, ne sont pas seulement un acte physiologique lié à la vie génitale ; elles sont encore un moyen de soulagement, de dépuration, de déplétion, que la nature se donne à elle-même. Ce qui le prouve, ce sont les pesanteurs de tête, les sentiments de plénitude et d'embarras, qui disparaissent à la suite de l'écoulement menstruel. Or, si cet écoulement n'existe plus, ces accidents se font sentir, et persistent avec une intensité capable de troubler sérieusement la santé. N'est-ce pas alors que se produisent, fréquemment, des céphalalgies, des étourdissements, des somnolences, et même des apoplexies?

Ce ne sont pas seulement des accidents cérébraux que l'on constate, en pareil cas; ce sont encore des accidents pulmonaires et cardiaques; la cessation des règles est souvent le signal de progrès plus rapides dans l'évolution de la tuberculose pulmonaire; c'est alors qu'on observe une toux plus fréquente, une respiration plus pénible, et des hémoptysies qui surviennent pour la première fois, ou qui reparaissent, lorsqu'elles n'avaient plus lieu depuis longtemps. C'est alors aussi que les accès d'asthme sont plus intenses, et que la dyspnée, la suffocation dépendant d'une hypertrophie du cœur deviennent plus prononcées. N'est-ce pas encore, à partir de la ménopause, que beaucoup de femmes commencent à engraisser, et à prendre cet embonpoint qui devient souvent si volumineux, si gênant et si disgracieux?

Tels sont les phénomènes morbides qui signalent l'époque de transition entre la vie génitale et l'âge de retour; la durée de cette époque, si justement appelée *critique*, est variable; on peut la considérer comme terminée, quand la femme n'a plus à souffrir de tous les accidents que nous avons mentionnés, quand elle n'éprouve plus les inconvénients attachés à la suppression des règles, quand elle s'est habituée à leur suppression, et que sa santé, après toutes ces atteintes et toutes ces secousses, est redevenue normale et régulière.

3e PÉRIODE OU AGE DE RETOUR.

Après les orages de l'époque critique vient le calme de l'âge de retour. Ce nouvel âge, pour la femme, commence de quarante-cinq à cinquante-deux ans environ. Si la femme veut conserver, pendant cette troisième période de sa vie, les attributs de la santé, il faut qu'elle sache conserver les habitudes de la précédente période, si ces habitudes ont été bonnes ; il faut qu'elle reste active, occupée ; il faut qu'elle ne soit ni oisive, ni indolente, qu'elle ne se laisse pas aller à une vie molle, sédentaire et torpide, qui favoriserait l'embonpoint toujours à craindre à cet âge, et qui l'exposerait à des manifestations congestives, vers le cerveau, à des inerties stomacales et intestinales, et à des gonflements goutteux et douloureux vers les articulations.

La femme arrivée à l'âge de retour ne doit pas rester au lit plus de six à sept heures ; elle doit être matinale, sortir dès le matin, marcher, deux ou trois heures par jour, ne craindre ni la pluie, ni le soleil; pourvoir à la régularité de ses fonctions intestinales ; ne point se plier aux exigences mondaines ; fuir les salons trop chauffés, et surtout n'y point faire de ces veilles prolongées, véritable décadence intellectuelle et morale, et contraires à toutes les lois de l'hygiène et du bon sens.

Avec ces sages errements, la femme restera jeune, et l'âge de retour sera pour elle ce qu'était l'âge génital, moins l'aptitude à la génération : elle conservera son activité, sa fraîcheur, sa vigueur, sa santé, tandis que, sans qu'elle ait lieu de s'en apercevoir, et tout à fait à son insu, ses organes génitaux, devenus inutiles et sans usage, s'atrophieront de plus en plus ; à mesure qu'elle avancera en âge, son vagin se rétrécira, subira une sorte de resserrement, d'athrésie ; son utérus subira, dans toutes ses parties, une intussusception interstitielle ; le col disparaîtra même, dans toute sa longueur, par une résorption complète, il n'en restera plus trace, tellement que le museau de tanche s'ouvrira directement sur le corps lui-même, atrophié aussi, aplati, et n'ayant plus qu'un volume rudimentaire, comme celui qu'il avait avant la période génitale. Les ovaires participeront à l'atrophie commune, ils seront le siège du même travail de résolution et d'absorption, s'exerçant sur leur couche centrale ou *médullaire*, aussi bien que sur leur couche superficielle, ou *ovigène*, et comme les ovisacs, ou vésicules de Graaf sont contenus dans l'épaisseur de la couche ovigène, il en résulte que cette couche ayant disparu par un travail atrophique, les ovisacs et les ovules ont disparu avec elle ; aussi l'ovaire d'une vieille femme ne contient plus ni ovisacs ni ovules ; ces facteurs indispensables à la génération n'existant plus, la fécondation et la conception sont, par conséquent, désormais absolument impossibles.

Tel est l'âge de retour ; si, pendant cette période de sa vie, la femme a perdu toute aptitude à la fécondation, du moins elle est débarrassée de toutes les douleurs, de tous les incidents fâcheux et morbides, qui, dans la période précédente, étaient liés à cette fonction ; elle n'est plus assujettie aux ennuis, aux souffrances, des échéances menstruelles : si les organes de la génération s'atrophient, du moins ils sont exempts de presque tous ces états pathologiques si fréquents et si graves souvent dans la période génitale. S'ils sont cependant encore quelquefois malades, leurs maladies ont été contractées antérieurement, elles n'appartiennent pas à l'âge de retour, et, par le fait même des influences atrophiques et sédatives, exercées sur ces organes par cette période de la vie, leurs maladies en deviennent moins vives, moins aiguës, moins rapides dans leur évolution; elles subissent, en quelques sorte, un arrêt dans leur développement; les phénomènes par lesquels elles se manifestaient s'atténuent dans leur intensité; elles prennent une forme torpide et chronique; quelquefois même leurs lésions anatomiques constitutives sont, elles-mêmes, le siège d'un travail deré solution et d'atrophie, qui les rend tolérables et compatibles avec la santé. Dans l'âge de retour, les fibromes utérins diminuent de volume, au lieu de s'accroître comme ils le faisaient dans la période génitale; la congestion menstruelle, supprimée, ne leur donne plus l'impulsion d'autrefois, et les anciennes métrorrhagies, qui les accompagnaient, de redoutables qu'elles étaient par leur fréquence et leur abondance, deviennent plus rares, et finissent même par cesser tout à fait; le fibrome prend droit de domicile dans l'utérus, et subit, avec lui, le même travail de résolution et d'atrophie qui, non seulement, l'arrête dans son développement, mais encore, tend à le faire disparaître. — La même influence heureuse s'observe dans les cas de dégénérescence utérine; la marche envahissante, destructive et ulcéreuse du cancer de la matrice s'arrête le plus souvent dans la période de retour, et, en faisant à la Salpêtrière l'autopsie de femmes de quatre-vingts, de quatre-vingt-six ans, nous avons trouvé des noyaux cancéreux, à moitié atrophiés, et dont l'existence n'avait pas même été soupçonnée.

Donc, si l'âge de retour est deshérité relativement aux facultés génésiques, en revanche il bénéficie de nombreuses immunités morbides. Lorsque la femme est sortie heureusement de la période transitoire et difficile appelée *époque critique*, et qu'elle est entrée dans la période définitive et ultime appelée l'*âge de retour*, elle peut y trouver de longues années de vigueur et de santé; la vie s'est alors simplifiée; elle s'est exonérée d'une des fonctions les plus fécondes en maladies, et, en se simplifiant ainsi, en s'exonérant de tout ce qui tenait à la génération, elle s'est débarrassée, par cela même, des états pathologiques les plus nombreux et quelquefois les plus graves.

DE LA CONSTIPATION

Notre dessein n'est pas de parler de la constipation, comme symptôme de toutes les affections générales, locales et viscérales, qui peuvent la produire. Définie dans son acception la plus large, elle est la suppression, plus ou moins complète, des fonctions intestinales et spécialement du dernier acte, de l'épilogue, de la digestion intestinale, qui consiste à expulser les matières fécales, et que, pour cette raison, on appelle la défécation. On l'observe dans les deux sexes, mais beaucoup plus fréquemment chez la femme, et avec beaucoup plus d'intensité que chez l'homme : voilà pourquoi nous avons cru devoir la faire entrer dans le cadre pothologique consacré spécialement à la femme.

Nous avons dit que presque toutes les femmes sont leucorrhéiques ; nous pouvons dire de même, et avec tout autant de vérité, que presque toutes les femmes sont constipées, car constipation et leucorrhée sont également le signe et le symptôme d'un même désordre, d'une même altération de l'organisme : l'anémie, la débilitation, la dégradation des forces.

Nous le répétons, nous laissons de côté toutes les causes organiques, intra- et extra-intestinales. Les rétrécissements, les compressions, les tumeurs, les invaginations, les dégénérescences, qui, obstruant plus ou moins le calibre intestinal, arrêtent plus ou moins le cours des matières fécales, retardent ou empêchent leur élimination. Nous ne voulons parler que de cette constipation, que nous pourrions appeler normale, habituelle, tant elle est commune, et qui existe en dehors de toutes les causes que nous venons de mentionner. Notons cependant la constipation, que nous avons mentionnée plus haut, comme étant à la fois le résultat et le symptôme de la rétroversion utérine, constipation toute spéciale, signalée avec raison par Stoltz et par Kœberlé.

Suivant les lois physiologiques, la défécation doit s'opérer une fois en vingt-quatre heures ; or, chez presque toutes les femmes, jeunes ou vieilles, mais jeunes surtout, cette fonction ne se remplit qu'à intervalles beaucoup plus éloignés ; tous les deux, trois, quatre, cinq, six jours seulement, quelquefois même, tous les huit jours, et même tous les dix ou quinze jours. Interrogées à ce sujet, ces femmes vous disent que c'est leur habitude, et que cette habitude tient à une grande *inflammation*.

Or, elles se trompent complètement sur l'explication à donner à ce fait morbide ; il n'y a là aucune inflammation, aucun état phlegmasique de l'intestin ; il y a, au contraire un état de faiblesse, d'atonie, d'inertie intestinale, sous l'influence duquel, les mouvements, les contractions péristaltiques nécessaires au cheminement des matières fécales ne s'opèrent plus, et alors, l'intestin n'ayant plus la force de se débarrasser de ces matières, de les pousser au dehors, les garde dans sa cavité, se laisse distendre comme une outre insensible, par leurs masses agglomérées, étant dépourvu de la vigueur contractile suffisante pour les expulser. Tel est le genre de constipation dont nous avons seulement à nous occuper.

Quelles sont les femmes qui en sont atteintes? Sont-ce les grosses paysannes livrées aux travaux des champs? Sont-ce les femmes robustes, bien musclées et sanguines, dont la vie est active et occupée au dehors? Non, ce sont les femmes du monde, qui font de la nuit le jour, qui se couchent le plus souvent, à l'heure, où elles devraient se lever, et qui se lèvent quand la matinée est déjà bien avancée; ce sont les femmes, qui, par genre et par habitude, ne sortent qu'à trois ou quatre heures après midi, jamais à pied, toujours en voiture, qui vivent dans des appartements trop chauffés, à demi obscurs, où la lumière ne pénètre qu'à travers une triple épaisseur de rideaux; ce sont toutes ces jeunes filles, femmelettes de salons, sans poitrine et sans fraîcheur, étranglées dans leurs corsets; ce sont ces ouvrières, ces fleuristes, ces lingères, ces modistes, qui, par une coquetterie de mauvais goût, et pour singer les grandes dames, s'ingénient à étreindre comme elles leurs corps étiolés et amaigris, dans des vêtements trop étroits. Voilà les femmes qui sont constipées, chez lesquelles les garderobes ne peuvent se produire qu'une fois ou deux fois, par semaine, parce que, disent-elles, elles sont atteintes d'inflammation.

De cette constipation, résultent plusieurs inconvénients sérieux; toutes les fonctions physiologiques sont solidaires, et quand l'une vient à manquer, toutes les autres en souffrent, et il en résulte un désordre général. Or, il n'est pas possible qu'une fonction aussi importante que celle dévolue à l'intestin soit en souffrance sans que les autres en reçoivent un fâcheux contre-coup. Les accidents causés par la constipation sont graves et nombreux.

Quand l'intestin n'agit pas, l'estomac n'agit pas non plus; l'inertie intestinale produit l'inertie stomacale; l'appétit fait défaut, ou du moins, il est irrégulier, capricieux, jamais très ouvert; les digestions sont lentes, pénibles, accompagnées de douleurs, de crampes épigastriques, de rougeurs à la face; le ventre est dur, tendu, douloureux; il y a de fréquentes migraines, un vague sentiment de malaise, des épreintes abdominales, de fausses envies. Et quand une garde-robe a lieu, c'est d'ordinaire, avec une sensation de cuisson, de déchirure à l'anus, causée par le volume considérable et l'induration des matières.

L'accumulation de ces matières au-dessus de l'anus, dans la cavité ampullaire du rectum et jusque dans l'S iliaque du côlon, peut entraîner de nombreux accidents. Il en résulte une compression des vaisseaux hémorrhoïdaires, une gêne de la circulation veineuse, et par conséquent des hémorrhoïdes. Il en résulte encore un état de congestion habituelle dans toute la circulation utérine et des métrorrhagies.

Chez une dame enceinte de huit mois, une constipation datant de quinze jours, sans aucune garde-robe, avait causé des douleurs semblables aux douleurs de l'accouchement : nous fûmes appelé, et nous constatâmes une dilatation complète du col, de la largeur d'une pièce de cinq francs, et par conséquent nous pûmes diagnostiquer un accouchement imminent. Nous trouvâmes en même temps que le rectum était distendu par une énorme quantité de matières fécales indurées. Nous nous hâtâmes de prescrire un lavement énergiquement purgatif. Sous son influence, cette dame rendit une quantité énorme de matières; un vase de nuit en fut rempli. Cette évacuation si abondante lui procura un soulagement immédiat : les douleurs utérines, et qui allaient amener un accouchement prématuré, cessèrent complètement; la dilatation utérine, qui était complète, se resserra petit à petit; le lendemain, elle n'existait plus; le museau de tanche se referma, et toute annonce d'accouchement prochain ayant disparu, cette dame put partir pour Munich, où elle accoucha à terme, et très heureusement, dans sa famille. Ainsi, dans ce cas, une constipation de quinze jours était sur le point de déterminer un accouchement prématuré.

Chez une autre dame, auprès de laquelle nous fûmes appelé en consultation, une constipation plus ancienne encore et réfractaire aux purgations les plus énergiques, amena des vomissements incoercibles, et tous les accidents d'étranglement interne par obstruction intestinale, accidents contre lesquels tout fut impuissant, et qui entraînèrent rapidement la mort.

Nous donnons, en ce moment-ci même, nos soins à une dame, toujours constipée, et chez laquelle le passage de matières volumineuses et indurées à travers l'anneau anal occasionnait, chaque fois, les douleurs les plus intenses. Il en résulta une fissure anale très caractérisée.

Indépendamment donc des inconvénients habituels et inséparables de la constipation tels que des accidents d'inappétence, de dyspepsie, de douleurs gastro-intestinales, accidents incompatibles avec la santé, et qui font, de tant de jeunes filles et de tant de femmes, des êtres étiolés, malingres et souffreteux; indépendamment de ces accidents, que nous pouvons appeler vulgaires, à cause de leur fréquence, la constipation peut encore, ainsi que nous en avons cité des exemples, occasionner les dangers les plus sérieux, et les plus compromettants pour la vie. On ne saurait donc veiller, avec trop de sollicitude, pour l'empêcher de s'établir, pour faire, relativement à ce trouble fonctionnel, si grave dans ses conséquences, une médication préventive ; et si on n'est pas arrivé à temps pour la prévenir, on ne saurait la combattre avec trop de soins et trop de persévérance.

TRAITEMENT DE LA CONSTIPATION.

Si la médecine est l'art de guérir les maladies, elle doit être encore, et plus encore, peut-être, l'art de les prévenir; ce principe de thérapeutique générale s'adresse à toutes les maladies possibles, et, en particulier au désordre morbide qui nous occupe.

Il ne faut donc jamais manquer d'interroger les jeunes filles et les femmes de tout âge au sujet de leurs fonctions intestinales. Il faut, de toute nécessité, que ces fonctions soient remplies, tous les jours, une fois : or, si l'intestin ne se plie pas à ce devoir quotidien, il ne faut pas le laisser s'habituer à cette négligence ; il ne faut pas le laisser s'avachir et perdre sa tonicité et sa force contractile. N'oublions pas qu'il s'agit là d'une faiblesse organique et locale, dépendant d'une faiblesse générale et constitutionnelle. Or, si cette irrégularité fonctionnelle n'est pas combattue, dès son origine, et mieux encore, si elle n'est pas, en quelque sorte, devinée par la prescience médicale que doit posséder tout clinicien, elle peut, par une ténacité qui lui est propre, opposer au traitement une opiniâtre résistance.

Cette constipation résulte d'une faiblesse, à la fois intestinale et constitutionnelle, et non point d'une inflammation : donc ce n'est pas aux moyens antiphlogistiques et émollients qu'il faut avoir recours, comme on le fait, le plus souvent, d'une façon si déplorable, et contre toute raison. Donc pas de lavements chauds et émollients, qui ne feraient qu'amollir et relâcher encore davantage les tuniques intestinales; par de bains tièdes, qui auraient l'inconvénient d'être débilitants; pas de boissons adoucissantes, rafraîchissantes, tempérantes, dont le résultat serait un degré de faiblesse et d'atonie de plus. Pas de purgatifs, qui fatigueraient la constitution, déjà débilitée, et la débiliteraient encore davantage. Traiter, par les purgations, ce genre de constipation, serait une méthode absolument déraisonnable et désastreuse; en effet, il en résulterait, d'abord, comme nous le disions, une faiblesse plus grande encore, et par conséquent une constipation plus opiniâtre encore. Or quelques jours après la première purgation, il faudrait en donner une seconde; quelques jours plus tard une troisième, puis une quatrième, et ainsi de suite, l'intestin ne pouvant fonctionner, qu'à la condition d'être stimulé par les purgatifs, seuls capables de le réveiller de sa torpeur et de son inertie. Ces purgations, ainsi répétées, auraient d'abord le triple inconvénient : 1° de fatiguer l'estomac; 2° de fatiguer la constitution; 3° d'augmenter, par conséquent, la faiblesse générale, cause première et principe du mal auquel on veut remédier, et qu'on ne ferait ainsi qu'aggraver. Mais ce n'est pas tout; l'estomac finirait par s'habituer à ces purgations : elles resteraient alors sans effet; il faudrait, pour obtenir un résultat, augmenter, doubler les doses; ou bien recourir aux moyens les plus énergiques, aux drastiques, à l'eau-de-vie allemande, à l'huile de croton, à la scammonée, au jalap. Il viendrait un moment, où l'action de ces médicaments dangereux s'épuiserait à son tour, et alors que faire ? C'est, quand elle en est arrivée là, que la situation devient des plus embarrassantes et des plus graves ; c'était le cas de la malade que nous avons vue succomber aux accidents de l'étranglement interne ; l'intestin était absolument et complètement fermé, obstrué, et paralysé, et rien n'était plus capable de stimuler en lui une action quelconque et des contractions expulsives.

Tel est le dernier mot et l'aboutissant final de cette constipation progressive, si commune chez la femme de tous les âges, aussi bien chez la jeune fille, que chez la femme de soixante, de soixante-dix ans. Nous avons observé un très grand nombre de ces cas, devenus avec le temps, par négligence, ou par des soins inintelligents, un état pathologique de la plus haute gravité.

Chez la jeune fille, on n'y fait pas attention ; les parents n'en comprennent pas l'importance ; la jeune fille n'aime pas qu'on lui parle de ces choses-là ; on ne veut pas la contrarier ; on ne consulte pas le médecin ; ou le médecin consulté prescrit une médication émollientes et purgative, qui achève de tout gâter. Voilà comment une constipation, insignifiante d'abord, sur laquelle, par incurie, on a fermé les yeux, et que des esprits légers ou incrédules ont affecté de négliger, peut devenir, et devient, en réalité, une véritable maladie dont les conséquences sont trop souvent, ainsi que nous en avons vu de nombreux exemples, de la plus haute gravité.

Que faut-il donc faire ? — Le contraire de ce que

l'on fait habituellement. Et d'abord, du côté des parents, pas de négligence, pas de sotte incrédulité mais de la confiance dans la parole du médecin; du côté de la jeune fille, pas de fausse pudeur, pas de mièvrerie, mais de la sincérité, et un compte rendu exact et rigoureux de la situation. Une garde-robe a lieu seulement tous les deux ou trois jours; c'est un mal; c'est un désordre, auquel il faut porter remède tout de suite, sous peine de le voir augmenter. — L'intestin ne fonctionne pas régulièrement, parce que la jeune fille est anémiée, délicate; fortifions-la par l'hygiène d'abord; couvrons-la de flanelle; faisons lui prendre beaucoup d'exercice; promenades à pied dès le matin, vie au grand air, le plus possible, nourriture tonique et abondante; vins généreux; pas de soirées ni de veilles prolongées, ni rien de ce qui est débilitant. Stimulons son appétit et l'action des organes digestifs, en lui faisant prendre immédiatement avant chacun des repas, une cuillerée à soupe de la potion suivante :

Sulfate de strychnine..................	0gr, 02
Sirop de menthe........................	30 grammes.
Eau distillée..........................	150 —

ou bien, dans une cuillerée d'eau, une, deux ou trois gouttes de teinture amère de Baumé; ou bien encore, dans un quart de verre d'eau, une cuillerée à café de l'élixir stomachique amer de Stougthon. Nous alternerons l'usage de ces trois médicaments, dont la strychnine, la teinture de noix vomique sont la base, et nous les continuerons pendant plusieurs mois. En même temps, nous donnerons du fer; nous ferons prendre, à chaque repas, deux pillules de Vallet, ou bien quelque autre des préparations ferrugineuses que nous prescrivons habituellement, et que nous avons soin de varier : (chocolat ferreux, pastillé de Julliard ; essence ferrugineuse de salsepareille de Fontaine ; vin de quinquina ferrugineux d'Yvon ; sirop de proto-iodure de fer). Au fer, nous joindrons les vins amers, toniques, reconstituants, le vin de quinquina, au madère, ou au grenache ; le vin hématogène Tarin, le vin de Bugeaud, etc. Nous donnerons encore et en même temps, du sirop de phosphate de chaux, une grande cuillerée à la fin de chaque repas. Nous veillerons à ce que la jeune fille ne prenne pas la ridicule habitude de ne boire que de l'eau pure, ou de l'eau à peine teintée de vin ; nous exigerons que sa boisson de table, soit composée toujours d'une eau minérale apéritive, stimulante et tonique, telle que l'eau d'Orreza, de Bussang, de Capvern, de Lacaune, de la Bauche, coupée avec un tiers de vin de Bourgogne ou de Bordeaux. Nous prescrirons, de plus, et comme devant faire partie intégrante de la toilette, un lavement d'eau froide, tout à fait froide, tous les matins ; ce lavement devra être conservé dix minutes environ. Il exercera sur l'intestin une action excitante ; la température de l'eau froide, réveillera les contractions intestinales et on aura ainsi, tous les jours, à heure fixe, une garde-robe. Ce traitement, à la fois local et général, devra être continué longtemps, jusqu'à la reconstitution complète, des forces, du tempérament, du système sanguin de la jeune fille, et jusqu'à ce que l'intestin, définitivement ranimé, et tiré de sa torpeur par le stimulus de l'eau froide, agisse et amène une garde-robe, de lui-même, tous les matins, et à la même heure, par l'habitude que les lavements froids lui en auront donnée.

MALADIES DU SEIN.

Les sympathies les plus intimes existent entre l'utérus et les glandes mammaires. Chez la petite fille, avant l'âge de la puberté, l'utérus n'est qu'à l'état rudimentaire; n'ayant aucune fonction à remplir, il est sans développement et, en quelque sorte, seulement embryonnaire; dans cette première période de la vie, rien n'attire sur lui l'attention; il reste comme dans l'ombre, comme s'il n'existait pas, sans développement, sans fonction physiologique, mais aussi sans maladie. Il en est de même de la glande mammaire; elle est aussi, dans cette même période de la vie, comme à l'état embryonnaire; aucune saillie ne marque la place qu'elle occupe; la poitrine de la petite fille est plate, sans aucune voussure; mais aussi, sans aucune maladie.

Aussitôt qu'apparaissent les règles, la deuxième période de la vie, la période de la puberté commence, avec cette fonction nouvelle, dévolue à l'utérus et aux ovaires; ces deux organes alors, devenant utiles et nécessaires, manifestent leur existence par un rapide accroissement, par une vitalité active dont ils deviennent le siège, mais en même temps, aussi, par des maladies, dont, jusque-là, ils avaient été exempts.

Les mêmes phénomènes s'observent dans les glandes

mammaires ; aussitôt qu'a eu lieu la première apparition des règles, et que l'utérus et les ovaires, sortant de leur inertie, entrent dans leur période de développement anatomique et d'activité vitale, en même temps, et comme si elles étaient sous la dépendance de ces deux organes, les glandes mammaires se développent, leur accroissement s'accuse par un double relief, qui se dessine, sur les deux côtés de la région thoracique antérieure et supérieure.

A partir de ce moment, les glandes mammaires, sorties de leur inertie, ne cessent pas, pendant toute la vie génitale, d'être solidaires de l'utérus et des ovaires, et d'être, comme ces deux organes, le siège, non seulement d'une activité vitale constante, mais encore de ces congestions qui sont directement liées à la génération, ou du moins qui s'y rattachent, et en sont à la fois les conséquences et les conditions.

Ainsi, chez beaucoup de femmes, chaque période menstruelle s'annonce, quatre ou cinq jours à l'avance, dans les seins, par une turgescence, par une consistance plus ferme, par des élancements, par des douleurs, qui persistent pendant toute la durée des règles et qui disparaissent avec elles, où dès leur apparition. Cet état d'éréthisme, de congestion des glandes mammaires est le retentissement et le fidèle écho des mêmes phénomènes physiologiques qui s'accomplissent dans les ovaires et dans l'utérus, avant et pendant chaque période menstruelle, et qui cessent d'exister, quand cette époque est terminée.

Les premiers commencements de la grossesse s'annoncent, aussi, par une dureté plus grande, et par un gonflement des seins, et, dès les quatre ou cinq premiers mois, ces organes, plus chauds, plus développés, plus congestionnés, qu'à leur état naturel, renferment déjà du colostrum, que la pression fait sourdre des canaux galactophores; liquide incolore, dont la sécrétion peut être regardée, comme un essai, comme une ébauche de la sécrétion lactée ; cette sécrétion si importante s'élabore sourdement dans les derniers mois de la grossesse ; à la congestion, à la réplétion de l'utérus par le produit de la conception, correspondent la congestion et la réplétion des glandes mammaires, par la sécrétion lactée ; quarante-huit heures après l'accouchement, elle devient tout à coup d'une abondance extrême ; elle se manifeste par une congestion plus intense des glandes mammaires, congestion que l'on appelle la *montée du lait.* Les glandes mammaires étant alors le siège d'une vitalité excessive, et d'un molimen congestif de la plus extrême intensité, par cela même la congestion utérine est moins prononcée, et les lochies sont moins abondantes. Pendant toute la durée de la lactation, pendant une année, deux années même, si les seins restent fortement congestionnés, et la sécrétion lactée très abondante, le courant, le molimen vital se faisant en haut, et du côté des glandes mammaires, les ovaires et l'utérus sont, par cela même, inertes et silencieux, et la menstruation n'a pas lieu. Mais quand la sécrétion lactée cesse de se produire, ou se ralentit, alors le molimen vital et congestif change de direction ; il redescend vers les ovaires et vers l'utérus ; les règles alors se rétablissent, mais la sécrétion lactée diminue, et les seins, de durs, de congestionnés qu'ils étaient, deviennent mous et sans vitalité bien apparente.

Il en est ainsi pendant toute la durée de la vie génitale ; les glandes mammaires, l'utérus, les ovaires, ne cessent pas d'être liés, par la plus étroite solidarité ; tantôt la congestion utéro-ovarienne, entraîne, comme conséquence simultanée, la congestion mammaire, comme aux époques menstruelles, et pendant la grossesse, et tantôt, la congestion mammaire étant prédominante, absorbant en quelque sorte, et détournant, à son profit, toute la dose de molimen congestif et de vitalité disponibles, empêche, par cela même, la congestion utéro-ovarienne de se produire, et supprime ainsi la menstruation. Plus tard, quand la congestion mammaire devient moins forte, l'équilibre se rétablit, et l'utérus et les ovaires reçoivent le molimen dont ils ont besoin, pour accomplir leurs fonctions physiologiques momentanément interrompues.

Après la ménopause, l'utérus et les ovaires n'ayant plus de fonctions à remplir, rentrent dans le calme de la période infantile, et subissent une atrophie progressive. Il en est de même des glandes mammaires, qui, devenues inutiles et ne subissant plus les congestions menstruelles et génésiques, s'atrophient aussi, ou subissent la dégénérescence graisseuse ; elles accompagnent l'utérus et les ovaires dans leur retraite de la vie active et génitale.

Après avoir rapidement exposé ces considérations physiologiques sur les rapports fonctionnels des ovaires et de l'utérus, avec les glandes mammaires, nous serons très bref sur les maladies de ces dernières, car elles appartiennent surtout à la chirurgie, à la thérapeutique des accouchements et à la dermatologie.

Les maladies des seins n'existent pas dans la période infantile ; elles n'apparaissent que dans la vie génitale.

Dans la première phase de cette vie, c'est-à-dire, de quinze à trente, ou trente-cinq ans environ, presque toutes ces maladies ont le type inflammatoire; ce sont des inflammations, à forme aiguë, à évolution rapide, qui ont, toutes, une grande tendance à la suppuration; ce sont des phlegmons qui se terminent presque toujours par suppuration. Les plus fréquents se produisent au commencement de la lactation, quand les seins sont gorgés de lait, quand l'enfant est incapable de les vider, ou quand des crevasses, survenant au mamelon, s'opposent à l'allaitement, et, par la douleur qu'elles causent, apportent un nouveau contingent inflammatoire. Le phlegmon du sein peut avoir trois sièges différents. Il peut être superficiel, sous-cutané; il constitue alors ce que l'on a désigné sous le nom vulgaire *de poil;* ce sont de petites nodosités qu'il faut ouvrir dès que le pus s'y est formé.

Le phlegmon peut être *intra-mammaire:* c'est-à-dire exister dans l'intérieur même, dans le parenchyme de la glande : c'est encore au bistouri, et à de larges incisions qu'il faut avoir recours, dès que la fluctuation se fait sentir. Quand le phlegmon est intra-mammaire, sa durée peut être très longue ; en effet, la glande mammaire étant divisée en un grand nombre de lobes, séparés les uns des autres par des cloisons fibreuses, chacun de ces lobes peut s'enflammer successivement, l'un ne devenant malade que quand l'autre est déjà guéri. On peut ainsi assister à l'évolution successive de nombreux abcès, nécessitant tous une ouverture, quand ils sont arrivés, les uns après les autres, à maturité. Dans un cas semblable, nous avons dû faire dix-neuf incisions successives.

Le troisième siège du phlegmon du sein se trouve, en dessous de la glande, dans la couche cellulo-graisseuse qui sépare la glande des muscles pectoraux; c'est l'abcès *sous-mammaire*, il doit être ouvert, le plus tôt possible, par de très larges et très profondes incisions.

Le phlegmon des seins, très fréquent, au début, l'est encore, dans tout le cours, et à toutes les époques de la lactation, lorsque les seins étant gorgés de lait, la lactation doit être supprimée, par une cause quelconque, par suite de crevasses par exemple. Il peut exister aussi en dehors de la lactation, par le fait d'un traumatisme ou d'un érysipèle ; les seins sont un des organes les plus délicats et les plus impressionnables, ils sont de ceux qui s'enflamment et qui suppurent le plus facilement, et, par conséquent, ils sont un de ceux qu'il faut le plus ménager, la peau qui les recouvre est très fine ; l'auréole et le mamelon, sont particulièrement sensibles ; le mamelon qui est érectile, est doué de la sensibilité la plus exquise, et, pour quelques femmes, la titillation est une manœuvre d'onanisme.

La deuxième phase de la vie génitale, de trente-cinq à cinquante ans, est la période dans laquelle on observe, surtout, les affections à type chronique des glandes mammaires. C'est l'époque des kystes, qu'il faut traiter par le bistouri ; c'est l'époque des tumeurs fibreuses, susceptibles de résolution, par une compression méthodique, et par des applications résolutives et fondantes ; c'est l'époque surtout des dégénérescences carcinomateuses, dont la chirurgie doit faire le plus promptement possible justice.

Les malades doivent bien se garder de tous les charlatans, masseurs, vendeurs d'onguents, de pommades, guérisseurs de toutes espèces, dangereux flibustiers, qui exploitent la stupide crédulité du public par leurs deshonnêtes manœuvres, laissant ainsi le temps, aux tumeurs, de faire les progrès qui les rendent incurables. Combien n'avons-nous pas vu de familles ainsi trompées, en revenir à la chirurgie, qui leur répondait : *Il est trop tard !* Un cancer du sein est la manifestation locale d'une diathèse, c'est vrai ; mais si le cancer est enlevé à temps, avant tout engorgement ganglionnaire, une opération bien faite, et dans de bonnes conditions, peut donner de nombreuses années de santé parfaite. Une dame de mes clientes, à qui mon éminent collègue et ami, M. Léon Labbé, a enlevé une énorme tumeur cancéreuse du sein, il y a plus de vingt ans, est encore actuellement très bien portante, et sans aucune repullulation morbide.

Nous ne pouvons pas en terminant ce qui concerne le sein, omettre l'eczéma de l'auréole. Chez quelques femmes, l'auréole se couvre d'une carapace eczémateuse, représentée par une couche épaisse de croûtes, d'un jaune blanchâtre, affectant la même forme que l'auréole, parfaitement régulière et ronde comme elle. Or, l'eczéma des seins, dans ce siège, et avec cette configuration, n'existe que dans trois cas : 1° dans le cas de grossesse ; 2° dans le cas d'allaitement ; 3° dans le cas de gale.

Dans le cas de grossesse, l'eczéma résulte de la congestion mammaire, allant de pair avec la congestion utérine, et donnant lieu à un état phlegmasique de la peau, phlegmasie qui se traduit par une poussée eczémateuse. Dans le cas de gale, l'eczéma en est la complication inflammatoire. Dans le cas de lactation il est la conséquence, à la fois, et de l'irritation que subissent le mamelon et l'auréole par les lèvres de l'enfant, et par le lait, qui stagne et s'acidifie sur une peau fine, impressionnable, sur un organe, et sur une surface douée de la plus exquise sensibilité. Cet eczéma ne se généralisant pas, restant circonscrit et limité à l'auréole, n'a, par lui-même, qu'une médiocre gravité ; des cataplasmes de fécule de pommes de terre en ont assez promptement raison. Cependant il peut devenir très sérieux quand il se développe pendant l'allaitement; en effet les lèvres de l'enfant en augmentent l'intensité, y déterminent des sensations douloureuses des plus vives; ce surcroît d'inflammation, cette exaspération, se renouvelant chaque fois que l'enfant tette, sont souvent la cause de crevasses, avec toutes leurs conséquences, de souffrances intolérables, de suppression de l'allaitement, et, trop souvent aussi, de phlegmon suppuré du sein.

DU NERVOSISME GÉNITAL.

Nous désignerons, sous le nom de *nervosisme*, des troubles, des écarts, des états morbides du système nerveux, qui se rencontrent chez la femme, plus souvent que chez l'homme, dont quelques-uns même sont spécialement liés à la constitution de la femme, et par conséquent, n'existent que chez elle.

La femme, nous l'avons déjà dit, est essentiellement nerveuse ; tout ce qui tient au système nerveux joue donc un rôle prédominant et capital dans sa pathologie. Comme nous n'avons à nous occuper, dans ce livre, que des états pathologiques dépendant directement, ou indirectement de l'appareil et des fonctions génitales, nous n'aurons à parler du nervosisme qu'à ce point de vue spécial. Ainsi nous ne parlerons ni de l'épilepsie et de ses différentes formes, ni de la catalepsie, ni des nombreuses perturbations que présente l'innervation de la femme, du côté des fonctions sensoriales, respiratoires, digestives et des organes de la locomotion. Toutes ces perturbations si variées dans leurs manifestations, dépendent les unes de la constitution même de la femme, de son tempérament nerveux, de son état d'anémie, de faiblesse native ou accidentelle. Les autres, de causes extérieures, telles que l'impression du froid, une violence, une contusion, une compression; d'autres sont la conséquence de causes diathésiques, de l'impaludisme, du rhumatisme, de la syphilis, de l'intoxication saturnine. Nous ne traiterons pas non plus, nosographiquement, et d'une manière générale, la question si importante, si compliquée de l'hystérie, relativement à toutes ses causes, et à toutes ses formes : nous n'en parlerons, ainsi que des autres névralgies et névroses, que d'une manière contingente et relative aux organes génitaux, à l'exercice de leurs fonctions et au sens génésique. Ainsi compris, ainsi restreint, le *nervosisme*, que nous pouvons appeler *nervosisme génital, ou des fonctions génitales*, est encore assez important, assez complexe, pour mériter toute notre attention.

De tous les organes de la femme, il en est peu qui soient liés à tous les autres d'une manière plus étroite que l'utérus; de tous ses appareils fonctionnels, il en est peu dont l'état normal ou pathologique exerce, sur tous les autres, un retentissement plus prononcé que l'appareil génital. On pourrait presque dire que, chez la femme, tous les organes et tous les appareils sont solidaires de l'état et du fonctionnement de son appareil génital, en sorte que si l'usage et les convenances le permettaient, au lieu de demander à une femme *comment elle se porte*, on pourrait lui dire : *comment êtes-vous réglée?* La menstruation est, en effet, le critérium de la santé : une femme bien réglée, relativement à la périodicité régulière des règles, à leur durée, à la qualité et à quantité du sang perdu, sans troubles généraux, fonctionnels, ou douloureux, est, en dehors des cas exceptionnels, une femme bien portante; et réciproquement, une menstruation irrégulière dans ses échéances, et dans sa durée, anormale quant à la qualité ou à la quantité de sang perdu, précédée et accompagnée de troubles fonctionnels, ou douloureux, implique une santé, sinon tout à fait mauvaise, du moins délicate et défectueuse.

Chez un grand nombre de femmes, la menstruation, à chacun de ses retours, est l'occasion de troubles variés; nous avons parlé des principaux de ces troubles, dans le chapitre que nous avons consacré à cette importante fonction; nous n'avons à nous occuper ici, que des accidents que nous désignerons, en raison de leur étiologie particulière, sous le nom générique de *nervosisme menstruel.*

Mais la fonction menstruelle n'est pas la seule à exercer, sur le système nerveux de la femme, un retentissement douloureux, ou simplement perturbateur. Tout ce qui tient aux fonctions génitales a les mêmes influences. Avons-nous besoin de rappeler tous les troubles fonctionnels et même intellectuels et moraux occasionnés par la grossesse, et si habituels qu'ils deviennent un de ses signes, un de ses symptômes? Ainsi, les plus communs de tous, ceux qui affectent la fonction de la digestion : la dépravation du sens du goût, des appétits bizarres, anormaux, quant à la nature des aliments; une faim excessive, la boulimie, ou, au contraire une inappétence invincible; des vomissements nerveux, sympathiques, quelquefois si graves par leur opiniâtre persistance et par leur désespérante fréquence. D'autres fois, ce sont des troubles sur l'innervation de l'appareil respiratoire, qui sont observés, ainsi de l'asthme nerveux, spasmodique, indépendant de toute lésion organique, de toute congestion ou sécrétion bronchique, une toux sèche, nerveuse, spasmodique aussi, indépendante de toute lésion pulmonaire ou bronchique, incoercible, et ne cessant qu'au moment, et par le fait de l'accouchement.

D'autres fois, encore, la grossesse exerce une action toute particulière sur le sens génital; elle l'excite, le surexcite, ou, au contraire, l'apaise complètement. Ainsi chez des femmes, dont le sens génésique est habituellement calme, ou même tout à fait absent, la grossesse détermine des excitations, sans cesse renaissantes, une véritable nymphomanie, qui persiste pendant toute la grossesse, et qui ne s'apaise qu'après l'accouchement. Il y a des femmes, qui, dès qu'elles sont enceintes, de froides qu'elles avaient toujours été, deviennent tout à coup d'une ardeur sensuelle, insatiable de satisfactions. Il y en a d'autres, au contraire, chez lesquelles se produit un effet tout opposé; elles étaient ardentes; le sens génésique était très développé, chez elles, dans leur état habituel; une grossesse se déclare, et, immédiatement toute ardeur génésique disparaît. Bien plus, le coït, qui, pour elles avait toujours été un attrait et une satisfaction sensuelle, leur devient odieux, insupportable; pendant toute la grossesse il ne cesse pas d'être un objet d'aversion et de répugnance invincible; ce n'est qu'après l'accouchement qu'il redevient ce qu'il était auparavant.

La grossesse n'est pas seulement un trouble pour les fonctions digestives, respiratoires, génésiques, elle en est encore un, assez souvent, pour le côté psychique de la femme, pour l'exercice de ses facultés intellectuelles et morales. Il y a des femmes chez lesquelles le caractère est absolument changé par le fait de la grossesse. Elles étaient douces, gaies, aimables; elles deviennent enceintes, et un changement subit s'opère en elles; on les voit colères, emportées, désagréables, d'une humeur maussade, acariâtre. Leurs facultés affectives sont mêmes quelquefois atteintes. Il y a des femmes, qui pendant leur grossesse, n'ont que des paroles fâcheuses, que des procédés haineux, que de la froideur et de l'antipathie pour les personnes qu'elles aiment le plus, pour leur mari, pour leurs enfants; elles ont la conscience du caractère morbide de ces sentiments, mais tout en les désavouant, en les déplorant, elles se sentent incapables de les maîtriser. Il n'y a là, dans tous ces faits anormaux, que des troubles nerveux déterminés par la grossesse, qu'une perturbation passagère, ayant son point de départ dans l'utérus, et que nous appellerons *nervosisme de la grossesse.*

La menstruation et la grossesse ne sont pas les seules fonctions de l'appareil génital dont le retentissement produise une secousse plus ou moins violente, dans le système nerveux. Le sens génésique détermine fréquemment un ébranlement général et des désordres importants. Ces désordres se produisent dans deux cas bien différents, et tout opposés : dans le cas d'exercice excessif et de surexcitations trop vives, ou trop fréquentes de ce sens, et dans le cas, au contraire, où ce sens reste privé des satisfactions dont il a besoin, qu'il réclame et qui lui sont refusées. Nous réunirons les accidents nerveux produits par le même sens, mais dans ces deux cas opposés, sous le même nom générique de *nervosisme génésique, ou aphrodisiaque.*

Dans d'autres cas, le nervosisme spécial qui nous occupe se déclare sous l'influence d'altérations organiques, variables de siège et de nature, et développées dans un point quelconque de l'appareil génital.

Enfin, une dernière cause de ce nervosisme réside dans un ordre de choses tout différent; ce sont des influences purement morales qui le produisent. Nous allons examiner successivement le nervosisme dépendant de chacune de ces cinq causes différentes.

NÉRVOSISME MENSTRUEL.

Chez peu de femmes, l'époque menstruelle se produit exempte de quelques troubles. Nous ne parlerons ici que de troubles purement nerveux précédant, ou accompagnant l'écoulement des règles. Ces troubles sont de deux ordres bien différents; les uns sont des phénomènes purement douloureux siégeant, tantôt dans la zone génitale elle-même, et tantôt dans des régions qui en sont éloignées; ce sont des névralgies : les autres sont de simples troubles fonctionnels, exempts de douleur, ce sont des névroses.

Douleurs hypogastriques. — Le nervosisme menstruel douloureux a plusieurs sièges, la région hypogastrique est le principal; c'est là où il se produit le plus souvent. Il y affecte plusieurs modalités différentes. Tantôt il consiste en douleurs lancinantes, superficielles, erratiques, qui parcourent toute la région sous-ombilicale; ces douleurs se manifestent, le plus souvent, deux ou trois jours avant l'apparition des règles; elles sont continues, sans intermittence; elles persistent, bien qu'à un moindre degré, pendant toute la durée menstruelle, et ne disparaissent qu'après la cessation de tout écoulement sanguin. Tantôt la douleur est localisée dans un seul point, ou dans deux points plus profonds et fixes. Le plus souvent, elle correspond à la région ovarienne;

elle est unilatérale ; on la trouve à gauche, plus fréquemment qu'à droite, dans un point qui répond à la situation de l'ovaire gauche ; quelquefois cependant elle est bilatérale et correspond au siège des deux ovaires. D'autres fois, son siège est plus profond encore, et sur la ligne médiane ; on peut alors le rapporter à l'utérus lui-même. Dans d'autres cas, le nervosisme a pour siège toute la vulve, les grandes et les petites lèvres, le clitoris, le méat urinaire, l'entrée du vagin, et il s'étend, à droite et à gauche, dans toute la zone génitale, dans les plis génito-cruraux, à la face interne et supérieure des cuisses. Toute la région génitale externe est alors le siège d'une hypéresthésie agaçante, énervante, douloureuse, de démangeaisons, d'élancements très pénibles, qui portent les personnes qui en sont atteintes à se gratter, et souvent d'une manière irrésistible, avec une sorte de rage dont elles ne sont pas maîtresses.

Excitations génésiques. — Le nervosisme menstruel, à la région génitale, n'affecte pas toujours la forme douloureuse ou névralgique. Il se manifeste très souvent, et aussi souvent peut-être, d'une tout autre manière ; c'est encore une hyperesthésie, mais une hyperesthésie qui porte tout spécialement sur le sens génésique : hyperesthésie, excitation aphrodisiaque, qui éveille des besoins, des désirs sensuels, et qui sollicite souvent d'une manière irrésistible, à des actes érotiques réprouvés par la conscience, et tout à fait en désaccord avec les habitudes ordinaires. Quand ces actes n'ont pas lieu, des sensations voluptueuses se produisent souvent, sans aucune provocation matérielle, pendant un rêve, ou sous l'influence seule de pensées érotiques.

Il y a des femmes naturellement froides, insensibles, en tout autre temps, aussi bien aux pensées, aux désirs, qu'aux excitations génésiques, et qui, aux époques menstruelles, deviennent très fortement possédées d'inclinations érotiques. C'est à ce moment que celles qui vivent dans le désordre, s'y abandonnent avec le plus d'ardeur et de débordement. C'est à ce moment que l'onanisme s'exerce, même chez les personnes auxquelles ce vice n'est pas habituel, et qui, malgré leurs efforts pour y résister, y succombent cependant. C'est à ce moment, surtout, que les mères doivent exercer sur leurs filles la plus délicate, la plus difficile de toutes les surveillances. Combien est grand, en effet; le nombre des jeunes filles, qui, à leurs époques menstruelles, se laissent aller aux tentations de l'onanisme.

On les voit souffrantes, fatiguées, nonchalantes, sans entrain, les yeux cernés, la figure tirée, paresseuses à se lever, aimant à rester au lit; tout cela passe sur le compte des règles, qui, sans doute, peuvent bien y être pour quelque chose, mais tout cela aussi n'est que trop souvent la conséquence de la masturbation, à laquelle ces jeunes filles s'abandonnent sous l'influence de l'excitation génésique, dont elles subissent les atteintes. C'est un devoir pour le médecin d'avertir les mères, et d'éveiller, sous ce rapport, toute leur sollicitude la plus active et la plus ingénieuse. Parmi les femmes veuves, non mariées, et tout à fait chastes, il y en a beaucoup, et nous en avons été maintes fois le confident, qui, à toutes leurs époques menstruelles, se sentent très malheureuses, par les luttes qu'elles ont à soutenir contre elles-mêmes; il y en a qui, malgré leurs efforts de résistance, succombent; il y en a d'autres chez lesquelles, pendant le sommeil, se produisent des soulagements voluptueux salutaires, soit sous l'influence de rêves érotiques, soit spontanément, sans rêve, et comme par l'effet d'un trop-plein, dont la nature se débarrasse d'elle-même, et sans effort, comme sans provocation.

Ces diverses formes du nervosisme génital menstruel, c'est-à-dire, développé sous l'influence de la menstruation, ont pour cause l'état congestionnel, la suractivité vitale dont les organes génitaux internes et externes sont le siège, par l'effet du travail qui s'opère dans l'ovaire et dans l'utérus. La congestion qui se produit dans ces organes, avant et pendant l'ovulation et l'hémorrhagie utérine, a son retentissement dans tout l'appareil génital, et ce développement passager d'une vitalité excessive, surabondante, bien que physiologique, amène, comme conséquence, ces divers phénomènes d'excitations nerveuses que nous venons de décrire sous le nom de nervosisme génital menstruel.

Ces accidents ne manquent pas d'une certaine gravité, ne fût-ce qu'au point de vue des suggestions onanistes, aphrodisiaques, dont ils sont souvent l'occasion. La douleur qu'ils produisent est quelquefois assez vive pour mettre les malades dans la nécessité d'interrompre tout travail, et de garder le lit : par conséquent ils méritent de fixer l'attention du médecin.

TRAITEMENT.

Le traitement de ces désordres nerveux est très délicat et d'une application difficile. D'une part, si parce qu'on a affaire à une affection purement névralgique, on veut employer une médication substitutive, perturbatrice, révulsive, comme celles qui réussissent le mieux, dans les névropathies, on court le risque d'empêcher la menstruation de se produire, ou de l'arrêter brusquement dans son évolution. Ainsi, les sinapismes, les vésicatoires sont absolument contre-indiqués; d'autre part, une médication qui aurait pour but de hâter, de faciliter l'écoulement sanguin, par des bains de siège, par des applications chaudes, excitantes, aromatiques, etc., pourrait avoir l'inconvénient de déterminer cet écoulement en excès, en d'autres termes de produire une véritable perte, une métrorrhagie. On se trouve donc placé dans une double alternative, entre deux dangers bien opposés, et qu'il faut éviter avec le même soin.

Lors donc qu'on est consulté pour un de ces cas de nervosisme génital, menstruel, siégeant dans la zone génitale habituelle, se reproduisant régulièrement à chaque époque, avec la même périodicité que la menstruation elle-même, dont il est la conséquence et la complication, voici la conduite à tenir : Il faut prescrire une médication douce, calmante, antispasmodique, s'adressant à l'élément nerveux de l'affection, et ne pouvant, en aucune manière, déranger le cours des règles, qu'il faut bien se garder de troubler. En pareil cas, le bromure de potassium rend de grands services, à la dose de 3, 4, 5, 6 grammes par jour; les opiacés en potion, additionnée d'eau distillée de laurier-cerise; de petits lavements avec dix, quinze gouttes de laudanum de Sydenham; des juleps avec alcoolat de mélisse et sirop d'éther; des frictions douces sur la face interne des cuisses avec une pommade belladonée, ou morphinée, seront utilement employées. Si la douleur était très vive, soit dans la région ovarienne, soit dans un point quelconque de la zone génitale, il ne faudrait pas hésiter à pratiquer une ou plusieurs injections hypodermiques de la solution suivante, au moyen de la seringue de Pravaz :

Eau distillée........................	10 grammes.
Chlorhydrate de morphine..........	0 gr. 25

Un seul, ou l'ensemble de ces moyens, dans la grande majorité des cas, suffit, le plus souvent, pour amener le calme, surtout si l'écoulement normal des règles a été favorisé, en même temps, par des boissons légèrement excitantes, telles que les infusions de thé, ou de feuilles d'oranger, additionnées de cognac; et par une température un peu chaude, qu'on a le soin d'entretenir autour de la zone génitale, au moyen de cataplasmes de farine de lin aromatiques, de ouate, ou de molleton de laine.

Mais ce n'est pas assez de combattre les accidents, quand ils se sont déclarés, il faut encore s'efforcer d'en prévenir le retour. Si la médecine est l'art de guérir les maladies, n'oublions pas qu'elle est aussi, et surtout, l'art de les prévenir; un traitement préventif, ou prophylactique, s'impose toujours au médecin comme un devoir, auquel il ne lui est jamais permis de manquer.

Lors donc qu'une époque menstruelle compliquée d'un ou de plusieurs des accidents nerveux dont nous avons parlé est passée, il faut penser à l'époque suivante, qui, d'après toute probabilité, ramènera les mêmes accidents : or il faut s'opposer à leur retour. La périodicité, à échéances éloignées, à longs intervalles, est justiciable du sulfate de quinine; il est donc indiqué d'y avoir recours. Pendant les huit ou dix jours qui précéderont le retour des règles, faites-en prendre, chaque jour, à la malade une dose de 30 à 40 ou 50 centigrammes, suivant son âge et la force de sa constitution. Ou bien, pendant le même laps de temps, prescrivez-lui, chaque jour, 3 ou 4 des pilules suivantes :

Valérianate de quinine.........	15 centigrammes.
Extrait de valériane	15 —

En même temps, prescrivez, chaque jour, un lavement chaud, aromatique, légèrement excitant, avec les infusions de tilleul, de camomille, de feuilles d'oranger. En préparant, en facilitant ainsi le travail des ovaires et de l'utérus, en les disposant à la fonction menstruelle, par un molimen artificiel, prudemment ménagé, excitant et calmant à la fois, vous éviterez les accidents nerveux qui accompagnent ordinairement toute fonction, dont l'accomplissement est laborieux et nécessite de grands efforts de la part des organes chargés de l'accomplir. Quelques grands bains, ou bains de siège, avec les infusions de tilleul et de jusquiame; des frictions, des massages, sur toute la longueur des membres inférieurs, pratiqués avec une main vigoureuse, ou avec une flanelle imbibée de vin aromatique, d'alcoolat de mélisse, de romarin, ou de lavande, concourront au même but, et amèneront le même résultat. Telle devra être, pendant les huit ou dix jours qui précéderont les règles, la médication destinée à empêcher la reproduction des accidents nerveux.

Mais il y a une considération plus générale qu'il ne faut pas perdre de vue : ces accidents se produisent habituellement chez des femmes NERVEUSES, parce qu'elles sont anémiées, parce qu'elles ont une mauvaise hygiène;

or, tout en prescrivant la médication anti-névralgique, sédative et sagement emménagogue, dont nous avons parlé, il faut ne pas manquer de combattre l'anémie; il faut, pendant des mois, et quelquefois des années, faire prendre du fer, du quinquina, de l'huile de foie de morue, du phosphate de chaux. Tous ces médicaments, joints à une nourriture tonique, seront habilement dosés, variés et alternés, afin de ne pas fatiguer l'estomac; leur usage sera suspendu, chaque mois, une huitaine de jours, pendant la durée des règles, et repris aussitôt après. Des bains tenant en dissolution une forte dose des sels de Salies de Béarn, alternés avec des bains sulfureux, avec des douches froides, générales, vigoureusement données en pluie, en cercle, en colonne, produiront un excellent résultat, concurremment avec une hygiène bien comprise, l'habitude salutaire de se lever, et de se coucher de bonne heure, de faire, tous les jours, une ou plusieurs marches, au grand air, de mener une vie occupée, active, et nullement assujettie à tout ce qu'il y a d'énervant, de malsain et de débilitant, dans tout ce que l'on appelle les modes, les habitudes, les usages, les plaisirs du monde.

C'est par l'ensemble et la combinaison de ces moyens curatifs et préventifs, hygiéniques et médicamenteux, que l'on détruira ces accidents nerveux si douloureux, qui, tous les mois, troublent l'existence de tant de femmes condamnées à des souffrances, souvent très vives, chaque fois que s'accomplit une fonction qui devrait en être exempte, si les femmes étaient soumises à une sage et habile direction médicale.

Migraines. — Si la zone génitale, ainsi que nous l'avons dit, est le siège le plus habituel du nervosisme menstruel, ce n'est malheureusement pas le seul. La *migraine* ou *hémicrânie* est encore un de ces accidents nerveux très communs, qui sont, trop souvent, le douloureux accompagnement des règles. Il y a des femmes qui, tous les mois, au moment où elles sont menstruées, se trouvent arrêtées dans leurs occupations, dans leur vie habituelle, dans leurs relations sociales, par des migraines, des douleurs hémicrâniennes, pour lesquelles elles se mettent bravement au lit. Or, nous ne comprenons pas que ces femmes-là acceptent un pareil état de choses. Peut-on admettre, en effet, que des femmes, jeunes, bien constituées, dans la force de l'âge, se résignent à de telles sugestions? Certes, il y a de leur part un laisser-aller, un défaut de courage, une indolence, indignes d'un caractère énergique. Ne rien faire pour réagir contre un pareil assujettissement, et s'abandonner ainsi, tous les mois régulièrement, aux exigences de douleurs dont on aurait pu triompher si on l'avait voulu; s'isoler, se séquestrer ainsi volontairement, chaque mois, sous le prétexte d'une migraine, c'est, nous le répétons, un acte d'absence de bon vouloir, un acte de mollesse, et d'une femme sans caractère et sans énergie: mais, si cette femme a un médecin, et qu'en pareil cas ce médecin se déclare impuissant, nous n'hésitons pas à taxer ce médecin d'ignorance, d'incurie ou de coupable complaisance pour une femme amollie, dont il se rend le complice, et dont il favorise, par conséquent, les déplorables errements.

Donc, il faut combattre et faire cesser au plus vite un état qui, étant anormal, ne doit pas être toléré.

TRAITEMENT.

Nous répéterons, pour cette forme du nervosisme menstruel, ce que nous avons dit à propos du nervosisme des régions inférieures, que, presque toujours, les femmes qui en sont atteintes sont lymphatiques, anémiées, *nerveuses*. Par conséquent, le même traitement général et local est parfaitement indiqué : médication tonique (fer, quinquina, etc.), médication calmante, antispasmodique (bromure de potassium, opium, éther, injections morphinées hypodermiques, etc.); médication préventive, anti-périodique (sulfate de quinine, valérianate de quinine, etc.). — Il y a déjà là de grands éléments de succès, mais ce n'est pas suffisant ; outre ces médicaments, outre un traitement hygiénique tel que nous l'avons indiqué, il faut se souvenir que presque toujours, outre une constitution nerveuse, la migraine est liée aussi à un mauvais état des voies digestives, à une pléthore bilieuse, à une inertie intestinale ; donc, après la cessation des règles et avant de commencer le traitement tonique et reconstituant, il faudra d'abord nettoyer l'estomac, le débarrasser des saburres qu'il contient par une ou deux doses d'ipécacuanha ; puis, agir sur l'intestin par quelques eaux minérales : cela fait, on abordera toute la médication ci-dessus indiquée. Rien n'empêchera de recourir aux mêmes moyens plusieurs mois de suite ; la persévérance dans cette médication rationnelle complexe fera cesser les migraines périodiques.

Névralgies diverses. — Il y a des femmes qui, à toutes leurs époques menstruelles, souffrent de douleurs névralgiques de sièges variables : névralgies épigastriques, névralgies lombaires, névralgies intercostales, et spécialement dans la région du cœur, névralgies sus-acromiales, névralgies iliaques; toutes ces névralgies seront combattues victorieusement par l'ensemble des mêmes moyens.

Accidents hystériformes. — Il en sera de même des accidents hystériformes, des syncopes, des mouvements nerveux, désordonnés, des rires, des pleurs, des étouffements, des accès d'asthme, de suffocation, des palpitations, etc., tous accidents nerveux, sous l'influence de l'excitation menstruelle, relevant de la même cause, et justiciables des mêmes moyens de traitement.

Troubles psychiques. — Les divers troubles nerveux que nous venons de passer en revue ne sont pas les seuls que nous ayons à noter; on en observe encore d'un tout autre genre aux époques menstruelles, et ces troubles, se faisant sentir du côté psychique, ayant leur retentissement sur les facultés sensitives, intellectuelles et morales, sur le caractère de la femme, peuvent et doivent trouver leur place dans le groupe d'accidents nerveux que nous avons désignés sous le nom générique de *nervosisme menstruel.*

Si la femme est essentiellement nerveuse, impressionnable et d'une sensibilité exquise, si nous devons toujours, par conséquent, ménager son impressionnabilité, lui épargner des émotions trop violentes, c'est surtout à l'époque de ses règles qu'elle a droit à tous nos égards, et à toute la délicatesse de nos procédés, car c'est alors que son système nerveux est le plus impressionnable, et que ses facultés sensitives, principal mobile de ses actions, sont le plus développées. Dans un grand nombre de maladies de la peau, dans les maladies du poumon et du cœur, on observe, presque constamment, des exacerbations, une augmentation dans l'intensité des accidents, au moment des règles ; dans les maladies de la peau à type aigu, l'inflammation, la poussée phlegmasique, sont plus prononcées ; dans celles qui sont prurigineuses, comme le lichen, le prurigo, les démangeaisons sont plus vives, plus intolérables ; dans les affections bronchiques, la toux est plus fréquente et les sécrétions plus abondantes ; il en est de même dans les affections purement nerveuses. Il s'opère, par le fait de la congestion ovarienne et utérine, condition de la menstruation, une surexcitation générale, une suractivité vitale, exerçant son action sur tout l'ensemble de l'organisme, et, par conséquent, donnant une impulsion accidentelle aux états morbides qui s'y sont développés. Cette impulsion morbide ne se fait pas sentir seulement, comme nous l'avons indiqué, sous la forme de névralgies, de névroses locales, de troubles fonctionnels, tels que des troubles digestifs et respiratoires, mais elle se produit encore dans toute la constitution qu'elle ébranle plus ou moins profondément, et, puisque la constitution de la femme est essentiellement nerveuse, c'est son innervation tout entière qui est souvent atteinte et surexcitée, au moment où s'opère la grande et perturbatrice fonction menstruelle.

C'est alors surtout que l'on voit des femmes qui ne sont plus maîtresses d'elles-mêmes, chez lesquelles les choses les plus indifférentes produisent les impressions les plus vives et les plus désordonnées ; c'est alors qu'on assiste à des scènes de violences et d'emportement non motivées, et que l'imagination s'égare dans les conceptions les moins raisonnables et les plus exagérées. C'est alors que l'on constate une altération dans le caractère, une irritabilité excessive, des impatiences qui ne tardent pas à être regrettées et désavouées, mais qui n'en ont pas moins eu lieu. Une sage et normale pondération entre les impressions et les actes a cessé d'exister : la femme n'est plus équilibrée.

Sans doute, il y a des femmes qui sont exemptes de ce désordre psychique menstruel, qui savent maîtriser des excitations nerveuses passagères, ou chez lesquelles ces excitations n'existent pas, ou du moins, n'existent qu'à un degré très faible et insaisissable. Mais ce que nous avons établi n'en est pas moins un fait réel : la période menstruelle, chez un grand nombre de femmes, est signalée par des troubles moraux et intellectuels, par une impressionnabilité excessive, par une sensibilité maladive, tant elle est vive, par une surexcitation de l'imagination. Tous ces désordres ont, pour conséquences nécessaires, des inégalités de caractère, des appréciations fausses, des erreurs de jugement, des écarts, des défaillances de raison; voilà pourquoi il faut ménager l'intelligence de la femme, ne pas la fatiguer par des travaux trop assidus, par des études arides, difficiles et trop élevées, sous peine de porter atteinte à sa santé, d'imposer à son esprit une tension trop forte, au risque de l'affaiblir, et de le fausser, en lui imprimant une direction qui n'est pas dans ses moyens. Voilà pourquoi encore nous ne voulons pas que les femmes soient admises à la gestion des affaires politiques ; leur caractère est trop mobile, trop facile à émouvoir pour s'occuper convenablement de choses qui exigent un sang-froid qui n'est pas dans leur nature, et que la plupart d'entre elles ne possèdent pas.

2° NERVOSITÉ DE LA GROSSESSE.

La grossesse, ainsi que nous l'avons dit plus haut, produit très souvent les plus graves troubles dans l'innervation, et détermine une sorte d'ébranlement général de toute l'économie. Cependant, si chez certaines femmes la grossesse est la cause d'accidents, de désordres fonctionnels, de douleurs, de malaise, chez d'autres elle produit les effets absolument contraires. Il y a des femmes naturellement et habituellement délicates, nerveuses, faibles, chez lesquelles toutes les fonctions s'exercent d'une manière défectueuse, et chez lesquelles la grossesse détermine une excitation salutaire; elle est, pour leur organisme sans force, sans vigueur, et qui ne vit que d'une vie végétante et maladive, comme un coup de fouet, comme un réveil, comme un stimulus bienfaisant. Il y a des femmes qui n'ont d'appétit, d'entrain, de gaîté, que pendant leur grossesse, et qui ne se portent bien qu'à la condition d'être enceintes. La grossesse les fortifie au lieu de les affaiblir. Ces femmes-là sont vraiment faites pour la reproduction; la fécondation est, pour elles, comme une nécessité de tempérament; pendant et par le fait de la gestation, elles sont dans leur élément, dans l'atmosphère qui leur convient; toutes les fonctions, qui chez elles étaient languissantes, entrent, avec la gestation, dans une période d'activité inaccoutumée : en un mot, dans certains cas, la grossesse est une condition de santé.

Mais il n'en est pas toujours ainsi : le plus souvent la grossesse est une occasion de fatigue et de malaise. Autrefois, au commencement de ce siècle, quand sous l'influence d'un sang plus riche, plus abondant, la constitution était toujours disposée aux congestions actives, inflammatoires, la grossesse développait cette disposition, elle déterminait des accidents de pléthore : la face devenait vultueuse, la tête lourde, embarrassée, la respiration gênée, le pouls redondant, et d'une plénitude exagérée. Il y avait un trop-plein général, qui rendait la saignée nécessaire. Elle était de règle, au quatrième ou cinquième mois, ses effets étaient excellents; la surabondance du sang empêchait les fonctions de s'accomplir et causait cet état d'embarras, de malaise, que l'on désignait sous le nom d'*oppressio virium*. Les forces étaient comme paralysées par un système sanguin en excès. Il fallait tirer du sang, et en effet, une et quelquefois deux saignées amenaient un soulagement, en rétablissant l'équilibre. Après la saignée toutes les fonctions reprenaient un libre essor; l'état général des forces redevenait normal, les femmes mettaient au monde des enfants vigoureux, qui, eux aussi, étaient sanguins, et chez lesquels aussi les maladies ultérieures avaient le même caractère phlegmasique, dépendant de la même richesse de tempérament.

Mais aujourd'hui, les choses sont bien changées. Ce n'est plus l'élément sanguin qui domine, c'est l'élément nerveux. Au lieu d'abondance, de richesse, de plasticité dans le sang, nous ne trouvons plus que de l'appauvrissement et de la pénurie; les forces sont en défaut parce que le sang est lui-même en défaut, tant pour sa quantité que pour sa qualité; le teint est pâle, décoloré, les veines flasques et affaiblies; une carnation molle et misérable a remplacé ces belles masses musculaires d'autrefois, devenues aujourd'hui d'une rareté exceptionnelle. Les constitutions sont en décadence, l'anémie a succédé à la pléthore.

C'est pourquoi pendant toute la grossesse il faut maintenant mettre la femme à même d'en supporter la fatigue, et lui fournir artificiellement, pour elle et pour le fœtus, les principes nutritifs dont la source est tarie en elle-même. Le fer, l'huile de foie de morue, le phosphate de chaux, le vin de quinquina, les eaux de table les plus toniques, telles que les eaux de la Bauche, de Lacaune, d'Orezza, de Renlaigne, les poudres de viandes, de sang, les vins les plus généreux, les aliments les plus pourvus de principes nutritifs, tels que les viandes saignantes, les œufs, le beurre, sont devenus de première et indispensable nécessité, pendant toute la durée de la grossesse.

De l'anémie qui règne le plus habituellement chez la femme, et qu'il faut combattre partout et toujours, mais surtout pendant la grossesse, résulte non pas seulement la faiblesse, mais cet état nerveux qui engendre les désordres de l'innervation que nous avons désignés plus haut, sous le nom de *nervosisme de la grossesse*.

Parmi ces désordres les plus fréquents sont ceux des fonctions digestives : le manque d'appétit, la dyspepsie, les appétits bizarres, déréglés, mais surtout les vomissements. Rien n'est plus triste et plus dangereux, en même temps, que de voir de pauvres petites femmelettes, déjà si faibles, être encore débilitées par des vomissements opiniâtres, incoërcibles quelquefois, qui achèvent de les épuiser.

TRAITEMENT.

Un grand nombre de moyens ont été proposés pour combattre ces troubles des fonctions digestives ; troubles, nous le répétons, très tenaces, quelquefois même résistant à tout, par la raison toute simple que la cause qui les produit est persistante. Or la persistance de la cause, c'est-à-dire la grossesse, entraîne trop souvent la persistance des effets, c'est-à-dire des troubles gastriques, des vomissements en particulier.

Il faut cependant tout mettre en œuvre, pour faire cesser un état de choses si grave. Les moyens que nous recommandons sont multiples, par la raison qu'il n'y en a pas un seul sur lequel on puisse compter sûrement. Telle médication qui suffit dans un cas échoue dans un autre; telle autre qui donne d'abord de bons résultats finit par perdre son action. Il faut donc avoir recours à des médicaments variés; mais en même temps prendre toutes les précautions voulues pour ne pas nuire à la grossesse. Voici quels sont les divers traitements que l'on peut employer, soit successivement, soit simultanément, en combinant leur action, autant que la prudence et les données de l'observation clinique le permettent. Nous allons écrire une longue série, une véritable nomenclature de moyens à diriger contre ces vomissements, et ces désordres de l'appareil digestif : inappétence, dyspepsie, appétits dépravés, crampes d'estomac, flatuosités, pneumatoses, pesanteurs, embarras gastro-intestinal, troubles fonctionnels purement nerveux, et sous l'influence de la grossesse. Ces divers moyens de traitement pourront être appréciés suivant leur valeur, leur convenance et leur à-propos, eu égard aux cas dans lesquels ils seront employés. On choisira ceux qui paraîtront les plus convenables, et en cas d'insuccès, on passera de l'un à l'autre.

1° Faire prendre immédiatement avant chacun des

trois repas, dans une grande cuillerée d'eau, deux ou trois gouttes de laudanum de Sydenham.

2° Quatre à cinq gouttes de teinture de rhubarbe.

3° Deux ou trois gouttes de teinture amère de Baumé.

4° Une ou deux perles d'éther.

5° Une ou deux gouttes de teinture de noix vomique.

6° Une cuillerée à café, dans un quart de verre d'eau, de l'élixir stomachique amer de Stougthon, ou de l'élixir de Gendrin.

7° Une cuillerée à soupe de la potion suivante :

Sulfate de strychnine	0gr,02
Sirop de menthe	30
Eau distillée	120

8° Une demi-heure avant chaque repas, une des pilules suivantes :

Valérianate de quinine	0gr,25
Extrait de valériane	0 ,15

9° Une demi-heure avant chaque repas, une cuillerée à café, dans un quart de verre d'eau, du valérianate d'ammoniaque de Pierlot.

10° En même temps, on fera boire, avec le vin, à tous les repas, les eaux minérales de Lacaune, de la Bauche, de Capvern, d'Orezza, de Renlaigue, de Vichy (puits Lardy), de Cusset, de Chateldon, de Royat.

11° En même temps, on fera des onctions sur la région épigastrique avec la pommade suivante :

Vaseline	50 gr.
Iodure de potassium	6
Chlorhydrate de morphine	0.50

12° On couvrira cette région d'un emplâtre de thériaque, ou de ciguë et d'extrait de belladone.

13° On y appliquera un ou plusieurs vésicatoires volants.

14° On y pratiquera avec la seringue de Pravaz une ou deux injections par jour, avec la solution suivante :

Eau distillée..............................	10 gr
Chlorhydrate de morphine..................	0.25

15° On y appliquera une vessie de gutta-percha, remplie de glace.

16° On administrera une ou plusieurs doses de poudre d'ipécacuanha (1gr,50), suivant l'adage : *Vomitus vomitu curatur*.

17° On fera prendre des bains tenant en dissolution, chacun :

Sulfure sec de potassium..................	200 gr.
Ou sels de Salies-de-Béarn............. ...	5 à 6 kil.
Ou des bains, dans chacun desquels on aura versé une infusion de tilleul brut.........	1 kil.

18° On entretiendra avec soin les fonctions intestinales par de petites doses d'eaux minérales purgatives, prises le matin à jeun.

On recommandera, en même temps, la distraction, l'exercice, et, autant que possible, le changement d'air, que nous avons vu, à lui seul, suffire pour mettre fin à de semblables troubles nerveux, et en particulier à une toux laryngienne sèche, cassante, que rien n'avait pu calmer, et qui cessa, comme par enchantement, lorsque la malade, quittant Paris, fut transportée dans les plaines de la Beauce.

En résumé, les accidents nerveux qui se développent

sous l'influence de la grossesse sont très souvent sérieux, d'abord par leur ténacité; ils durent quelquefois aussi longtemps que la grossesse elle-même, et se terminent souvent brusquement, et d'eux-mêmes, par le fait de l'accouchement; 2° par leur longue durée, ils fatiguent, épuisent les malades déjà fatiguées par la grossesse; 3° la débilitation dont ils sont la cause exerce sur le fœtus un retentissement facile à comprendre, et que démontre trop bien malheureusement le mauvais état des nouveau-nés; 4° enfin la multiplicité des remèdes, dont nous n'avons cité que quelques-uns seulement, indique trop bien qu'il n'y en a pas un seul, sur l'efficacité duquel on puisse compter.

3° NERVOSISME GÉNÉSIQUE, OU APHRODISIAQUE.

Une troisième espèce d'accidents nerveux, se développant sous les influences génitales, sont ceux qui sont liés au sens génésique lui-même, et qui résultent, les uns, les plus nombreux, de l'usage immodéré de ce sens; les autres, des privations absolues qu'on lui impose : de là deux espèces bien distinctes de nervosisme génésique ou aphrodisiaque : celui qui résulte de l'abus, et celui qui résulte du manque d'usage de ce sens.

Nous avons vu, dans quelques-uns des chapitres précédents, quels sont les effets pathologiques produits sur l'appareil génital, sur les organes génitaux externes et internes, superficiels et profonds, par les excès vénériens. La vulvo-vaginite, le phlegmon des glandes de Bartholin et des grandes lèvres, le catarrhe vaginal et le catarrhe utérin, la métrite et ses différentes formes, la métrorrhagie, l'ovarite et les inflammations péritonéales circonférentielles, les végétations ou productions pseudo-papillomateuses de la vulve et du vagin, et de toute la zone génitale, sont, comme nous l'avons dit, les effets matériels et fréquents de ce que l'on appelle, dans le langage vulgaire, les plaisirs de l'amour, quand ils sont abusifs et immodérés. Mais ces diverses lésions, altérations, inflammations organiques, ces divers troubles fonctionnels locaux, ces congestions, ces sécrétions vicieuses et anormales, ces hémorrhagies, souvent si inquiétantes par leur abondance et leur ténacité, ne sont pas les seuls résultats morbides des excès vénériens. Il y en a d'autres plus généraux, et non moins importants qui affectent le système nerveux, l'innervation tout entière, et dans son ensemble, et qui se traduisent, soit par des phénomènes douloureux, soit par des troubles fonctionnels généraux, soit par un état général de fatigue et d'épuisement. Ce sont ces divers accidents que nous réunissons sous la dénomination générique de nervosisme génésique, ou aphrodisiaque, dont nous avons à nous occuper.

Il y a, pour le sens génésique, deux sortes d'excitations : les excitations naturelles, normales et légitimes et les excitations anormales et contraires aux préceptes de la morale et de la religion.

Les premières, celles qui sont naturelles et légitimes, se résument dans l'acte appelé coït. Quand cet acte est pratiqué dans des conditions dictées par la nature elle-même et par l'hygiène; quand il répond à un appétit naturel, modéré, et toujours contenu dans une sage mesure, on peut le considérer comme favorable à la santé ; il répond à un vœu, quelquefois à un besoin de la nature ; il est, à la fois, un soulagement, une détente et un coup de fouet salutaire, un stimulus donné à tout l'organisme.

Mais lorsqu'on s'y livre trop fréquemment, et avec excès; lorsque cet acte, chez une femme nerveuse, impressionnable, détermine des effets de surexcitation excessive, et lorsque ces effets sont répétés outre mesure, et avec une intensité qui dépasse la limite d'une sage réserve, alors le coït devient dangereux. Encore une fois, nous ne parlerons plus de ses inconvénients, de ses dangers organiques et locaux, nous n'envisagerons que ses dangers pour la santé générale, et que ses fâcheuses conséquences pour le système nerveux.

Les atteintes morbides qu'en éprouve le système nerveux sont de deux sortes bien différentes: les premières quelquefois, cependant, ne sont que le premier degré et que le prélude des secondes. Ces atteintes, portées ainsi au système nerveux, se traduisent, tantôt par des surexcitations, et tantôt par des affaiblissements; c'est quelquefois une excitabilité et comme un trop-plein d'influx nerveux qui ne peut plus être contenu et qui déborde; c'est, d'autres fois, un état d'épuisement de ce système nerveux, qui laisse les organes préposés aux fonctions physiologiques dans l'atonie et l'affaissement, comme si la vitalité se retirait de l'organisme.

Les effets d'excitabilité nerveuse se traduisent, tantôt par des douleurs, par des points névralgiques, et tantôt par des troubles fonctionnels et musculaires. Ainsi, on observe des névralgies hémicrâniennes, temporales, syncipitales, intercostales, dans la région précordiale surtout, et à l'épigastre. Les troubles fonctionnels que nous avons constatés le plus souvent sont des désordres du côté du cœur, des palpitations; des désordres du côté des organes de la respiration, une toux sèche, laryngienne, des suffocations résultant de spasmes bronchiques; des désordres du côté du système musculaire, des mouvements désordonnés, convulsifs, des accès hystériformes, avec cris, strangulation, explosion de crises, émission de larmes et d'urines.

Ces troubles, ces désordres nerveux, s'expliquent très bien par les surexcitations mêmes qui en ont été l'occasion et le point de départ, et dont ils ne sont en quelque sorte que la continuation. Quand le système nerveux a subi des excitations trop fortes, quand il a éprouvé des sensations trop vives, quand ses propriétés sensitives ont été mises à un diapason excessif, alors il ne peut plus être contenu dans des limites normales, dans sa sphère d'action naturelle, il se livre à tous les écarts, dont nous venons de donner une idée.

Ces accidents sont assez fréquents. Il y a des femmes, et ce sont habituellement des femmes délicates, maigres, à constitution sèche et nerveuse, chez lesquelles les appétits génésiques sont si développés, les sensations si violentes et si impossibles à contenir et à maîtriser, que chaque coït est l'occasion de quelque désordre semblable; or, quand ces effets se reproduisent souvent, quand ces excitations excessives et dangereuses, par leur excès même, se renouvellent trop fréquemment, on conçoit que le système nerveux en reste atteint, et dans un état de surexcitation anormale, permanente, désordonnée et maladive.

Si le coït, pratiqué de la manière la plus naturelle, produit ces effets si prononcés chez certaines femmes trop impressionnables pour le supporter en restant maîtresses d'elles-mêmes, et sans en éprouver des sensations trop vives pour ne pas être suivies de désordres nerveux, il ne sera pas difficile de comprendre que les mêmes désordres nerveux, et de plus graves encore, peuvent et doivent se produire chez des femmes qui s'abandonnent journellement, sans aucune réserve, et avec tout le laisser-aller des entraînements les plus désordonnés, à toutes les excitations de l'onanisme, à tous les raffinements des provocations sensuelles, à tous les dévergondages de la lubricité; plus la femme sera jeune, délicate, anémiée, nerveuse, et plus redoutables seront pour elle les emportements, les convoitises de la passion jamais assouvie, toujours renaissante, toujours avide et insatiable de jouissances.

C'est dans ces cas qu'on observe, et que nous avons observé, les accidents nerveux les plus sérieux. Les retentissements qui s'opèrent sur le cerveau sont tellement intenses, que cet organe en est ébranlé, congestionné. Il y a des céphalalgies, des pesanteurs de tête, des étourdissements, des bourdonnements d'oreilles, des éblouissements, des signes non équivoques de congestion, et bientôt après un état progressif d'hébétude, symptôme de ramollissement. Nous avons observé des ramollissements cérébraux et médullaires, un état d'idiotisme, de demi-paralysie des jambes, de relâchement des sphyncters, de gâtisme, chez des femmes encore jeunes, dont les centres nerveux, aboutissants de sensations trop vives et trop répétées, pour être supportées impunément, étaient le siège d'une véritable désorganisation irrémédiable.

D'autres fois, les mêmes causes amènent des accidents tout autres; ce sont des névralgies atroces, intolérables, crâniennes, ou épigastriques. Ou bien, ce sont des attaques d'hystérie, des accès d'étouffement, des palpitations d'une violence extrême, une toux nerveuse, férine, spasmodique, continuelle, que rien ne peut arrêter; ce sont des anomalies de caractère, des emportements sans raison, des colères, en un mot tous les signes d'un système nerveux qui ne se possède plus, et qui se livre sans frein à tous les écarts d'une surexcitation constante et maladive devenue son état habituel.

Au lieu de ces effets d'éréthisme et de surexcitation, on observe quelquefois des effets tout contraires; de la courbature, une fatigue indéfinissable, un épuisement, une sidération des forces. Les malades ne se sentent plus capables d'aucun travail, d'aucun effort; elles sont tristes, l'air morne et accablé; de trop nombreuses et trop violentes surexcitations du sens le plus délicat et le plus impressionnable ont tari leur influx nerveux.

Tels sont quelques-uns des accidents qui sont la conséquence de l'abus du sens génésique, accidents que nous avons désignés sous le nom de *nervosisme du sens génésique*, ou *nervosisme aphrodisiaque*.

TRAITEMENT.

La première de toutes les indications à remplir, c'est de supprimer la cause du mal. S'il s'agit d'une femme nouvellement mariée, on l'éloignera de son mari. Quelle que soit la position sociale; quel que soit le genre d'excitation, quelles que soient les manœuvres mises en usage, au service de la passion, on prendra toutes les mesures les plus efficaces, on emploiera tous les moyens religieux, moraux et matériels, capables de mettre fin à de dangereux excès, et de faire disparaître des habitudes vicieuses et perverses.

Quant au traitement destiné à réparer les désastres accomplis, il variera, suivant l'âge, le tempérament des malades et suivant le genre et le degré du mal. La sagacité du médecin choisira, parmi les moyens que nous allons indiquer, ceux qui s'adapteront le mieux aux différents cas soumis à son observation.

1° Bromure de potassium, à la dose de 4 à 6 grammes par jour, dans un verre d'eau sucrée, ou dans un julep gommeux;

2° Alcoolature d'aconit, de 2 à 4 grammes par jour, dans une potion qui sera prise en deux ou trois doses;

3° Teinture de scille et de digitale, mélangée à parties égales, et prises à la dose de vingt, trente ou quarante gouttes par jour, dans un verre d'eau chaque fois;

4° De 5 à 6 centigrammes d'extrait d'opium, le soir, deux heures et demie après le dîner;

5° Des bains tous les jours, prolongés pendant deux, trois, quatre heures : ces bains seront tièdes ; on pourra, pour les rendre plus calmants, y ajouter une infusion de tilleul brut : 1 kilogramme; ou bien de jusquiame, 250 grammes;

6° Des cataplasmes de farine de lin tièdes sur toute la région hypogastrique, ces cataplasmes arrosés avec le liniment suivant :

Laudanum de Sydenham....................	50 gr.
Camphre..................................	30
Huile d'amandes douces...................	80

Agiter.

7° Des purgations répétées, et très énergiques;

8° (Moyens d'un tout autre ordre.) Bains froids, bains

sulfureux, bains salins. Hydrothérapie; douches froides, en pluie, en cercle, en colonne;

9° Exercices du corps, violents et fatigants ; marches prolongées, équitation, gymnastique, travail manuel;

10° Vins généreux, quinquina, ferrugineux. Alimentation tonique.

C'est par l'ensemble de ces moyens, les uns calmants, tempérants, les autres reconstituants, analeptiques, destinés à réparer le mal produit, à refaire la constitution épuisée, qu'on arrivera, après la cessation de tout ce qui avait causé le mal, à en réparer les désastreux effets, et à en effacer les traces.

Mais, nous l'avons dit, s'il y a un nervosisme génésique, produit par l'usage abusif de ce sens, il y en a un aussi, qui résulte d'une cause toute contraire, c'est-à-dire du défaut de satisfaction donnée aux exigences légitimes et normales de ce sens.

Il y a des femmes chez lesquelles le sens génésique n'existe pas; jamais elles n'ont éprouvé ce que nous appellerons, en termes techniques, le désir, le spasme vénérien, l'orgasme aphrodisiaque. Ces femmes-là, dans la vie conjugale, n'aiment que par le cœur : épouses soumises et dévouées, elles connaissent leur devoir, elles sont heureuses du bonheur qu'elles donnent à leurs maris, mais, pour leur compte personnel et particulier, elles restent invariablement indifférentes et insensibles: elles accordent tout par complaisance et par devoir, jamais par entraînement; leur rôle est toujours passif; elles attendent qu'on leur demande; jamais elles ne provoquent ; elles n'ont aucun mérite à être vertueuses; qu'est-ce en effet que la vertu, sinon un effort sur soi-même pour faire le bien et rester honnête?

Mais il y a d'autres femmes, dont le sens génésique est développé, et avide de satisfactions. Or, si ces femmes-là sont chastes et honnêtes, et qu'elles se trouvent dans une situation à ne pouvoir pas légitimement et consciencieusement satisfaire les exigences de ce sens excitable et souvent excité, alors elles soutiennent une véritable lutte contre elles-mêmes; elles sentent qu'il y a, en elles, comme un trop-plein qui les agace, qui les brûle, qui les torture; elles savent qu'elles pourraient se débarrasser, se soulager de ce trop-plein, et que le soulagement serait une volupté; elles le savent, mais leur conscience est là qui s'y oppose, et alors c'est une lutte incessante, un combat de jour et de nuit.

Tel est le cas d'un grand nombre de femmes, de femmes veuves en particulier; maintes fois, nous avons été honoré de ces confidences intimes et délicates.

Or, ce combat intérieur, cette résistance courageuse et opiniâtre à ne pas céder, à rester pures, à se refuser constamment à soi-même la satisfaction de besoins naturels cependant, portent souvent une fâcheuse atteinte à la santé et au caractère. Des migraines, des pesanteurs de tête, des étouffements, des sensations de chaleur, d'élancements, de turgescence dans la zone génitale, en sont la conséquence habituelle. En même temps, il y a de la tristesse, des larmes, un malaise physique et moral, indéfinissable, de l'insomnie, de l'inappétence, du dégoût pour toutes choses, des impatiences, du découragement.

TRAITEMENT.

En pareil cas, confident de cet état physique et moral, de ces luttes intérieures si acharnées et si énervantes, quelle doit être la conduite du médecin? — Exactement celle d'un confesseur : si la malade est en situation de se marier, il doit la pousser de ce côté. Si, par une raison quelconque, un mariage est impossible, le médecin doit encourager la malade à persévérer dans sa résistance à toutes les tentations qui l'absorbent; il doit l'y aider par ses conseils et par ses prescriptions. Les conseils, il n'est pas difficile de comprendre ce qu'ils doivent être : prudence dans les relations sociales, éviter les occasions, les lectures, les conversations, les réunions, les plaisirs qui pourraient être une cause d'excitation; s'adonner d'une manière fervente aux pratiques religieuses, mener une vie active, occupée; se fatiguer par la marche, par un travail pénible; éviter d'être seule, rester peu au lit; se lever de bonne heure, et sitôt éveillée, ne pas laisser son imagination vagabonde dans des idées et des conceptions qui pourraient devenir de véritables séductions.

A ces conseils hygiéniques et moraux, le médecin joindra les prescriptions suivantes : bains tièdes calmants au tilleul, à la jusquiame, fréquents et prolongés, pendant une heure ou deux, le soir surtout. Prendre 2 ou 3 grammes de bromure de potassium, plusieurs jours de suite, et répéter souvent cette prescription; purgatifs fréquents, quelques préparations opiacées, etc. Tels sont les moyens à l'aide desquels on parviendra, sinon à imposer silence au sens génésique, du moins à modérer ses exigences, et à réprimer ce nervosisme et tous les écarts du système nerveux, qui en sont la conséquence. C'est ainsi qu'on rend la paix, la tranquillité et la paisible possession d'elles-mêmes à celles qui en étaient privées.

4° NERVOSISME GÉNITAL PAR AFFECTIONS ORGANIQUES.

Il est, nous l'avons dit, une quatrième cause d'excitations génésiques ou de névropathies génitales et locales, provenant de l'appareil génital : cette cause dépend d'une altération, d'une lésion de l'un ou de l'autre des organes qui constituent cet appareil. Si la congestion menstruelle, si la congestion de la grossesse, comme nous l'avons vu, sont souvent le point de départ, et la cause déterminante de troubles nerveux, douloureux ou fonctionnels, par suite du molimen nerveux et sanguin, et de la suractivité vitale, dont elles sont l'occasion pour l'appareil génital, on peut comprendre que tout ce qui, dans ce même appareil, produit un état congestionnel, peut et doit de même amener un semblable résultat, c'est-à-dire devenir cause de phénomènes nerveux de diverses espèces. Ainsi en est-il du développement d'un corps fibreux dans l'utérus. Aujourd'hui même, nous avons vu en consultation avec notre honorable confrère le Dr Vialle une dame de trente-huit ans, chez laquelle un volumineux fibrome utérin a été le point de départ des accidents nerveux les plus variés et les plus graves : accès hystériformes, douleurs atroces dans toute la région hypogastrique, pouvant faire croire à l'existence d'une péritonite, etc. Nous avons maintes fois observé des cas analogues. Par eux-mêmes, les corps fibreux ne sont pas douloureux; ils évoluent, le plus souvent, sans déterminer d'inflammation, soit dans le parenchyme utérin, soit dans ses annexes, ou dans l'enveloppe péritonéale de l'utérus; ils n'exercent donc aucun retentissement phlegmasique, mais un retentissement purement nerveux, douloureux quelquefois, et se manifestant par crises, comme chez la malade du Dr Vialle, auprès de laquelle nous avons été appelé.

Une dame de Belgique, à qui nous avons donné des soins, et qui était affectée d'un cancer du col utérin, éprouvait, sous l'influence de ce cancer, de vives et incessantes excitations du sens génésique, dont elle avait toujours été exempte ; elle avait toujours été d'une nature froide, il avait fallu qu'elle eût un cancer utérin pour sentir s'éveiller en elle l'orgasme vénérien, qu'elle avait toujours ignoré jusque-là. Voilà donc des exemples du nervosisme génital, se produisant sous différentes formes, sous la forme névralgique, hystérique et aphrodisiaque, sous l'influence, et par le fait de lésions, d'altérations utérines. L'hyperesthésie vulvaire et de la zone génitale ne développe-t-elle pas aussi très fréquemment les appétits vénériens les plus prononcés? Nous avons insisté sur ce fait, et nous en avons fait ressortir toute l'importance, dans le chapitre que nous avons consacré à l'étude de cette affection si douloureuse.

Le point de doctrine que nous voulons établir, et sur lequel le médecin doit être bien édifié, est celui-ci : des maladies organiques ; des proliférations nouvelles, se développant dans l'intérieur de l'utérus, telles que des polypes, des fibromes ; la dégénérescence cancéreuse de l'utérus ; l'hyperesthésie douloureuse des organes génitaux externes et de toute la zone génitale, peuvent produire un nervosisme que nous appelons *génital*, puisqu'il a son point de départ dans les organes génitaux. Ce nervosisme affecte différentes formes, et se manifeste de différentes manières : tantôt son retentissement se fait sentir loin des organes génitaux par des troubles généraux fonctionnels ou douloureux, et tantôt dans les organes génitaux eux-mêmes, où il éveille les excitations génésiques, quelquefois les plus vives et les plus irrésistibles. Dans ce dernier cas, ce nervosisme mérite doublement la qualification de nervosisme génital, puisque, ayant sa cause dans un état pathologique des organes génitaux, il éveille et développe dans ces mêmes organes le sens génésique et les excitations de l'orgasme vénérien.

Le médecin ne doit jamais manquer, avec toute la délicatesse dont il est capable, d'interroger les malades à ce point de vue spécial, afin d'être à même de combattre un état d'éréthisme qui, en portant une atteinte sérieuse à la santé générale, aggraverait en même temps les lésions organiques qui lui ont donné naissance. Nous avons indiqué, dans les alinéas précédents, comment, et par quels moyens généraux et locaux, internes et externes, doivent être combattues ces excitations génésiques maladives et dangereuses, ainsi que tous les autres désordres nerveux, ayant leur origine dans les organes génitaux ; nous n'en dirons donc pas davantage sur le traitement, puisque nous en avons donné, ci-dessus, les détails et toutes les formules.

5° NERVOSISME GÉNITAL PAR AFFECTIONS MORALES.

Une cinquième et dernière cause du nervosisme génital réside dans des affections morales, dans des chagrins, dans des habitudes de tristesse, de séquestration, de vie dépourvue de toute distraction, de tout agrément. Quand certaines femmes se sentent isolées, abandonnées ; lorsque, dans certaines positions sociales malheureuses, elles ne peuvent plus, en quelque sorte, sortir d'elles-mêmes, pour s'épancher au dehors, pour verser dans le monde extérieur le trop-plein de leur âme, de leur imagination, de leur force, de leurs rêves et de leur activité vitale, alors elles se tournent vers Dieu, elles s'élèvent, par les sublimes inspirations de la foi et de l'amour divin, à toutes les hauteurs, à tous les détachements, à toutes les perfections de la vie contemplative. Mais il n'en est pas toujours ainsi : la femme n'est pas toujours une sainte Thérèse, ni une âme d'élite, ni une de ces natures angéliques que nous avons eu et que nous avons encore le bonheur de connaître et de vénérer. La femme n'est pas toujours une sainte, elle a des instincts sensuels, et ces instincts se développent souvent dans l'oisiveté, dans le défaut d'activité, dans les heures de tristesse et de mélancolie, auxquelles s'abandonnent, quelquefois, des cœurs faits, au contraire, pour une vie expansive, joyeuse et occupée; nous avons connu de ces exemples : lorsque la femme n'est pas très solidement ancrée dans des habitudes sérieuses, lorsque son esprit n'est pas nourri des principes religieux et moraux les mieux compris, la solitude est souvent dangereuse pour elle; c'est souvent au moment du chagrin et du délaissement, que le sens génésique se révèle, avec toutes ses exigences, ses entraînements et ses dangers de toutes sortes.

Le médecin doit connaître ces choses : il doit avertir les familles, avertir les femmes elles-mêmes, et ne pas attendre qu'elles soient tombées trop profondément dans l'abîme, pour qu'il soit trop tard à essayer de les en tirer.

Nous n'en dirons pas plus long sur ce sujet si délicat

et si important. Le rôle du médecin n'est pas seulement de griffonner des ordonnances qui doivent être exécutées par le pharmacien. Sans doute, c'est beau de savoir guérir une maladie, avec laquelle on est aux prises ; mais, il est plus beau encore de savoir la prévenir, et s'il s'agit d'une de ces maladies morales qui sont, à la fois, la ruine de l'esprit et du corps, le rôle du médecin n'est-il pas plus beau encore et ne s'élève-t-il pas encore davantage?

Mais il ne s'agit pas seulement, pour le médecin, de savoir apprécier le danger de telle ou telle position sociale; il faut encore qu'il fasse connaître ce danger et qu'il use de toute son autorité pour soustraire à de pernicieuses influences, les personnes confiées à sa direction; c'est là le côté pratique du sujet que nous venons de traiter.

DERMATOSES GÉNITALES

Nous avons défini le *nervosisme génital :* des accidents nerveux se développant n'importe sur quelle région, sous l'influence des fonctions génitales, liées, par conséquent, à l'exercice de ces fonctions, comme un effet est lié à la cause qui le produit, ou bien ayant pour siège les parties génitales elles-mêmes. Nous définirons de même, les *dermatoses génitales* des maladies de la peau dépendant des fonctions génitales dont elles sont les effets, et, en même temps les symptômes, se développant sur les sièges les plus divers, ou bien affectant les parties génitales elles-mêmes. Ainsi, parmi les maladies de la peau, aux unes, nous donnerons la qualification de *génitales,* parce qu'elles sont sous la dépendance des fonctions génitales, aux autres, parce qu'elles ont pour siège la région génitale.

1° *Dermatoses ou affections cutanées liées aux fonctions génitales.* — Les unes sont liées à la menstruation, les autres à la grossesse.

Il y a des femmes chez lesquelles les époques menstruelles sont annoncées par diverses éruptions. Ce sont des papules de lichen, papules rosées, formant un, ou deux, ou trois petits groupes, de deux ou trois papules chacun, et siégeant au front, sur la figure, aux régions malaires, sur le cou, à la partie supérieure du dos, ou du thorax. Dans d'autres cas, ce sont des plaques d'herpès développées sur les lèvres buccales, sur la lèvre inférieure principalement (*herpès labialis*). Ces plaques sont peu importantes en elles-mêmes, quelquefois il n'y en a qu'une seule, composée de deux à trois petites vésicules. Que l'herpès siège à la figure ou sur le cou, il est caractérisé par une sensation de chatouillement, de tension, de chaleur, et par un peu de gonflement ; il se développe dans les six ou huit jours qui précédent les règles ; il en est l'annonce et le prélude.

Ces deux efflorescences, lichen et herpès, se distinguent, chacune par la lésion anatomique qui leur est propre : le lichen, par une agglomération de deux ou trois petites papules pointues, acuminées, réunies sur un fond érythémateux ; l'herpès, par le même nombre de vésicules qui s'élèvent de même, et avec la même disposition, sur une petite surface d'un rose érythémateux. La durée de ces deux affections, procédant de la même cause, est la même, de six à huit jours environ ; elles commencent six ou huit jours avant les règles ; elles se terminent au moment de leur apparition : la teinte rosée des papules de lichen se dégrade progressivement ; la petite saillie pointue qui constitue ces papules s'affaisse, et quand l'écoulement menstruel se déclare, toute trace de lichen s'est effacée. L'évolution de la petite plaque herpétique se fait dans les mêmes conditions, et dans le même laps de temps ; les petites croûtes qui remplacent les vésicules, le deuxième et troisième jour de leur existence, se détachent, sans laisser de trace, lorsque les règles commencent.

Il y a une troisième lésion cutanée, qui se déclare

dans les mêmes conditions, sous la même influence menstruelle et aux mêmes sièges ; elle consiste en une ou deux macules ou taches congestives, rosées, disparaissant à la pression du doigt pour se reproduire dès que cette pression est supprimée. Cette lésion est un érythème qui s'efface aussi à l'arrivée des règles.

Ces trois lésions cutanées se distinguent à peine les unes des autres : très peu importantes en elles-mêmes, leurs caractères anatomiques spéciaux et pathognomoniques sont très peu tranchés. Elles procèdent, les unes et les autres, de la même cause ; elles sont l'effet et la conséquence du même retentissement congestif, qui reflète et retrace sur les régions supérieures, la congestion menstruelle de l'utérus et des ovaires ; elles remplacent et accompagnent quelquefois la turgescence des seins, qui a lieu chez certaines femmes à la même époque, et sous la même influence. Chez quelques femmes, on observe à la fois et le gonflement douloureux, chaud et congestif des seins et l'une ou l'autre de ces éruptions, dont l'aspect et les teintes fugaces et rosées font dire en langage vulgaire : que la *femme fleurit*. Aucun traitement n'est nécessaire pour combattre des lésions cutanées aussi bénignes, qui n'occasionnent aucun trouble important, aucune douleur bien accentuée, et qui disparaissent d'elles-mêmes, sans laisser de trace, dans l'espace de quelques jours. Il faut seulement recommander aux personnes, qui en sont atteintes, de n'y point porter les doigts, de ne pas les gratter, de ne pas les écorcher, car on les aggraverait ainsi ; on augmenterait leur durée et leur importance.

Ces dermatoses méritent bien le nom de *dermatoses génitales*, puisqu'elles sont sous la dépendance de l'appareil génital, et de l'une des fonctions génitales, les plus importantes, la menstruation.

Nous avons vu que la menstruation occasionne dans toute l'économie, une sorte d'ébranlement, qu'elle est souvent précédée, et accompagnée de malaises, de troubles fonctionnels, de désordres nerveux, auxquels nous avons donné le nom générique de *nervosisme génital;* si donc la menstruation est pour la femme une condition indispensable de santé, elle est aussi pour elle, une cause de malaises et de souffrances. Elle exerce, en particulier, une action excitante, un retentissement morbide très prononcé sur la peau. Tantôt, elle fait naître, elle développe sur la peau, de l'herpès, du lichen, de l'érythème, comme nous venons de le signaler, et tantôt, si elle ne fait pas naître, de toute pièce, une dermatose, du moins, quand elle coïncide avec certaines dermatoses, elle leur fait sentir son influence, en augmentant leur intensité, en y déterminant un de ces degrés d'aggravation passagère, que l'on appelle en dermatologie *une poussée.*

Toutes les maladies de peau à évolution aiguë, inflamtoire, l'eczéma, l'impétigo, l'érythème, le lichen et le pityriasis, dans leurs formes aiguës, quelques affections, dont l'évolution est lente, chronique, torpide, mais qui sont constituées, anatomiquement, par une congestion active, telle que les différentes formes d'acné, les syphilides maculeuses et même certaines scrofulides, reçoivent, de la coïncidence des règles, comme un coup de fouet, comme une excitation qui leur donne temporairement une intensité plus grande, une chaleur, une rougeur, une coloration plus accentuée, en un mot, une poussée. Toutes les dermatoses prurigineuses, telles que le prurigo, le lichen, l'eczéma dans sa période dessiccation, l'eczéma rubrum, l'hyperesthésie vulvaire, sont le siège de démangeaisons beaucoup plus vives et plus insupportables aux époques menstruelles. Nous ne donnons pas à toutes ces affections, la qualification de *génitales;* seulement nous notons qu'une des fonctions génitales les plus importantes exerce sur elles la plus remarquable influence.

De même que la menstruation, la grossesse et les maladies utérines ont leur retentissement sur la peau de la figure et c'est sur la sécrétion pigmentaire de cette région qu'elles exercent surtout leur influence. Quand l'utérus renferme soit un fœtus, soit un fibrome, ou bien quand il est atteint d'une altération sérieuse, d'une inflammation parenchymateuse, par exemple, ou d'une dégénérescence cancéreuse, alors le front, le nez, les régions malaires, se couvrent de placards d'un brun noirâtre, formés par une hypersécrétion de matière pigmentaire. C'est le *masque* ou *chloasma gravidarum,* s'il s'agit de la grossesse; c'est le *chloasma uterinum,* s'il s'agit d'une maladie utérine.

2° DES MATIÈRES OU AFFECTIONS CUTANÉES AYANT POUR SIÈGE LA ZONE GÉNITALE.

Aucune région du corps n'est plus favorable que la zone génitale de la femme, au développement des lésions cutanées. La peau en est fine, riche en lacis vasculaire, nerveux et lymphatique; elle est en contact, en frottement permanents avec elle-même, arrosée sans cesse par des sécrétions humides, qui entretiennent sa sensibilité; quelques-unes de ces sécrétions humides sont âcres et irritantes et leur stagnation sur des surfaces d'une exquise sensibilité est une cause permanente d'excoriation, de gerçures, de développement phlegmasique. Les sécrétions sudorales et sébacées y sont d'une extrême abondance; les catarrhes vaginaux et utérins, le sang des règles y trouvent leur passage et y restent en stagnation; les excitations génésiques y déterminent, et y entretiennent une congestion et une suractivité vitale voisines de l'inflammation, favorisées encore par la gêne de la circulation en retour, résultant de la grossesse, des tumeurs utérines, ovariennes, pelviennes et abdominales. Ainsi, la peau qui revêt la zone génitale de la femme est un terrain tout préparé, et d'une redoutable fécondité pour les plus nombreux états pathologiques.

On y trouve en effet et fréquemment, l'*eczéma* aigu, fluent, occupant tout l'hypogastre, le mont de Vénus, les plis génito-cruraux, la face interne et externe des grandes lèvres, toute la vulve, la face interne des cuisses. Cette affection est grave et sujette, dans le cours de sa longue et interminable évolution à une foule de causes irritantes, qui lui font subir des poussées, des exacerbations sans cesse renaissantes. Ces causes d'irritation sont : la congestion de toute cette zone, qui se produit à toutes les époques menstruelles, la présence du sang des règles, de l'urine, des liquides muqueux et muco-purulents, sanieux quelquefois, provenant de l'utérus, du vagin et de la vulve; la chevelure qui enveloppe toute cette région est elle-même une cause d'aggravation, par suite des adhérences villeuses aux parties érodées, des tiraillements douloureux, qui en sont la conséquence, et de l'interposition de toute cette chevelure qui empêche les surfaces malades d'être en rapport immédiat avec les cataplasmes, et d'en éprouver ainsi directement l'action bienfaisante. Une rougeur intense, des ulcérations superficielles, une sécrétion séro-gommeuse ou séro-purulente abondante, une chaleur, une cuisson, une brûlure continuelle mais intolérable, quand les cuisses frottent l'une contre l'autre; l'impossibilité par conséquent de marcher... tels sont les principaux signes et symptômes de l'eczéma de la zone génitale.

Comme traitement, et comme condition indispensable de guérison, les malades doivent garder le lit; rester couchées sur le dos, les cuisses très écartées l'une de l'autre, afin qu'il n'y ait entre elles aucun contact. Des cataplasmes de fécule de pommes de terre bien cuits, bien humides sont le meilleur topique; des lotions émollientes, des bains émollients, des tisanes rafraîchissantes, des révulsions sur le tube intestinal, par des purgations fréquentes, tel est en quelque mots la médication dont nous recommandons l'emploi.

Nous avons traité toutes ces questions longuement, et avec tous les détails qu'elles comportent dans nos *Leçons cliniques*, dans les deux premiers volumes en particulier; nous y renvoyons donc nos lecteurs, ils y trouveront toutes les indications symptomatologiques et thérapeutiques, et tous les développements désirables.

Les mêmes causes qui déterminent l'eczéma dans la zone génitale y produisent aussi l'*érythème*, l'*érythème intertrigineux*, puisque les parties affectées sont dans un contact intime et continuel. Nous ne ferons que mentionner cette affection si commune et si douloureuse, puisque nous l'avons décrite dans nos *Leçons cliniques*.

De même nous ne ferons que nommer l'*herpès vulvaire* et l'*hyperesthésie vulvaire*, auxquels nous avons consacré une description spéciale dans ce livre. Nous ne dirons rien non plus, et par la même raison, de cette teinte cuivreuse, ni de cet état poisseux, que produit chez les femmes grasses et lymphatiques surtout, la matière sébacée, sécrétée en excès, et stagnante dans toute la région génitale. Nous avons traité dans nos *Leçons cliniques*, toutes ces questions qui intéressent à un si haut degré la santé et l'hygiène de la femme ; nous n'y insistons pas davantage.

DU CANCER DE L'UTÉRUS (1)

Pour clore nos études cliniques sur les maladies de la matrice, il nous reste à étudier avec vous, tout un groupe d'affections qui, en même temps qu'elles désorganisent et détruisent plus ou moins complètement l'utérus, exercent un grand retentissement sur la santé générale, au point de compromettre rapidement la vie.

Toutes ces affections, remarquables *par leur tendance marquée à la malignité*, sont aujourd'hui englobées dans le terme générique de *cancer de l'utérus*. Bien distinctes au point de vue anatomo-pathologique, elles présentent deux caractères (communs à toutes les manifestations cancéreuses d'ailleurs) qui permettent de les reconnaître :

1° Elles détruisent les tissus qu'elles envahissent ;

2° Elles se reproduisent tantôt sur place, tantôt dans le voisinage de la matrice, tantôt enfin dans des organes qui en sont plus ou moins éloignés.

La *destructivité* d'une part, la *reproductivité* de l'autre, sont donc les deux caractères saillants de ces diverses affections, dont la fréquence est si grande qu'elles constituent environ le tiers des cancers observés chez la femme. Ce n'est pourtant qu'à partir du jour où Réca-

(1) La rédaction de ce chapitre appartient à M. Jeanton, mon interne.

mier vulgarisa l'emploi du spéculum en gynécologie, qu'elles ont été séparées des autres maladies utérines avec lesquelles on les avait si longtemps confondues.

Les deux parties de l'utérus, corps et col, peuvent être atteintes isolément ou simultanément; elles le sont toutefois d'une façon très inégale. Pichot, Blot, ont trouvé 1 cancer primitif du corps sur 100, Courty 1 sur 429, et Golsmith 1 seulement sur 900. Cette grande fréquence des cancers du col de la matrice vous explique suffisamment pourquoi, dans l'étude clinique que nous allons entreprendre, nous allons donner un si grand développement à cette affection.

Très rare dans les premières années de la vie génitale, le cancer du col survient surtout au moment où cette vie va cesser; c'est en effet de quarante à cinquante ans qu'il atteint son maximum de fréquence.

Bien des causes ont été invoquées pour expliquer son apparition : excès de coït, masturbation, stérilité, accouchements fréquents, maladies chroniques de l'utérus. Il ne nous semble pas qu'il en soit une seule que l'on puisse prendre en sérieuse considération. — L'influence héréditaire elle-même semble se faire sentir d'une façon bien moins nette que dans les autres manifestations de la diathèse cancéreuse.

Sans nous attarder à cette étiologie encore fort obscure, abordons l'étude réellement clinique de cette affection.

C'est le plus ordinairement d'une façon tout à fait insidieuse que débute la maladie. Elle s'annonce par des douleurs plus ou moins vives se montrant surtout au moment des règles; ou par quelques troubles de la menstruation : tantôt les règles sont augmentées dans leur durée et dans leur fréquence, tantôt, après avoir complètement cessé pendant plusieurs mois, elles réapparaissent et souvent d'une façon régulière, ce qui fait croire à la malade à un retour de jeunesse.

Mais la néoplasie progressant, ces troubles légers, ordinairement méconnus, vont bientôt s'accentuer et donner à l'affection une physionomie spéciale qu'il importe de bien connaître, car ils se montrent souvent avant qu'aucun phénomène anormal puisse être constaté du côté du col.

Les troubles fonctionnels du cancer à sa période initiale sont au nombre de trois, qui sont par ordre habituel d'apparition : l'hémorrhagie utérine, la douleur et la leucorrhée.

1° Au début c'est une simple *ménorrhagie* : les règles sont avancées, elles sont plus abondantes, et leur durée est plus longue que d'ordinaire ;

Plus tard c'est une véritable *métrorrhagie* survenant pendant les périodes intermenstruelles; peu abondante et de courte durée tout d'abord, elle augmente peu à peu de durée et d'abondance, si bien qu'à un moment donné, les malades ne savent plus quand doivent arriver leurs règles, elles perdent à peu près continuellement, ce qui les affaiblit et les jette dans un profond état d'anémie.

2° Ces hémorrhagies menstruelles et intermenstruelles, parfois complètement indolentes, s'accompagnent ordinairement de quelques coliques utérines ; dans certains cas, elles donnent lieu à des souffrances atroces rappelant les douleurs expulsives de l'accouchement.

Variables suivant les malades, elles varient aussi, et dans leur siège et dans leur intensité. Tantôt c'est une simple sensation de pesanteur, de tension, tantôt des fourmillements incommodes, tantôt enfin des élancements douloureux de la plus grande violence. Se localisant parfois dans la partie inférieure de l'abdomen, dans la vessie, dans le rectum, elles occupent parfois la région lombo-sacrée, les fosses iliaques, la partie supérieure des cuisses; il est des cas, aussi, où toutes ces parties se trouvent simultanément frappées.

Survenant habituellement d'une façon spontanée, dans certains cas, sous forme de crises (douleurs paroxystiques), elles sont peu influencées par le toucher, le coït, la marche, ou les divers mouvements.

Bien que très fréquentes dans le cancer, ces douleurs ne sont pas indispensables, comme on l'a cru longtemps; il est des cancers, il faut bien le savoir, qui peuvent envahir la plus grande partie de l'utérus sans donner lieu à la moindre manifestation douloureuse.

3° A l'hémorrhagie utérine, à la douleur qui n'ont rien de bien spécial, vient bientôt s'ajouter un troisième symptôme, parfois d'une plus grande valeur; c'est la leucorrhée.

Apparaissant d'abord dans l'intervalle des pertes sanguines, l'écoulement vaginal se trouve constitué, au début, par un liquide séreux empesant le linge; vous le distinguerez facilement, et du *liquide blanchâtre ou blanc verdâtre* de la vaginite, et du *mucus visqueux filant, gélatiniforme* de la métrite du col, et de l'*écoulement muco-purulent ou purulent* de la métrite chronique. — Cette distinction sera beaucoup plus facile lorsque cette leucorrhée exhalera une odeur fétide, nauséabonde, infecte, et prendra une teinte roussâtre. Vous pouvez alors penser à la possibilité d'un cancer utérin, et vous devrez toujours le rechercher, en examinant avec soin l'état de la matrice; bien souvent il ne vous sera pas possible de porter un diagnostic, et vous serez obligés de rester dans une sage réserve, jusqu'à ce que des lésions plus nettes se manifestent, ce qui ne tardera pas.

Le cancer continuant sa marche envahissante et progressive retentit sur la santé générale jusqu'alors à peu près intacte; des troubles digestifs surviennent, l'appétit se perd, les aliments sont mal tolérés par l'estomac, il y a de la diarrhée; l'amaigrissement commence et la faiblesse fait des progrès de jour en jour.

Les troubles fonctionnels s'accentuent, les hémorrhagies utérines sont continues; la leucorrhée roussâtre a son odeur fétide caractéristique; les douleurs deviennent sourdes, constantes, paroxystiques.

Des désordres de la miction apparaissent, tantôt rétention d'urine ou dysurie, tantôt incontinence, tantôt enfin, mais plus rarement, anurie. — Des désordres analogues du côté du rectum se traduisant soit par des alternatives de diarrhée et de constipation, soit par une difficulté plus ou moins grande d'expulser ou de retenir les matières fécales. — C'est alors que l'examen de l'utérus et par le toucher (vaginal et rectal) et par le spéculum vient nous fournir des indications de la plus grande importance. Le toucher vaginal nous rend dans ces cas des services signalés.

Il peut toujours se faire, tandis que l'introduction du spéculum est rendue souvent difficile, sinon impossible, tantôt par suite des violentes douleurs ou des hémorrhagies qu'elle occasionne, tantôt par le fait de l'induration cancéreuse des parois du vagin dont le calibre se trouve plus ou moins rétréci.

Il permet d'atteindre constamment le col, ce qu'avec le spéculum on ne peut faire toujours; l'immobilité de l'utérus, ou les grandes dimensions du col peuvent en effet, dans certains cas, apporter un obstacle absolu.

Quant au toucher rectal, il peut parfois confirmer les résultats précédemment obtenus.

Le toucher vaginal étant donc, dans de nombreux cas, le moyen de nous assurer de l'état de la matrice, vous ne serez pas surpris si nous y insistons d'une façon particulière :

Le doigt, introduit dans le vagin, nous permet de reconnaître une modification dans la mobilité de l'utérus, et des lésions variables suivant les cas :

L'utérus est fixe, immobile, il semble enclavé dans une position que malgré ses tentatives le doigt ne peut modifier ;

Le col est altéré dans sa forme, son volume et sa consistance :

Tantôt il est augmenté de volume, induré, inégal, bosselé, de consistance variable suivant les points, les uns durs, demi-ligneux, les autres mous, presque fluctuants ;

Tantôt, autour de l'orifice extérieur du col, sur l'une ou l'autre des ses lèvres se constatent de nombreuses élevures, irrégulièrement développées, arrondies, fermes, résistantes, tranchant par leur dureté sur la mollesse des tissus ambiants, formant parfois une sorte d'excroissance, de grosseur variable, couvrant plus ou moins la surface du col dont on retrouve avec peine l'orifice ;

Tantôt enfin c'est une ulcération à fond inégal, à bords indurés, mal délimités, occupant une partie plus ou moins grande du col.

Au spéculum, on trouve, indépendamment des lésions constatées par le toucher, soit des saillies globuleuses, irrégulièrement développées, fortement violacées, soit des végétations blafardes saignant au moindre contact.

A ces trois ordres de lésions, correspondent les trois formes du cancer du col : F. tubéreuse, F. végétante, F. ulcéreuse. Elles ne sont pas toujours caractéristiques, c'est pour cela que nous nous étendrons un peu sur les caractères qui permettent de les différencier des autres affections utérines.

1° *Forme tubéreuse.* — Elle peut être prise pour un *engorgement chronique du col,* confusion surtout facile chez les pluripares, dont le col est interrompu de place en place par des bosselures ; il suffit de percevoir leur *consistance uniforme, identique à celle du tissu utérin* normal pour éviter l'erreur.

2° *Forme végétante.* — Dans plusieurs cas (grossesse, métrite chronique, blennorrhagie), des *végétations* peuvent se montrer sur le col ; elles se distinguent assez facilement de la forme végétante du cancer du col, lorsqu'il en existera d'analogues dans le vagin ou à la vulve ; s'il n'en est pas dans ces régions, on devra toujours les tenir pour suspectes.

3° *Forme ulcéreuse.* — Beaucoup plus difficile est la diagnose de cette forme. Les ulcérations de la métrite chronique, de la tuberculose, de la syphilis, peuvent induire en erreur ; toutefois la question pourra être tranchée en faveur d'une ulcération maligne, si l'on se rappelle que dans :

La *métrite chronique*, les ulcérations sont superficielles, à bords réguliers, doux, à fond saillant, lisse ou finement granuleux ;

La *tuberculose,* indépendamment d'une ulcération grise à fond sanieux, il existe dans la cavité cervicale des granulations semi-transparentes, plus tard jaunes et opaques à leur centre, formant des plaques d'étendue variable;

La *syphilis*, l'ulcération grise ou gris bleuâtre à son centre, est nettement rouge vif sur ses bords; sa sécrétion est peu abondante; elle est enfin absolument indolente. Plus tard, l'apparition des accidents secondaires vient compléter le diagnostic.

A cette période où nous venons de voir le cancer s'affirmer, succède, dans grand nombre de cas, une dernière période pendant laquelle le corps de l'utérus, les cloisons vésico-vaginales d'abord, puis recto-vaginales, sont successivement envahies; il en résulte des fistules convertissant toute cette région en un cloaque immonde. Pendant ce temps, les téguments prennent une teinte jaune paille; il survient de la bouffissure de la face, de l'ascite, de l'œdème des membres inférieurs, ou de la phlegmatia alba dolens. La fièvre s'allume, revêtant bientôt le caractère hectique, la malade tombe dans le marasme et la mort arrive peu à peu sous l'influence de l'affaissement général de l'organisme.

Telle est la marche du cancer du col de l'utérus, marche dans laquelle on peut distinguer trois périodes (division un peu artificielle, mais facilitant son étude) :

Période initiale : période des troubles fonctionnels;

Période d'état : période des signes physiques (cancer confirmé);

Période terminale : période de cachexie cancéreuse.

La mort, terminaison habituelle de cette affection, est causée par la cachexie cancéreuse, ou par une complication (péritonite de voisinage, péritonite par propagation, embolies, complications pulmonaires, lésions rénales), sur lesquelles nous n'avons pas le temps d'insister.

La durée de cette affection varie de quinze à dix-huit mois, si rien ne vient l'entraver; une opération peut arrêter sa marche; une grossesse, une fausse couche lui donnent, au contraire, un véritable coup de fouet.

Le cancer de l'utérus n'est pas en effet un obstacle à la conception; mais il provoque souvent l'avortement, 40 p. 100 (Chantreuil), et dans les autres cas, il apporte une cause de dystocie sérieuse à l'accouchement qui amène fréquemment la mort, soit quelque temps après, soit au moment même du travail (hémorrhagie, rupture de l'utérus).

Le pronostic doit toujours être très réservé, car, vous devez bien savoir que, si après une opération heureuse, il y a arrêt de l'affection, il n'y a pas pour cela guérison; les récidives sont en effet la règle.

L'étude clinique détaillée que nous venons de faire du cancer du col nous permettra d'être assez bref dans celle du cancer du corps.

Secondaire au cancer du col le plus souvent, il peut, rarement il est vrai, survenir d'emblée dans le corps de la matrice.

C'est généralement chez les femmes âgées qu'on le rencontre, de cinquante à soixante ans; il se traduit surtout par des troubles fonctionnels : hémorrhagie utérine, leucorrhée, douleurs vives et précoces auxquelles se joignent ordinairement des phénomènes du côté du péritoine, de la vessie et du rectum.

Peu de changements du côté du col qui, au début, est normal ou légèrement augmenté de volume; plus tard, on peut le trouver entr'ouvert, laissant passer par son orifice un champignon cancéreux. Le corps de l'utérus, on le constate bien en combinant le palper abdominal au toucher, est hypertrophié, mais sa surface externe est lisse, unie, sans lobules, ce qui permet de distinguer cette affection des *fibromes utérins*. Enfin, l'hystéromètre (dont on doit toujours se servir avec prudence) montre l'ampliation du corps de la matrice et ramène généralement du sang et des débris exhalant une odeur infecte.

Cette affection se termine assez rapidement d'une façon fatale.

A l'autopsie, on trouve presque toujours un *carcinome* infiltrant les parois de la matrice, tandis que dans les cancers du col, cette variété est assez rare; les *cancers épithéliaux* (pavimenteux ou cylindriques), sont, dans ces cas, de beaucoup les plus fréquents. Nous nous contentons de vous signaler cette particularité anatomopathologique sans y insister davantage, ayant l'intention de consacrer le reste de notre conférence à l'étude du traitement de cette affection. Ainsi, sur le col de l'utérus, le cancer revêt habituellement la forme épithéliomateuse ou cancroïdienne, tandis que la forme squirrheuse affecte de préférence le corps utérin.

Le traitement est assez complexe : le plus souvent, uniquement palliatif, dans certains cas curatif.

TRAITEMENT PALLIATIF.

Par ce traitement d'une part, nous combattons les accidents engendrés par la tumeur ; d'autre part, nous combattons la tumeur elle-même; ainsi donc, double traitement palliatif : traitement médical et traitement chirurgical.

TRAITEMENT MÉDICAL.

Les principaux accidents que vous aurez à combattre sont la douleur, l'hémorrhagie et la fétidité.

Contre la *douleur*, vous avez le chloral en injection et en lavements ; le chloroforme en injections ; l'extrait de belladone, porté sur le col avec un tampon ; l'opium, sous toutes ses formes, en applications sur le ventre, en injections vaginales ou hypodermiques ; de tous ces calmants, que bien souvent on est obligé de varier suivant les indications et selon les susceptibilités individuelles, le meilleur nous semble être le chlorhydrate de morphine ; une injection faite dans la région supérieure de la cuisse, au niveau du grand trochanter, soulage rapidement la malade.

Contre l'*hémorrhagie* (si fréquente dans les formes végétantes), le froid, les divers astringents sont utilisés, ordinairement avec succès ; dans les cas graves, le tamponnement vaginal assez douloureux, est bien infidèle ; aussi est-il bien préférable de le remplacer, suivant le conseil de Polaillon, par de la pâte de Canquoin que l'on dispose à plat sur le mal et que l'on maintient avec quelques boulettes de charpie. Il est rare qu'en agissant ainsi, on ne triomphe pas de l'écoulement sanguin, au moins pendant quelques jours.

La *fétidité* de la leucorrhée, qui cause les plus grands tourments aux malades, sera combattue par des injections détersives et antiseptiques. Deux, trois fois par jour et même plus, vous prescrirez des injections vaginales avec une solution d'acide phénique, d'acide salicylique, d'acide thymique, d'hypochlorites alcalins ou de permanganate de potasse; de toutes ces substances, c'est la dernière qui agit le plus rapidement : son action est presque instantanée; malheureusement, elle est passagère; aussi, dans la généralité des cas, devrez-vous lui préférer l'acide phénique ou l'acide salicylique. Après l'injection, vous ferez bien de panser la plaie cancéreuse avec de la poudre d'iodoforme ou d'appliquer sur elle un tampon imbibé d'une des solutions désinfectantes précédemment indiquées.

Les autres accidents (troubles digestifs, vomissements, constipation, urémie, etc.) seront combattus par les moyens usités en pareils cas.

Traitement chirurgical. — Parmi les différents moyens chirurgicaux se trouvent, au premier rang, les cautérisations avec le thermocautère ou avec la flèche de chlorure de zinc. Employées pour la première fois par Canquoin, elles causent peu de douleurs, ne donnent lieu à aucun accident et souvent amènent d'excellents résultats. Il n'en est pas de même de l'excision avec le couteau ou l'écraseur linéaire de Chassaignac, qui sont ordinairement contre-indiquées. Bien préférable est la section avec l'anse galvanique, car, avec elle, il n'y a pas d'hémorrhagie à craindre; malheureusement, ce n'est qu'un traitement palliatif.

L'ablation totale de la matrice dans le cas de cancer du corps (par voie vaginale ou voie abdominale), l'ablation du col, quand c'est le col qui est affecté, sont des procédés dans les détails desquels nous n'entrerons pas, car nous sortirions du cadre habituel de nos cliniques.

TRAITEMENT GÉNÉRAL.

A ce traitement, n'oubliez pas de joindre un traitement général essentiellement tonique et reconstituant; le cancer de l'utérus portant une grosse atteinte à la santé générale, vous devez, autant que possible, lutter contre cette déchéance organique : une alimentation substantielle, des vins généreux, des toniques variés, des conditions hygiéniques excellentes, vous permettront de remplir cette dernière indication qu'il serait absolument coupable de négliger.

DE LA FEMME, AU POINT DE VUE PSYCHIQUE

Après avoir parcouru le cercle assez étendu des divers états pathologiques spéciaux à la femme; après avoir vu à combien de maladies elle est exposée, en vertu, et par le fait même de sa constitution organique et des fonctions physiologiques qui lui sont dévolues, il nous a paru intéressant de l'étudier sous un aspect tout différent. Considérons-la, maintenant, au point de vue psychique, et voyons quelle est l'influence exercée par sa constitution organique et physiologique, non plus sur sa santé, mais sur son caractère, sur son intelligence, sur sa sensibilité ; en un mot, voyons-la maintenant, non plus au point de vue physique et matériel, mais au point de vue intellectuel et moral.

Cette étude n'est nullement un hors-d'œuvre ; elle fait, au contraire, partie intégrante du sujet que nous traitons ; en effet, si la constitution organique de la femme est, pour elle, une cause de graves et nombreuses maladies, sa constitution psychique en engendre de non moins nombreuses et non moins graves. Il est donc important de connaître la femme, non pas seulement quant à son organisation anatomique, mais encore quant à la manière dont s'exercent ses facultés, dont s'opèrent ses sensations, dont elle gouverne son imagination et sa raison.

Le tempérament de la femme est essentiellement nerveux; aussi ses impressions sont-elles d'une vivacité qu'elle a peine à contenir, et que, le plus souvent, elle est impuissante à maîtriser. L'éréthisme nerveux remplace chez elle la force réelle; quand sa volonté, quand ses caprices, ou ses passions ont parlé, elles sont obéies par un système nerveux capable de renverser tous les obstacles, de surmonter tous les difficultés. Moins robustement constituée, et d'une force organique infiniment moindre que l'homme, elle accomplit des actes de vigueur dont l'homme serait absolument incapable. Mieux que l'homme, elle supporte la faim, la soif, les veilles. A défaut d'une force réelle, son système nerveux lui fournit une force toujours à la hauteur de son courage et de son dévouement. Nous avons vu des femmes faibles, maigres et délicates, passer dix, quinze, vingt nuits de suite, sans se coucher une minute, au chevet de leur enfant ou de leur mari malade.

S'il est vrai qu'envisagée relativement à l'exercice de ses fonctions physiologiques, la femme *se résume dans l'utérus*, et que c'est *l'utérus qui la fait ce qu'elle est*, il n'est pas moins vrai, si nous la considérons dans la conduite de sa vie, qu'elle se résume dans le système nerveux, et que ce sont les nerfs qui la font ce qu'elle est. Si maintenant, comme dans le langage vulgaire, nous prenons le cœur pour symbole des sentiments affectifs, nous pouvons dire encore que la femme ne se résume pas seulement dans les nerfs, mais encore dans le cœur.

Où trouver, en effet, plus d'amour, plus de passion, plus d'ineffable tendresse que dans le cœur de la femme? Où trouver des résolutions plus admirables, des dévouements plus sublimes, de pareils actes de courage, de générosité, d'abnégation, de sacrifice, de vertu, d'héroïsme?

Ainsi le cœur et les nerfs, telles sont les deux grandes forces, tels sont les deux grands mobiles de la femme; nous pouvons les traduire par ces deux mots : les *impressions* et les *sentiments*. Et en effet, la plupart des actions de la femme dérivent de l'une ou de l'autre de ces deux sources : des impressions, avec toute leur vivacité et leur impétueuse spontanéité; du cœur, avec tous ses élans et toutes ses expansions.

Si c'est du cœur, comme on l'a dit avec raison, qu'émanent les plus nobles pensées et les plus généreuses inspirations; si c'est aux qualités du cœur que doivent s'attacher l'estime et l'affection, combien la femme ne mérite-t-elle pas d'être aimée et honorée! Et si la vigueur dans les actes découle de l'intensité des impressions, quelle ne doit pas être la puissance de la femme! quelle ne doit pas être sa force, puisqu'elle est si vivement et si profondément impressionnable, et puisque son système nerveux, toujours en éveil, lui permet de traduire ses impressions avec un élan incomparable!

Mais, dans toutes les choses humaines, le mal côtoie le bien, l'ombre suit la lumière, le meilleur a ses inconvénients et ses dangers; l'aspic se cache au milieu des fleurs.

Cette exquise sensibilité, cette vivacité d'action qui font la force de la femme, font en même temps sa faiblesse. Chez elle, la balance n'est pas égale entre le système nerveux et le système sanguin; si le fluide nerveux coule à plein bord, le sang n'est ni assez riche, ni assez abondant pour lui faire un contre-poids salutaire; l'anémie est un des caractère de sa constitution, et voilà pourquoi sa force est plutôt une surexcitation nerveuse qu'une force réelle, naturelle et de bon aloi. Une équitable pondération n'existant pas entre les deux systèmes nerveux et sanguin, le système sanguin relativement trop faible, est impuissant à contenir le système nerveux dans le juste milieu de son activité normale ; de là ces écarts, ces désordres, ces troubles nerveux de toutes sortes, ce nervosisme, ces névropathies générales qui entrent, pour une si grande part, dans la pathologie de la femme ; de là, l'hystérie avec toutes ses formes, la gastro-entéralgie avec toutes ses douleurs, la perturbation dans les grandes fonctions, l'anorexie, la pneumatose de l'estomac et de l'intestin, l'aménorrhée, la dysménorrhée, etc. ; de là encore, et, par suite de ce défaut d'équilibre, des retentissements fâcheux sur l'état psychique, des troubles intellectuels et nerveux, des emportements sans motif, des inégalités de caractère, des accès de gaieté ou de tristesse, des rires ou des pleurs sans raison, qui font souvent, de la femme, un être irritable, changeant, versatile, sans fixité dans les idées comme dans les sentiments, et sur lequel on ne peut pas compter.

Ces états nerveux, très communs chez la femme, et qui lui font une nature orageuse et tourmentée, sont encore augmentés par certains épisodes de sa vie. Ainsi chaque époque menstruelle est signalée par une recrudescence dans les troubles habituels, ou par l'apparition de douleurs nouvelles, de crises, de troubles périodiques, tels que des migraines, des vomissements, des diarrhées, des myalgies lombaires et abdominales. Il en est de même pour la grossesse; les commencements, surtout, sont souvent traversés par les plus pénibles secousses, et, en particulier, par des vomissements incoercibles, qui épuisent la malade, par une toux sèche incessante et férine, par un prurit vulvaire et anal, qui la fatiguent et lui enlèvent le sommeil.

Telles sont quelques-unes des conséquences du tempérament nerveux de la femme, et de la prédominance que nous constatons, chez elle, du système nerveux sur le système sanguin. Il est donc vrai de dire que si sa constitution nerveuse lui donne une vivacité, une force, une initiative que nous ne trouvons pas chez l'homme, à un égal degré, elle lui occasionne, en même temps, les plus nombreux et les plus graves mécomptes, en sorte qu'elle lui est, à la fois, un principe de force et de faiblesse.

Examinons maintenant la femme au point de vue purement psychique, et envisagée sous ce rapport, nous allons voir les avantages et les dangers de cette même constitution nerveuse, que nous venons de considérer au point de vue purement physiologique.

La femme, avons-nous dit, ayant le système nerveux très développé, est par cela même, très impressionnable, les sensations, chez elle, sont d'une extrême vivacité ; or, ce sont là les deux grands mobiles de ses actions. Le plus souvent, elle parle, elle se détermine, elle agit sous l'influence d'une impression et d'une sensation ; si ces impressions, si ces sensations sont dans une sage et juste mesure et conformes à la saine et droite raison, les actes qu'elles produiront seront eux-mêmes des actes judicieux, irréprochables, quelquefois même merveilleusement conçus. Mais si l'impression et la sensation portent à faux ; si par leur vivacité même, elles égarent l'esprit de la femme, les actes produits seront en complet désaccord avec la justice, avec le droit, avec la raison.

La femme livrée tout entière à ses impressions, à

ses sensations, et emportée par une imagination ardente, n'écoute pas toujours volontiers la froide et saine raison, et quand elle est surexcitée par quelque impression, par quelque sensation vive, les meilleurs raisonnements n'ont souvent aucune prise sur elle, et ne font quelquefois que la surexciter davantage. Voilà pourquoi elle ne nous paraît pas apte à gérer les affaires publiques; elle manque trop souvent de sang-froid, de modération ; elle n'est pas assez maîtresse d'elle-même ; elle n'est pas ce que les Romains appelaient *suî compos*, et, entraînée par la fougue de son organisation nerveuse, elle serait exposée souvent à faire quelque fausse démarche, à tomber dans quelque piège, à commettre quelque action contraire aux convenances, à la droiture, à la justice, à la raison,

Certes, nous ne voulons pas dire qu'il en soit ainsi pour toutes les femmes. Dans tous les temps, dans tous les pays, et à tous les degrés de la hiérarhie sociale, depuis des Impératrices et des Reines de génie, et de l'esprit politique et administratif le plus accompli jusqu'à d'humbles mères de famille, jusqu'à de pauvres ouvrières, il y a toujours eu des femmes, qui, sous tous les rapports, ont été des modèles d'intelligence, de jugement, de sagacité et de haute raison; nous en avons connu et nous en connaissons encore, dont toute la vie a été dirigée par les données les plus droites, et dont les judicieux conseils ne sauraient être trop scrupuleusement suivis. Nous n'avons voulu parler que de la femme, en général, et dans sa plus large acception; et laissant de côté, et mettant à part, en les saluant de nos respects, de nos hommages et de notre admiration, d'honorables et magnifiques exceptions, nous croyons être dans le vrai, en posant en principe que la femme, en vertu, et par le fait de sa constitution éminemment nerveuse, se laisse trop souvent diriger dans la conduite de sa vie par des impressions, par des sensations, plutôt que par le raisonnement.

Citons maintenant les conséquences pratiques et thérapeutiques des considérations auxquelles nous nous sommes livré, sur la constitution nerveuse et anémiée de la femme, et sur son organisation psychique.

En général, avons-nous dit, la femme est anémiée; donc tonifions-la, donnons-lui une nourriture fortifiante et variée; ne faisons pas la faute que commettent certains médecins, qui, en pareil cas, défendent l'usage des fruits, des légumes, de la salade, sous prétexte que la femme étant pauvre de sang, ne doit manger que de la viande; c'est une erreur; une nourriture exclusivement animalisée amène le dégoût, enlève l'appétit, et produit ainsi des résultats absolument opposés à ceux que l'on se propose. Que la base de l'alimentation soit la viande, le poisson, les œufs; mais, en même temps, que les fruits et les légumes aiguisent l'appétit, et rafraîchissent la bouche, l'estomac et toute la constitution.

En même temps qu'à l'alimentation, veillons à l'hygiène, et l'hygiène comprend toute la conduite de la vie. Prescrivons un lever matinal; la respiration de l'air frais et vivifiant du matin fortifie l'économie, ouvre l'appétit pour un premier repas, et facilite les fonctions intestinales; tandis que le séjour prolongé au lit, dans l'atmosphère épaissie, chaude et viciée de la nuit, amollit, affadit, congestionne la tête et les poumons, et laisse l'estomac et l'intestin dans une torpeur et une atonie qui se traduisent par l'état saburral des premières voies, par l'absence d'appétit, et par une constipation, quelquefois de la plus dangereuse opiniâtreté. Il y a des femmes qui restent habituellement au lit jusqu'à dix et onze heures; ces femmes-là, généralement, sont mal portantes, pâles, sans force et toujours souffreteuses ; elles ne ne font que deux repas; leur réparation étant insuffisante, elles n'ont ni entrain, ni vigueur; leur peau est décolorée, terreuse, parcheminée; elles sont névropathiques, constipées et leucorrhéiques ; maigres, décharnées, ou trop grasses; mais cet embonpoint est un signe de faiblesse; c'est une bouffissure graisseuse, un empâtement des organes, aussi disgracieux que gênant; empêchant, alourdissant la marche, et donnant souvent, à de jeunes femmes, l'apparence et les allures d'une vieillesse anticipée. Il faudrait que toutes les femmes, sans exception, par principe, autant que par règle de vie, fussent levées, tous les jours, au plus tard à 6 heures, dans la bonne saison et à 7 heures, en hiver; elles puiseraient, dans cette salutaire habitude, une vigueur de tempérament, une fraîcheur de teint, une activité et une régularité de toutes les fonctions physiologiques, en même temps que la conservation de tous les attributs et de tous les charmes de la jeunesse et de la santé.

Mais, pour se lever de bonne heure, il faut s'être couchée de bonne heure ; faire de la nuit le jour, est une chose essentiellement contraire à toutes les lois de l'hygiène, et, par conséquent, une cause d'anémie; or pour combattre l'anémie et ses fâcheuses conséquences, il faut rester dans les saines conditions de l'hygiène, ne pas prolonger ses veilles, au delà de 10 ou 11 heures du soir, et se livrer au sommeil, quand la nature elle-même nous y invite, pendant les heures où, par le fait de la rotation de la terre, elle nous prive de l'influence vivifiante des rayons solaires.

Il y a des femmes qui ont peur de l'air; elles passent la meilleure partie de la journée, au lit d'abord, et ensuite dans des appartements mal éclairés, mal ventilés, où la lumière ne pénètre qu'à demi éteinte, à travers l'épaisseur des tentures. Quand elles sortent, ce n'est qu'en voiture fermée, et quand déjà le soleil est à son déclin. Comment, avec de pareilles habitudes, ces femmes ne seraient-elles pas anémiées? Sous ce rapport encore, il faut une réforme complète; l'air est une véritable nourriture, disaient les anciens (*aer pabulum vitæ*), et le sang ne peut se régénérer qu'à la respiration d'un air pur, et suffisamment renouvelé.

Nous avons parlé dans ce livre, à l'article : *Causes des abaissements utérins*, des fâcheuses influences produites sur la santé générale par des vêtements trop serrés, et en particulier par les corsets dits *en cuirasses*; nous n'y revenons que pour insister encore sur les pernicieux effets de ces dangereux vêtements, qui compriment la poitrine, s'opposent au libre jeu des muscles inspirateurs, et, par l'étranglement de la région épigastrique, compriment le foie, empêchent l'estomac de se développer et entravent ainsi les grandes et primordiales fonctions de la respiration et de la digestion; il faut donc, sinon interdire ces corsets, du moins exiger qu'ils soient plus larges, moins durs et moins serrés.

Mais pour guérir l'anémie, pour globuliser le sang appauvri, l'hygiène ne suffit pas, il faut y ajouter les médicaments dits analeptiques ou reconstituants. Le fer, sous ses différentes formes (pilules de Vallet, sirop d'iodure de fer, vin de quinquina ferrugineux au malaga d'Yvon ; chocolat ferreux, pastillé de Julliard, essence ferrugineuse de salsepareille de Fontaine) sera administré aux repas ; l'arsenic sous les deux formes que nous avons indiquées, en pilules : chaque pilule est composée de :

Arséniate de soude..............	1 milligramme.
Extrait de gentiane..............	10 centigrammes.

En prendre six par jour, deux à chaque repas, ou bien en solution :

Eau distillée..........................	500 grammes.
Arséniate de soude..................	10 centigr.

Prendre trois grandes cuillerées par jour de cette solution, une à chaque repas, en même temps que l'une ou l'autre des préparations ferrugineuses ci-dessus indiquées; le fer et l'arsenic sont congénères et s'allient merveilleusement, pour produire une action tonique et reconstituante. A ces médicaments si nécessaires, on joindra les diverses préparations de quinquina, et, comme boisson habituelle, avec le vin à tous les repas, diverses eaux minérales apéritives et toniques, digestives et ferrugineuses, telles que les eaux de la Bauche, de Capvern, de Lacaune, de Bussang, d'Orezza. Si la digestion était difficile, on ferait prendre, avant chaque repas, une cuillerée à soupe de la potion suivante :

Eau distillée.................	120 grammes.
Sulfate de strychnine................	2 centigr.
Sirop de menthe......................	30 grammes.

ou bien dans un quart de verre d'eau, une cuillerée à café de l'élixir stomachique amer de Stougthon, immédiatement avant chacun des repas, ou bien encore dans une cuillerée d'eau froide : deux ou trois gouttes de la teinture amère de Baumé.

L'ensemble de ces différents moyens hygiéniques et médicamenteux, en combattant avec avantage et en détruisant l'anémie, portera, par cela même, une salutaire atteinte au nervosisme. Le système sanguin devenu plus abondant et plus riche réprimera les écarts du système nerveux; et, l'équilibre étant établi entre les deux systèmes, les désordres nerveux seront plus rares et tendront à disparaître.

Ces désordres, quels qu'ils soient, hystériques, convulsifs, afférant aux fonctions respiratoires (toux, fièvre, asthme nerveux) ou bien aux fonctions digestives (boulimie, vomissements, gastralgie, crampes d'estomac, entéralgie, polyurie, etc.), victorieusement combattus et réprimés par la réfection du système sanguin et de l'état général des forces, seront encore avantageusement traités par les diverses applications et les divers engins de l'hydrothérapie (douches froides en pluie, en lance, en cercle, en colonne, immersions dans la piscine, affusions, irrigations locales ou générales), par des massages, par des frictions sèches ou avec différentes substances douées de propriétés toniques, telles que les alcoolats de mélisse, de romarin, le baume de Fioraventi, etc. ; les bains de mer, les bains salins, les bains sulfureux avec 150 à 200 grammes de sulfure sec de potassium, seront encore très utiles. Il en sera de même de l'exercice à pied ou à cheval, des promenades matinales, de la gymnastique, d'une vie active et occupée, de manière surtout à employer et à développer les forces musculaires.

C'est par l'ensemble de ces différents moyens, prescrits simultanément, ou alternativement avec prudence, mais avec hardiesse et persévérance, qu'on parviendra à modifier avantageusement la constitution chétive, délicate, anémiée et nerveuse de la femme. Cette modification, même en l'absence d'un état maladif quelconque, s'impose comme un devoir au médecin; car à combien de dangers n'expose pas une semblable constitution, aussi défectueuse, aussi pauvre et aussi misérable? N'est-elle pas un terrain tout préparé pour le lymphatisme, pour la scrofule, pour la phthisie pulmonaire, pour les grossesses laborieuses, pour les fausses couches, pour les accouchements difficiles et redoutables dans leurs suites, pour l'impossibilité de l'allaitement, et pour la mise au monde d'enfants malingres, pauvres petits avortons, destinés le plus souvent à une mort prématurée?

On ne saurait donc trop blâmer l'incurie et l'aveuglement de parents, ou de maris qui, sous prétexte que leurs filles, comme leurs femmes, de dix, de quinze, de dix-huit, de vingt, de trente ans, n'ont pas de fièvre et ne sont pas malades, ne se préoccupent pas de leur maigreur, de leur constitution chétive et anémiée, de la pâleur de leur teint, et qui, au lieu de les soumettre au traitement si bien indiqué par leur état de faiblesse, augmentent encore leur débilitation, en les faisant vivre de la vie mondaine si énervante, si dangereuse et si malsaine à tous égards. Et s'il faut blâmer l'aveuglement des parents et des maris, quel blâme plus sévère encore ne faut-il pas infliger aux médecins, qui, par ignorance, par insouciance ou par lâcheté, ont peur de contrarier ces parents ou ces maris, leur laissent le bandeau sur les yeux, ne se sentant pas assez de courage ni assez de dévouement pour les avertir, et arrêter ainsi leurs filles ou leurs femmes sur la pente qui les entraîne. Ces médecins-là ne savent-ils donc pas que si la médecine est l'art de guérir les maladies, elle doit être plus encore l'art de les prévenir? car est-on jamais sûr de guérir les maladies quand elles sont déclarées? et parmi elles, n'en est-il pas qui, par leur nature même, sont toujours incurables?

Après avoir vu quel doit être le traitement hygiénique et pharmaceutique de la femme anémiée, délicate et nerveuse, voyons maintenant quelle conduite il faut tenir avec elle, par rapport à son organisation psychique.

La femme, avons-nous dit, est essentiellement impressionnable, et sa constitution nerveuse fait qu'elle n'est pas toujours maîtresse de ses sensations; elle ne sait pas toujours les maîtriser, et ce sont trop souvent ces sensations et ces impressions qui la dominent, et la font agir sous leur influence immédiate et directe. La femme, avons-nous dit encore, est d'une exquise sensibilité; tout ce qui est sentiment est toujours développé et l'emporte sur toute autre considération; aussi le raisonnement échoue-t-il souvent auprès d'elle.

Ainsi constituée, elle a besoin d'une direction, et cette direction elle la trouve tout naturellement dans l'homme. L'homme, par sa nature plus calme, plus réfléchie, moins enthousiaste, est le guide, le conseil, le mentor de la femme. L'homme et la femme sont faits l'un pour l'autre, et nécessaires l'un à l'autre; isolés, ils éprouvent chacun de leur côté comme un vide indéfinissable; réunis, ils se complètent l'un par l'autre : dans l'homme, la femme trouve le caractère calme, froid, réfléchi, dont elle a besoin pour tempérer l'impétuosité de sa nature, trop vive et trop ardente ; et l'homme, en revanche, trouve chez la femme, à la fois, le sentiment qui le charme et l'initiative qui manque souvent à son esprit indécis et calculateur.

Cette appréciation, juste en général, et dans l'ensemble, cesse de l'être dans bien des cas ; il y a en effet des femmes, au sens rassis et à la forte tête, qui savent imprimer à toutes choses une direction droite, judicieuse et irréprochable ; il faut rendre cette justice à leur sexe, qui n'est pas toujours le sexe faible, qui souvent au contraire mérite d'être appelé le sexe fort.

Mais après avoir signalé d'éminentes personnalités, de magnifiques exceptions, comme en ont produit tous les temps et comme nous en voyons autour de nous, revenons au fait le plus général, et reprenons notre thèse.

La sensibilité de la femme doit être soigneusement ménagée : il faut lui épargner les impressions trop vives, qui ne feraient que la surexciter et la développer encore davantage. Éloignons d'elle, autant que possible, les vains plaisirs, les lectures futiles et romanesques, les relations trop mondaines qui ne fourniraient aucun aliment sérieux à son esprit, déjà trop enclin à la frivolité. Mais d'un autre côté, ne la fatiguons pas, ne la desséchons pas, comme le font aujourd'hui les exigences et les programmes universitaires, par des études trop ardues, qui ne sont pas faites pour sa nature délicate, qui la fausseraient, en la poussant dans une voie où le moindre risque, pour elle, serait de perdre son charme féminin.

Défions-nous de la femme, au double point de vue de ses sensations et de son imagination. Quand elle est sous l'influence d'une vive impression, elle ne se possède plus, elle n'est plus maîtresse d'elle-même. N'essayons pas alors de lui parler le langage de la raison, elle ne nous entendrait pas; n'essayons pas de la convaincre, de lui ouvrir les yeux, elle nous échapperait par toutes les tangentes; les larmes, les emportements, les violences, les récriminations, les sanglots, une attaque de nerfs au besoin, lui viendraient en aide, car, suivant l'expression très juste et très heureuse de notre ami, M. Jules Piogey, l'un des membres les plus distingués de la magistrature de Paris, *la femme ne veut pas être vaincue!* Donc pas d'explications sérieuses avec elle; ayons l'adresse de lui laisser croire, pour quelques instants, qu'elle est dans le vrai, lors même qu'elle est dans le faux; retirons-nous de la lutte, taisons-nous, ayons l'air de céder, lorsqu'en réalité nous triomphons, et, quand la tempête sera passée, quand le calme sera rétabli, nous la verrons, si sa nature est droite et honnête, adopter d'elle-même et avec enthousiasme, le lendemain, l'opinion qu'elle avait combattue avec acharnement la veille.

La femme nous représente ces admirables régions tropicales, si riches et si fécondes, mais trop brûlantes, et malheureusement bouleversées quelquefois par des cyclones; sa nature est trop dominée par le sentiment, trop vive, trop facile à émouvoir pour n'être pas mobile, volatile et instable; aussi n'a-t-elle rien de ce qu'il faut, pour traiter sérieusement et avec suite les graves et difficiles questions de gouvernement. Sa place n'est pas dans les tribunes publiques, ni dans les Parlements; et quand j'entends ces orateurs en jupons, qu'on appelle *des conférencières*, prêcher, dans un langage exalté, et dans le fatras d'une éloquence bâtarde, *la revendication des droits politiques de la femme*, je ne puis me défendre de ce profond sentiment de pitié qu'inspirent toujours les cerveaux égarés.

La place de la femme est dans l'atmosphère douce et paisible du foyer domestique, elle est, pour l'homme obsédé par le souci des affaires, ce qu'est la brise du soir pour les voyageurs fatigués, le rafraîchissement et le repos. Sa nature tendre et affectueuse, toute pénétrée des enseignements religieux, doit exhaler comme un suave parfum d'amour, de charme et de vertu; tandis qu'elle est adonnée aux soins de l'intérieur, aux devoirs et aux dévouements de la maternité, ses loisirs appartiennent aux expansions de l'amitié, aux relations sociales, à tout ce qui est du domaine de l'esprit et du cœur, à tout ce qui élève l'âme, ennoblit et développe l'intelligence.

Ainsi comprise, ainsi dirigée, la femme est dans son milieu, dans son élément ; elle est femme, dans toute la délicieuse acception du mot, elle obéit à toutes les lois de la nature, de l'hygiène, des convenances, et par cela même, sa santé sauvegardée est mise à l'abri des plus dangereuses maladies.

FIN.

TABLE DES MATIÈRES

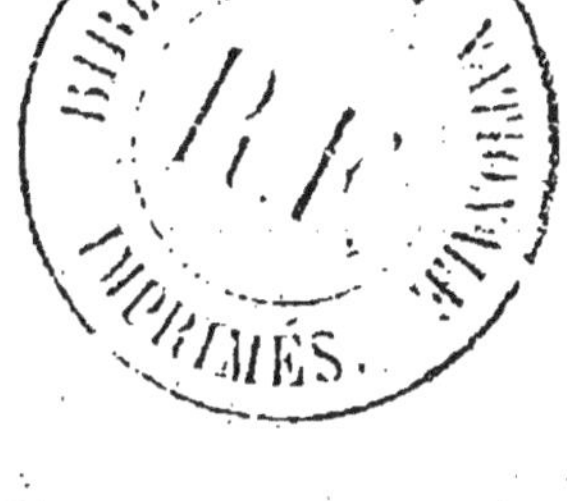

FIN DE LA TABLE DES MATIÈRES.

4693-85. — CORBEIL. Typ. et stér. CRÉTÉ.

www.ingramcontent.com/pod-product-compliance
Lightning Source LLC
LaVergne TN
LVHW012111170826
845678LV00001BA/6

9782011777928